XBJPJC

高等中医药院校西部精品教材(第二轮规划教材)

U0792566

中西医临床预防医学概论

(第2版)

(供中西医临床医学及相关专业使用)

主　　编　饶朝龙　曹永芬

副主编　巴智明　齐宝宁　熊光轶

编　　者　(以姓氏笔画为序)

巴智明(成都中医药大学)　刘蜀坤(成都中医药大学)

齐宝宁(陕西中医药大学)　钟　琴(贵州中医药大学)

饶朝龙(成都中医药大学)　曹永芬(贵州中医药大学)

韩知峡(西南医科大学)　雷　迅(重庆医科大学)

熊光轶(云南中医药大学)　樊景春(甘肃中医药大学)

秘　　书　梁　洁(成都中医药大学)

中国健康传媒集团

中国医药科技出版社

内容提要

本教材为“高等中医药院校西部精品教材（第二轮规划教材）”之一，系根据本套教材的编写指导思想和原则要求，结合专业培养目标和本课程的教学目标、内容与任务要求编写而成。本教材具有专业针对性强、紧密结合岗位知识和职业能力要求、理论与临床密切联系等特点；内容主要包括预防医学的概念、特点与研究方法，以及生活环境与健康、职业环境与健康、食物与健康、社会心理行为与健康、传染病预防与控制、慢性病预防与控制、伤害预防与控制、社区健康服务、临床预防服务、健康管理与健康促进、突发公共卫生事件应对、中医药治未病理论与方法等。本教材为书网融合教材，即纸质教材有机融合电子教材，教学配套资源（PPT、微课、视频等），题库系统，数字化教学服务（在线教学、在线作业、在线考试）。

本教材主要供中西医临床医学及相关专业使用，也可作为基层医务工作者、青年教师的主要参考书。

图书在版编目（CIP）数据

中西医临床预防医学概论/饶朝龙，曹永芬主编．—2版．—北京：中国医药科技出版社，2019.7

高等中医药院校西部精品教材（第二轮规划教材）

ISBN 978－7－5214－0993－2

Ⅰ.①中…　Ⅱ.①饶…②曹…　Ⅲ.①中西医结合－预防医学－中医学院－教材　Ⅳ.①R1

中国版本图书馆CIP数据核字（2019）第112199号

美术编辑　陈君杞

版式设计　友全图文

出版　**中国健康传媒集团**｜中国医药科技出版社

地址　北京市海淀区文慧园北路甲22号

邮编　100082

电话　发行：010－62227427　邮购：010－62236938

网址　www.cmstp.com

规格　889×1194mm $^{1}/_{16}$

印张　12 $^{3}/_{4}$

字数　277千字

版次　2012年7月第1版

版次　2019年7月第2版

印次　2021年4月第2次印刷

印刷　北京市密东印刷有限公司

经销　全国各地新华书店

书号　ISBN 978－7－5214－0993－2

定价　35.00元

数字化教材编委会

主　　编　饶朝龙　齐宝宁

副主编　雷　迅　刘蜀坤　徐守竹

编　　者　（以姓氏笔画为序）

王小伟（贵州中医药大学）

刘蜀坤（成都中医药大学）

齐宝宁（陕西中医药大学）

李金娟（甘肃中医药大学）

张　毅（云南中医药大学）

饶朝龙（成都中医药大学）

徐守竹（陕西中医药大学）

梁　洁（成都中医药大学）

雷　迅（重庆医科大学）

曹跃朋（贵州中医药大学）

秘　　书　李　娟（陕西中医药大学）

出版说明

“高等中医药院校西部精品教材”自2012年由中国医药科技出版社陆续出版以来得到了各院校的广泛好评。为了更新知识、优化教材品种，使教材更好地服务于院校教学，同时为了更好地贯彻落实《国家中长期教育改革发展规划纲要（2010—2020年）》和《中医药发展战略规划纲要（2016—2030年）》等文件精神，培养传承中医药文明，具备行业优势的复合型、创新型高等中医药院校中西医临床医学专业人才，在教育部、国家药品监督管理局的领导下，在上一版教材的基础上，中国医药科技出版社组织修订编写了“高等中医药院校西部精品教材（第二轮规划教材）”。

本轮教材建设，旨在适应学科发展的新要求，进一步提升教材质量，更好地满足教学需求。本轮教材吸取了目前高等中医药教育发展成果，体现了中西医临床医学的新进展、新方法、新标准；旨在构建具有西部特色、符合医药高等教育人才培养要求的教材建设模式，形成“政府指导、院校联办、出版社协办”的教材编写机制，最终打造我国高等中医药院校中西医临床专业核心教材、精品教材。

本轮教材包含18门，其中14门教材为新修订教材（第2版），主要特点如下。

一、顺应当前教育改革形式，突出西部特色

教育改革，关键是更新教育理念，核心是改革人才培养体制，目的是提高人才培养水平。教材建设是高校教育的基础建设，发挥着提高人才培养质量的基础性作用。教材建设应以服务人才培养为目标，以提高教材质量为核心，以创新教材建设的体制机制为突破口，以实施教材精品战略、加强教材分类指导、完善教材评价选用制度为着力点。为适应不同类型高等学校教学需要，需编写、出版不同风格和特色的教材。西部地区作为国家“西部大开发”战略要地，对创新型、复合型、知识技能型人才的需求更加旺盛和迫切。本轮教材是具有西部行业特色的规划教材，有利于培养高素质应用型、复合型、创新型人才，是西部高等医药院校教育教学改革的体现，是贯彻落实《国家中长期教育改革发展规划纲要（2010—2020年）》的体现。

二、树立精品意识，强化实践技能培养，体现中医药院校学科发展特色

本轮教材建设对课程体系进行科学设计，整体优化；对上版教材中不合理的内容框架进行适当调整；内容（含法律法规、临床标准及相关学科知识、方法与技术等）上吐故纳新，实现了基础学科与专业学科紧密衔接，主干课程与相关课程合理配置的目标。编写内容注重突出西部中医药院校特色，适当融入中医药文化及知识，满足复合型人才培养的需要。

参与教材编写的专家以科学严谨的治学精神和认真负责的工作态度，以建设有特色的、教师易用、

学生易学、教学互动、真正引领教学实践和改革的精品教材为目标，严把编写各个环节，确保教材建设质量。

三、坚持“三基、五性、三特定”的原则，与执业标准有机结合

本轮教材修订编写将培养高等中医药院校应用型、复合型中西医临床医学专业人才必需的基本知识、基本理论、基本技能作为教材建设的主体框架，将体现教材的思想性、科学性、先进性、启发性、适用性作为教材建设的灵魂，并在教材内容上设立“要点导航”模块对其加以明确，使“三基、五性、三特定”有机融合，相互渗透，贯穿教材编写始终，并且与《国家执业医师资格考试考试大纲》紧密衔接，避免理论与实践脱节、教学与实际工作脱节。

四、书网融合，使教与学更便捷、更轻松

本轮教材为书网融合教材，即纸质教材与数字教材、配套教学资源、题库系统、数字化教学服务有机融合。通过“一书一码”的强关联，为读者提供全免费增值服务。按教材封底的提示激活教材后，读者可通过电脑、手机阅读电子教材和配套课程资源（PPT 等），并可在线进行同步练习，实时反馈答案和解析。同时，读者也可以直接扫描书中二维码，阅读与教材内容关联的课程资源（“扫码学一学”，轻松学习 PPT 课件；“扫码练一练”，随时做题检测学习效果），从而丰富学习体验，使学习更便捷。教师可通过电脑在线创建课程，与学生互动，开展布置和批改作业、在线组织考试、讨论与答疑等教学活动，学生通过电脑、手机均可实现在线作业、在线考试，提升学习效率，使教与学更轻松。

本轮教材的编写修订，得到了全国知名专家的精心指导和各有关院校领导与编者的大力支持，在此一并表示衷心感谢！希望以教材建设为核心，为高等医药院校搭建长期的教学交流平台，对医药人才培养和教育教学改革产生积极的推动作用。同时精品教材的建设工作漫长而艰巨，希望各院校师生在教学过程中，及时提出宝贵的意见和建议，以便不断修订完善，更好地为中医药教育事业的发展服务！

中国医药科技出版社
2019 年 3 月

高等中医药院校西部精品教材（第二轮规划教材）

建设指导委员会

贺丰杰（陕西中医药大学附属医院）
袁维真（贵州中医药大学）
曹永芬（贵州中医药大学）
常　克（成都中医药大学）
谢春光（成都中医药大学）
谭龙旺（陕西中医药大学）
樊效鸿（成都中医药大学）
戴恩来（甘肃中医药大学）

前言

preface

《中西医临床预防医学概论》以人群健康及其危险因素、预防医学常用研究方法、疾病预防与控制策略及措施为主线，内容强化了预防医学的“三基”（基本理论、基本知识和基本技能），体现了“五性”（思想性、科学性、先进性、启发性和适用性），突出继承性和“精、新、实”特点，注重教材的整体优化及编写的标准化、规范化，在预防医学传统内容（生活环境与健康、职业环境与健康、食物与健康、社会心理行为与健康等）的基础上，增加和充实了中医治未病、中医养生、体质与健康、中西医结合防治慢性非传染性疾病等内容。目的是使学生明确医学的目的，弘扬中医预防医学思想。

根据高等医学院校人才培养目标及医疗卫生服务模式对临床医学生知识结构和服务范围的拓展，中国医药科技出版社于2012年出版了《中西医临床预防医学概论》一书。随着健康中国国家战略的正式确立，《“健康中国2030”规划纲要》及新时期卫生与健康工作方针的发布和实施，为适应高等医学教育的发展趋势，更好地满足新形势下全社会对医疗卫生和健康日益增长的多样化需求，适应临床实践与专业知识的变化与更新，西部部分高等中医药院校相关专家进行了本教材的修订。

本教材包括绪论共14章，第一章主要介绍预防医学的概念、特点与新时期卫生工作方针；第二章介绍中医治未病的理论与方法；第三章介绍流行病学的主要研究方法；第四到七章分别介绍生活环境与健康、职业环境与健康、食物与健康、社会心理行为与健康的关系；第八章介绍社区健康服务与临床预防服务；第九章介绍慢性非传染性疾病的中西医防治措施；第十到十二章分别介绍传染病、伤害的防治和突发公共卫生事件应对措施；第十三章介绍健康教育及健康促进的概念与程序，第十四章介绍健康管理的主要措施。

本版的修订内容主要包括：①新增了部分内容，如“健康中国2030”国家战略、新时期卫生工作方针等国家政策法规，本学科的新进展如“特殊医学用途配方食品”，以及对中医预防医学概念的阐释等。②新增了部分章节，如根据本学科属性及实践将“社区健康服务”与“临床预防服务”独立成章，以更好地达到“弥合（预防医学与临床医学之间的）裂痕”的目标；将原合属一章的“传染病防治”与“突出公共卫生事件应对”分别独立成章；结合中西医临床实践的需要新增了“健康管理”一章。③调整了部分章节的编排顺序，如将“中医治未病的理论与方法”一章提前至全书第一章（除绪论外），以进一步突出中医治未病与思想的作用与意义。④对各章节内容均予以精炼，尤其是对可能与其他可能相重合的部分，如流行病学研究方法进行了大量压缩。⑤对第一版中存在的少量错漏、重复内容进行了更正。

本教材的编写和出版全过程得到了建设指导委员会专家的指导以及各参编院校的大力支持。本教材以上一版教材为基础，并参考相关预防医学教材，在此对各参编教材的主编和全体编委深表谢意！本书引用了许多专家和学者的最新研究成果，限于体例未能一一标注，在此一并表示感谢！

限于编者的学术能力、水平，加之时间仓促，书中难免有不足之处，敬请各位专家和广大读者提出宝贵意见，以便下次修订时完善。

编　者

2019年6月

目录

contents

第一章　绪　论

扫码“学一学”

要点导航

1. **掌握**　预防医学和公共卫生的概念和研究内容，三级预防策略。
2. **熟悉**　健康和医学模式的内涵以及我国的卫生工作方针。
3. **了解**　预防医学的发展史。

医学是人类在生存和发展过程中与危害健康的各种因素不断斗争而形成和发展起来的处理健康相关问题的学科群。按研究对象和任务的不同，医学分为基础医学、临床医学和预防医学三个一级学科，它们既有分工，又有联系并相互渗透，其共同目标是维护和促进健康、防治疾病、延长寿命、提高人群生命质量。随着医学模式的转变和人们对卫生服务需求的加强，尤其是进入21世纪以来，医学的任务已不再是以治疗疾病为重点，“未来医学发展将重在预防”的观点，已经成为国内外医学界的共识，并促进了预防医学学科的发展。预防医学已经成为医学教育中与临床医学密切相关的重要组成部分。

一、预防医学及公共卫生概述

（一）预防医学的概念

预防医学（preventive medicine）是以个体和确定的群体为研究对象，以“环境－人群－健康”为工作模式，运用现代科学理论和方法，探索环境因素对健康的影响及其规律，制定预防策略和措施，消除和控制危险因素，达到促进和维护健康、防治疾病、提高生命质量和延年益寿目标的一门医学应用学科。

（二）预防医学的特点

预防医学的主要特点包括：①研究对象包括个体和群体，以群体为主；②着眼于健康人、亚健康状态和无症状者；③研究重点是环境因素与人群健康的关系，即充分利用有利于健康的环境因素，避免不利于健康的环境因素；④预防医学所采取的对策是三级预防策略，由于不同的健康状态采取不同的预防策略，尤其是预防措施的前移，因此更具针对性和积极性，能够产生较临床医学更大的人群健康效益，具有显著的社会性和公益性；⑤采用微观与宏观相结合的研究方法，全面、客观地观察分析健康问题及其影响因素。

（三）预防医学的研究内容

预防医学涉及的范围广泛，宏观上可到宇宙，微观上可到分子，其研究内容涉及卫生统计学、流行病学、卫生毒理学、环境医学、劳动卫生学、食品卫生学、儿童少年卫生学、社会医学、卫生经济学、健康教育学、卫生管理学等多个学科。总体上可概括为：①研究环境因素对健康影响的规律，探索改善和利用环境因素预防疾病、增进健康、提高劳动能力的措施；②探索环境因素对健康和疾病影响的评价和研究方法；③描述健康状态的分布与健康水平的动态变化；④探讨卫生保健与疾病防治的组织和管理方法。

（四）预防医学的研究方法

1. 调查方法 是预防医学的基本方法，如调查研究环境中各种物理、化学、生物因素的性质、数量、消长规律等。

2. 实验方法 在分析性流行病学基础上，采用各种实验方法控制有关因素，或在人群中进行实验观察来研究和验证病因。

3. 统计学方法 用统计学的理论和方法，研究健康问题，用样本特征反映总体特征。

4. 社会学方法 应用社会学、史学、法学、经济学、社会心理学等方法研究医学问题，寻求增进健康和预防。

（五）公共卫生概述

1920 年美国耶鲁大学 Winslow 教授提出：公共卫生（public health）是防治疾病、延长寿命、改善身体健康和机能的科学与实践。通过有组织的社会努力来改善环境卫生，控制地区性的疾病，教育人们关于个人卫生的知识，组织医护力量对疾病作出早期诊断和预防治疗，并建立一套社会体制，保障社会中的每一个成员都能够享有维持身体健康的生活水准。它融合了各种人文社会科学（伦理学、管理学、政治学、经济学、法学、社会学、心理学等）以及工程技术技能。1986 年《渥太华宪章》提出：公共卫生是在政府领导下，在社会的水平上保护人群远离疾病和促进健康的所有活动。强调了政府在公共卫生事业中的核心地位。1995 年美国医学会提出：公共卫生就是履行社会责任，以确保提供给居民维护健康的条件，这些条件包括生产、生活环境、生活行为方式和医疗卫生服务。

公共卫生具有公共性、公益性和公平性三大特性，其基本特点可概括为：①公共卫生的最终目标是促进居民健康，特别是延长期望寿命；②以人群为研究重点；③其实质是公共政策，必须得到政府强有力的领导和相关的法律法规保障；④是一个社会问题而非仅仅是技术问题，涉及社会的方方面面，强调社区的广泛参与；⑤必须有多学科背景的公共卫生队伍作为支撑。

二、预防医学发展简史

人类社会生存和发展的历史就是与疾病作斗争的历史，人们在与疾病作斗争的过程中不断地积累经验并传承，从而逐渐认识到人类的健康与环境之间存在着密切的关系，并在实践中形成了许多预防疾病的理论和方法。《易经》云：“君子以思患而豫（预）防之”。《黄帝内经》次篇《素问·四气调神大论》云：“是故圣人不治已病治未病，不治已乱治未乱，此之谓也……”；唐代医药学家孙思邈著《备急千金要方》，提出“上医治未病之病，中医治欲病之病，下医治已病之病。”正是中医预防思想的集中体现。而在西方，希波克拉底也提出：医生不仅要治疗疾病，而且要研究气候、空气、土壤、水质及居住条件等环境因素对健康的影响，并在《空气、水和土壤》一书中首次阐述环境因素与疾病的关系。

1. 环境卫生阶段 19 世纪下半叶，城市和工业发展迅速，在城市规划中首先考虑环境卫生问题，新建、改建城市的供水和住宅，开展水源保护、工厂通风、教室照明等卫生立法，为居民区提供卫生设施，在一定程度上改善了生活环境和劳动环境，从而减少了消化道和呼吸道传染病，降低了某些职业病的发病率。

2. 个体预防阶段 20世纪上半叶，人们认识到疾病的发生、发展是破坏了宿主、环境和病因三者之间的相互平衡，提出在改善环境的同时，还要保护宿主、控制病因，因此对易感人群开展预防接种、定期体检，做到早期发现、早期诊断、传染病人隔离等，同时实施疫源地消毒、消灭病媒昆虫、切断传播途径等措施，明显地降低了传染病的发病率和死亡率，提高了个人和人群的健康水平。卫生学的概念被扩大成公共卫生，预防的概念也从个人摄生防病扩大到社会性的预防。

环境卫生阶段和个体预防阶段也可被称为第一次公共卫生革命阶段，其主要目标是防治急、慢性传染病和寄生虫病。主要采取的是个体预防措施、社会卫生措施和环境卫生措施等。

3. 社会预防阶段 20世纪50年代初，由于疾病构成的变化，慢性非传染性疾病和伤害成为主要死因。这些与饮食、行为习惯和环境不良等因素有关的疾病单纯用生物医学手段难以解决，必须应用社会心理和行为等措施，并动员各种社会力量才能有效防治。预防医学的重点从医学（生物）预防进入社会预防阶段，这是第二次公共卫生革命的标志。预防医学从单一的群体预防发展成为全社会的综合性预防，因而疾病预防可以被理解成“防止个体或人群暴露于疾病、伤残或损伤等病因中，或加强个体或人群抵抗特异性致病因子侵袭能力的任何活动”。

4. 社区预防阶段 1975年，世界卫生组织（WHO）提出“到2000年人人享有卫生保健（HFA）”的战略目标，认为实现此目标关键在于基层（初级）保健，重点在预防，强调整体预防、行为预防、社会预防，从而将预防医学提高到社区预防阶段，亦称为第三次公共卫生革命。第三次公共卫生革命更注重立足于社会或社区的综合干预措施，强调环境、社会、人群健康的平衡和可持续发展。

三、医学模式与健康观

（一）医学模式

医学模式（medical model）是指在不同历史阶段和科学发展水平条件下，人类在观察、处理医学领域各种问题时所遵循的总原则和出发点，是人类对健康观和疾病观的高度哲学概括，其核心是医学观。

医学模式随社会的进步和发展，经历了多次演变，主要包括以下几种。

1. 神灵主义医学模式 认为人的健康与生命是上帝神灵所赐，疾病与灾祸是天谴神罚，因此主要依赖求神问卜和祈祷，如“巫医”等。

2. 自然哲学医学模式 认为医学是对自然力的征服，并将其明朗化的结果。把健康、疾病与人类生活的自然环境与社会环境联系起来观察与思考，应用自然现象的客观存在和发展规律来认识疾病和健康问题，如古希腊医学、中医学。

3. 机械论的医学模式 以机械唯物主义的观点，批驳了唯心主义的生命观和医学观，并把医学带入实验医学时代，对医学的发展发挥过重要的作用。但它简单地把人比作机器，认为“生命活动是机械运动”，忽视了生命极其复杂的一面，也忽视了人的社会性和生物特性。

4. 生物医学模式 重视疾病的生物学因素，并以此来解释、诊断和预防疾病；认为每种疾病都必然可以在器官、细胞或分子水平上找到可以测量的形态学或化学改变，都可以确定出生物的或物理的特定原因，都应该能够找到治疗的手段。生物医学模式在保护人类健康以及对医学进一步发展的影响中，特别是在针对急慢性传染病和寄生虫病的防治方面发挥了重大促进作用；但该模式只注意人体疾病的生物因素，忽视了许多重要的心理因素与社会等因素对健康状态的影响，从而逐渐凸显其片面性及局限性。非健康即病的思维模式忽视了某些功能性或心因性疾病，尤其是生活质量下降等问题，不能阐明人类健康和疾病的全部本质。

5. 生物—心理—社会医学模式 认为人体是由生物因素、心理因素、社会因素三者共同构成的一个统一整体，共同制约着人类健康和疾病，有时某个因素起主导作用，但三者是相互影响的。健康和疾病具有互相延续、互相转化的特点。要维持和促进健康、治疗疾病，除了注重生物因素外，不能忽视心理因素和社会因素。该模式促进了临床医学的历史性变革，其核心是突出社会因素的主导性作用，强调医学的发展方向是从研究疾病到研究健康。医学的发展与社会发展息息相关，人类保护健康和防治疾病，已经不单是个人的活动，而已成为整个社会性活动。只有动员全社会力量，保持健康、防治疾病才能奏效。

此外，随着医学实践的不断深入，尤其是伴随SARS等重大公共卫生事件的出现，人们还提出了生态医学模式、生物—心理—生态医学模式、生物—心理—社会—生态医学模式等，以强调环境和生态科学在维护人体健康中的作用和影响。

（二）健康相关概念

1. 健康与健康观 健康观是人们在特定医学模式指导下对健康的整体性认识。在生物医学模式指导下，人们认为无病即健康。1948 年 WHO 提出：健康是身体、心理和社会适应的完好状态（well - being），而不仅仅是没有疾病或不虚弱。这是生物—心理—社会医学模式指导下的现代健康观，也是人们对健康整体性认识的飞跃；这种新的健康观念是对生物医学模式下的健康定义的有力补充和发展，它既考虑到人的自然属性，又考虑到人的社会属性。1986 年 WHO 在《渥太华宪章》中重申：应将健康看作日常生活的资源，而不是生活的目标。21 世纪的健康内容包括：躯体健康、心理健康、社会健康、智力健康、道德健康、环境健康等。

2. 健康与疾病相对的概念 健康与疾病是一个连续的统一体，每个人都在疾病 - 健康连续统一体中占有一定的位置，而且随着时间的推移在不断变化着，没有严格的界限判断何时健康或疾病。因此针对健康影响因素开展疾病预防具有更为重要的意义。亚健康状态是指人的机体虽无明显的疾病，但呈现出活力下降、适应力减退的一种生理状态，是介于健康与疾病之间的一种生理功能降低的状态，亦称为“第三状态”或“灰色状态”。亚临床疾病状态又称“无症状疾病”，即指疾病过程中不仅有机体受到损害和发生紊乱的病理改变，而且还有防御、适应、代偿的生理性反应；这类病理性反应和生理性反应在疾病发生过程中结合在一起，难以人为进行分割。

3. 健康权 健康是人的基本权利，是生活质量的基础，也是人生最宝贵的财富之一。健康权是享受最高而能获得之健康标准，是指政府必须创造条件使人人能够尽可能健康。

联合国《经济社会文化权利国际公约》（1966）第十二条规定：健康权是指人人享有可能达到的最高标准的身体健康和精神健康的权利，即健康权不仅仅是指身体健康的权利，而是包括器质健康、生理健康、心理健康等的健康权。2000 年，联合国经济、社会、文化权利委员会指出：健康权不仅包括及时和适当的卫生保健，而且也包括决定健康的基本因素，如享有安全的饮水和适当的卫生条件，充足的安全食物、营养和住房供应，符合卫生的职业和环境条件以及获得卫生方面的教育和信息，采取和实施国家公共卫生战略和行动计划等。因此，健康是全社会全民的事业，也是经济和社会发展的基础和重要资源。健康权包括以下四个要素。

（1）便利　有足够数量、行之有效的公共卫生和卫生保健设施、商品和服务，以及卫生计划。

（2）获得条件　卫生设施、商品和服务必须面向所有人。获得条件有四个彼此之间相互重叠的方面：不歧视、实际获得的条件、经济上的获得条件（可支付）、获得信息的条件。

（3）接受条件　所有卫生设施、商品和服务必须遵守医学职业道德，在文化上是适当的，并对性别和生活周期的需要敏感。

（4）质量　卫生设施、商品和服务必须在科学和医学上是适当和高质量的。

4. 健康决定因素　指决定个体和人群健康状态的因素，包括四大类：环境因素、行为和生活方式、医疗卫生服务及生物遗传因素，它们对健康具有不同程度的影响。

（1）环境因素　环境是指围绕着人类空间及其直接或间接地影响人类生活的各种自然因素和社会因素的总和，包括自然环境和社会环境。早在两千多年前，中医学就提出了“天人合一”的观点，认为自然界是人类生命的源泉，人类依靠天地之气和水谷精微而生存，随着四时寒凉温热、生长收藏的规律而生活着。在自然环境中，影响人类健康的因素主要有生物因素、物理因素和化学因素。而在社会环境中，有诸多因素与人类健康相关，如社会制度、经济状况、人口状况、文化教育水平等。

（2）行为和生活方式　随着社会的发展、人们健康观的转变以及人类疾病谱的改变，行为和生活方式对人类健康的影响越来越受到重视。合理的行为和生活方式将促进、维护人类的健康，而吸烟、酗酒、不良饮食习惯、不良性行为、网络成瘾症、药物滥用等不良行为和生活方式将严重威胁人类的健康。

（3）医疗卫生服务　是指促进及维护人类健康的各类医疗、卫生活动。它既包括医疗机构所提供的诊断、治疗服务，也包括卫生保健机构所提供的各种预防保健服务。一个国家医疗卫生服务资源的拥有、分布及利用水平将对其人民的健康状况起到非常重要的作用。

（4）生物遗传因素　是指人类在长期生物进化过程中所形成的遗传、成熟、老化及机体内部的复合因素。生物遗传因素直接影响人类健康，它对人类诸多疾病的发生、发展及分布具有决定性影响。

四、三级预防策略

《黄帝内经》言：“夫病已成而后药之，乱已成而后治之，譬如临渴而穿井，斗而铸锥，不亦晚乎”。“未病先防、欲病救萌、既病防变、瘥后防复”是中医预防医学思想的核心内涵，是正确处理医学研究对象及医学研究问题的共性与个性，实现预防与治疗相统一的科学和艺术的典范。

在许多致病因素的长期累积作用下，一个人呈现出从健康到疾病的连续过程。现代医学将疾病从发生到结局的全过程称为疾病自然史（natural history of disease）。在许多疾病的整个自然史中，疾病的发生、发展、结局过程并不是一蹴而就，而这个过程就为我们提供了预防干预的机会，现代医学称之为预防的机会窗。而三级预防策略就是基于这种机会窗而存在，即以人群为对象，以消除影响健康的危险因素为主要内容，以促进健康、保护健康、恢复健康为目的而制订的公共卫生策略与措施。全球疾病预防策略就是由 WHO 联合各国政府解决全球性卫生问题，增进人们健康福利的策略和措施。

（一）第一级预防

第一级预防（primary prevention），又称为病因预防。在第一级预防中，如果在导致疾病发生的因素还没有进入环境之前就采取预防性干预措施，则称为根本性预防（primordial prevention）。它是从全球性预防战略和各国政府策略及政策角度考虑，建立和健全社会、经济、文化等方面的措施。如为了维护人民健康，从国家角度以法令或规章的形式，颁布了一系列的法律或条例，预防有害健康的因素进入国民的生活环境。第一级预防包括针对健康个体的措施和针对群体的社会措施。

对健康个体的措施主要包括：①个人的健康教育，合理营养和体格锻炼，培养良好的行为与生活方式；②做好婚前检查和防止近亲结婚；③做好妊娠期和儿童期的卫生保健；④某些高危个体预先服用药物来干预，即化学预防；⑤个人免疫接种，提高疾病的抵抗力等。

对群体所采取的措施如：计划免疫，提高人群免疫水平，预防疾病；政府相关部门制定和执行各种与健康有关的法律及规章制度；政府相关部门利用各种媒体开展的公共健康教育；防止致病因素危害公众的健康，提高公众健康意识和自控能力，如政府提供清洁安全饮用水，政府针对大气、水源、土壤等环境采取的保护措施，保障食品安全，公众体育场所的修建，公共场所禁止吸烟等。

（二）第二级预防

第二级预防（secondary prevention）如：对于慢性非传染性疾病防治，在疾病的临床前期进行社区人群的筛查或单位人群的体检，做到早期发现、早期诊断、早期治疗的“三早”预防工作，以控制疾病的发展和恶化。早期发现疾病还包括对高危人群重点项目检查及设立专科门诊等。实现“三早”的主要办法是社区健康教育，提高医疗诊断水平，建立灵敏度高、特异度高的临床和实验室诊断技术和灵敏可靠的疾病监测系统。对于某些有可能逆转、停止或延缓发展的疾病，“三早”预防策略的实施就显得极为重要。对于传染病，除了“三早”，尚需做到“五早”，即增加“疫情早报告”及“病人早隔离”，以防止疾病的进一步传播。

（三）第三级预防

第三级预防（tertiary prevention）如：对于现患病人，及时采取有效的治疗措施，防止病情恶化，预防并发症和伤残出现；对已丧失劳动力或残疾者，尽力促使其功能的恢复，保障其心理康复，采取护理指导，使病人尽量恢复生活和劳动能力，或者参加社会活动并延长寿命，从而提高其生存质量。

对于疾病的不同发展时期，应当采取不同的三级预防策略。就多数疾病而言，不论其致病因子是否明确，都应强调第一级预防。有些疾病病因明确且多是人为的，如职业因素所致疾病、医源性疾病，采取第一级预防即较易见效。有些疾病的病因是多因素的，则要按其特点，通过筛检及早诊断和治疗会使其预后较好，如肿瘤、心脑血管疾病、代谢性疾病，除针对其危险因素致力于第一级预防外，还应兼顾第二级和第三级预防。对那些病因和危险因素都不明，又难以觉察预料的疾病，只有实施第三级预防这一途径。对许多传染病而言，针对个体的预防同时也是针对公众的群体预防，如个体的免疫接种达到一定的人群比例后，就可以保护整个人群；而传染病的早发现、早报告、早隔离和早治疗，可以切断传播途径，也是群体预防的措施。三级预防措施的落实，可根据干预对象是群体或个体，分为社区预防服务和临床预防服务。

人类社会由个人、家庭、社区、国家和国际五个层次组成，因而在三级预防策略的基础上，还应当实施五层次预防，即根据系统论的观点，围绕社会组成系统的个人、家庭、社区、国家和国际五个层次开展预防工作，使预防工作进一步扩大和深入。

五、我国卫生与健康工作方针及其发展战略

新中国建国初期，我国的卫生工作方针是：“面向工农兵，预防为主，团结中西医，卫生工作与群众运动相结合”。1991 年调整为：“预防为主，中西医并重，依靠科技与教育，动员全社会参与，为人民健康服务，同时把医疗卫生工作的重点放在农村”。1996 年，我国提出的新时期卫生工作方针是：“以农村为重点，预防为主，中西医并重，依靠科技与教育，动员全社会参与，为人民健康服务，为社会主义现代化建设服务”。该指导方针的核心是为人民健康服务，为社会主义现代化建设服务。

2016 年发布的“健康中国 2030”规划纲要指出，要坚持“以基层为重点，以改革创新为动力，预防为主，中西医并重，将健康融入所有政策，人民共建共享”的卫生与健康工作方针，形成卫生与健康治理新格局。实施健康中国战略，就是要坚持问题和需求双导向，最大限度降低健康危险因素，全面提升医疗卫生发展水平。

新中国成立以前，中国人群健康缺乏有力保障，人均期望寿命仅为 35 岁。新中国成立以后，由于积极贯彻“预防为主”的卫生工作方针，我国的医药卫生事业取得了巨大的成就：一是加强公共卫生体系建设，基本建成了覆盖城乡、功能完善的疾病预防控制、应急医疗救治和卫生监督体系；二是建立了基本覆盖城乡居民的医疗保障制度；三是建立了比较完善的医疗卫生服务体系；四是不断完善医药生产、流通、监管体系；五是居民健康水平不断提高。我国的传染病控制取得了举世瞩目的成就，目前已基本控制了血吸虫病、疟疾、丝虫病等。目前，我国多项主要健康指标已优于中高收入国家平均水平，实现“一升两降”，即人均预期寿命从 2010 年的 74.83 岁提高到 2016 年的 76.5 岁；孕产妇死亡率从 2010 年的 30/10 万降为 2017 年的 19.6/10 万，婴儿死亡率从 2010 年的 13.93‰降为 2017 年的 6.8‰。

在这些重要指标改善的同时，我国的公共卫生队伍和公共卫生机构也取得了极大的发展。2017 年末全国共有医疗卫生机构 99.5 万个，其中基层医疗卫生机构 94.0 万个，包含乡镇卫生院 3.7 万个，社区卫生服务中心（站）3.5 万个，门诊部（所）23.0 万个，村卫生室 63.8 万个；专业公共卫生机构 2.2 万个，其中疾病预防控制中心 3482 个，卫生监督所

（中心）3133 个。2017 年末卫生技术人员 891 万人，其中执业医师和执业助理医师 335 万人，注册护士 379 万人。

六、预防医学发展展望

（一）公共卫生发展面临的问题与趋势

根据 WHO 报告，20 世纪全球公共卫生取得了巨大成就，主要体现在疫苗、安全工作场所、安全和健康饮食、机动车安全、传染病控制、降低心脑血管疾病死亡率、计划生育、控烟、母婴保健、饮水加氟等十个领域。但是随着世界范围的经济、社会、科技的快速发展以及由此引起的人们生活方式的改变，公共卫生面临的形势日益严峻，出现了诸如气候的暖化和环境污染的加剧、人群流动的增加、慢性非传染性疾病对人群健康的危害加剧、精神卫生和心理健康、食源性健康问题日益突出、伤害的增加、人口老龄化，以及生物技术的双重性带来的“生物恐怖主义”等一系列公共卫生问题和挑战。WHO 等国际组织予以积极应对，提出了全球卫生重点发展领域与目标。2000 年，联合国通过了《千年宣言》（Millenium Development Goals，MDGs），展示了一个关于未来的共同愿景：贫穷、饥饿和疾病减少，母亲和幼儿能够生存，人人都能接受教育，妇女具有平等的机会，自然环境得到改善，发达国家和发展中国家共同合作以实现这些目标。我国正面临着多重疾病威胁并存、多种影响因素交织的复杂局面，医疗卫生事业发展不平衡不充分与人民健康需求之间的矛盾比较突出，居民健康素养水平总体仍然较低。

为了应对这些问题与挑战，未来公共卫生的发展趋势主要体现在以下几个方面。

1. 宏观与微观同时并进研究 由于慢性非传染病的多基因影响特点，分子流行病学、遗传流行病学的研究，由过去的个别基因变异或多态性研究深入为基因芯片、全基因扫描、家系研究、双生子分析、表观遗传研究、基因与环境、行为的研究；同时，近年来出现了不仅研究遗传、心理、行为与生活习惯等所谓慢性病危险因素，而且把目光转向更深层的社会经济文化对健康的影响。

2. 预防医学和临床医学结合 随着生活、文化、卫生水平的提高和健康观的转变，临床医学的任务已不是单纯“开医嘱”，而是包括促进健康（对尚未患病的人）、预防疾病（对处于危险因素中的人）、协助康复（对已经患病的人）和减轻痛苦（对生命垂危的人）等。重新弥合预防医学和临床医学之间的裂痕，实现两者的结合是促进健康、提高生命质量和人口素质以及医学发展的必然趋势。

3. 更加重视心理、精神和行为因素对健康的影响 目前社会的特点是节奏快，竞争激烈，经济和生活压力加重，精神压力大，随之而来的是一系列心理问题增多，需要心理卫生教育、社会的关心和政府的政策支持。

4. 在可持续发展战略指导下发展卫生保健事业 增进人类健康水平是可持续发展战略追求的目标之一，也是社会经济发展程度的一个重要标志。把可持续发展与环境、人口教育联系起来，动员广大青少年和全社会成员积极参与，以改善人类的生存环境、提高人口素质、实现经济社会的可持续发展。

（二）“健康中国 2030”规划纲要

国家“十三五规划”明确提出推进健康中国建设。中共中央、国务院于 2016 年 10 月 25 日印发并实施《“健康中国 2030”规划纲要》。《纲要》指出：健康是促进人的全面发展的必然要求，是经济社会发展的基础条件。实现国民健康长寿，是国家富强、民族振兴的重要标志。新中国成立以来特别是改革开放以来，我国卫生与健康事业加快发展，医疗卫生服务体系不断完善，基本公共卫生服务均等化水平稳步提高，公共卫生整体实力和疾病防控能力上了一个大台阶。人民健康水平和身体素质持续提高。同时，由于工业化、城镇化、人口老龄化，疾病谱、生态环境、生活方式不断变化，我国仍然面临多重疾病威胁并存、多种健康影响因素交织的复杂局面，我们既面对着发达国家面临的卫生与健康问题，也面对着发展中国家面临的卫生与健康问题，给维护和促进健康带来一系列新的挑战。

1. 战略目标　到 2020 年，建立覆盖城乡居民的中国特色基本医疗卫生制度，健康素养水平持续提高，健康服务体系完善高效，人人享有基本医疗卫生服务和基本体育健身服务，基本形成内涵丰富、结构合理的健康产业体系，主要健康指标居于中高收入国家前列。

到 2030 年，促进全民健康的制度体系更加完善，健康领域发展更加协调，健康生活方式得到普及，健康服务质量和健康保障水平不断提高，健康产业繁荣发展，基本实现健康公平，主要健康指标进入高收入国家行列。到 2050 年，建成与社会主义现代化国家相适应的健康国家。

2. 具体目标（2030 年）

（1）人民健康水平持续提升　人民身体素质明显增强，2030 年人均预期寿命达到 79.0 岁，人均健康预期寿命显著提高。

（2）主要健康危险因素得到有效控制　全民健康素养大幅提高，健康生活方式得到全面普及，有利于健康的生产生活环境基本形成，食品药品安全得到有效保障，消除一批重大疾病危害。

（3）健康服务能力大幅提升　优质高效的整合型医疗卫生服务体系和完善的全民健身公共服务体系全面建立，健康保障体系进一步完善，健康科技创新整体实力位居世界前列，健康服务质量和水平明显提高。

（4）健康产业规模显著扩大　建立起体系完整、结构优化的健康产业体系，形成一批具有较强创新能力和国际竞争力的大型企业，成为国民经济支柱性产业。

（5）促进健康的制度体系更加完善　有利于健康的政策法律法规体系进一步健全，健康领域治理体系和治理能力基本实现现代化。

现阶段我国正大力贯彻新发展理念，坚持新时代卫生与健康工作方针。坚持预防为主、中西医并重等实践证明行之有效的指导思想，特别倡导把健康融入所有政策，人民共建共享，推动政府、全社会、人民群众共同行动，激发积极性和创造力，实现“人人参与、人人尽力、人人享有”。全力推进健康中国建设的重点工作，主要包括：一是持续、稳定地推进深化医药卫生体制改革；二是全面提升基层服务能力；三是扎实做好重大疾病防控和公共卫生工作；四是持续提升基层和医院医疗服务质量；五是打好健康扶贫攻坚战，以及积极应对人口老龄化等。

七、中西医临床专业学习预防医学的目的与意义

预防为主是现代医学发展的方向。从健康问题的根源探究，预防是根本性的决策；从医学的目的分析，预防应作为最优先考虑的要素；从卫生经济学的角度衡量，预防是最经济有效的措施；从卫生工作的成就来看，预防是健康最主要的保障。

（一）明确医学目的与人文价值

1. 医学的目的 医学的目的代表着医学的核心价值。1988 年召开的世界医学教育会议发布的“爱丁堡宣言”指出：医学教育的目的是培养促进全体人民健康的医生，即要求医生必须获得不仅对个人而且对人群的促进健康和处理疾病的能力。1996 年，中、美、英等国联合制定的“十四国宣言”将医学的目的归纳为四点：①预防疾病和损伤，促进和维持健康；②解除由疾病引起的疼痛和疾苦；③治疗和照护疾病无法治愈的病人；④避免早死但追求安详死亡。因此，“好的医生应是使人不生病的医生，而不仅是把病治好的医生”。

2. 医学的人文价值 由于医学关注的对象是生命、人性、精神、心理、环境，因此，医学的人文价值不仅仅体现在诊断室里，也包括疾病前的预防及疾病后的相关干预措施。1992 年，Boelen 博士提出了“五星级医生”（five star doctor）的概念，即医生应具备以下五个方面的能力。①医疗保健提供者：即能根据病人预防、治疗和康复的总体需要，提供卫生服务；②医疗方案决策者：即从能力、费用与病人多方面的情况，综合考虑和合理选择各种诊疗新技术；③健康知识传播者：即医生不只是诊疗疾病，更应承担健康教育的任务，主动、有效地增强人们的健康保护意识；④社区健康倡导者：即能参与社区保健决策，平衡与协调个人、社区和社会对卫生保健的需求；⑤健康资源管理者：即协同卫生部门及其他社会机构开展工作，真正做到人人享有卫生保健。

（二）弘扬中医预防医学思想

目前，西医学对于流行病学、卫生保健以及非传染性疾病的预防，均有着优越的临床和实验研究条件、成功的经验和广阔的前景。相对而言，中医学中的预防医学思想则显得零散，尚未形成系统的中医预防医学学科体系。因此，我们应该通过习古纳新、去伪存真、去粗取精、拓古创新构建中医预防医学学科体系；以“开放兼容、格物致知、科学理性、推陈出新”的理念发展中医预防医学体系，从而奠定中医预防医学理论与实践基础，明确中医预防医学学科体系的内涵和外延，为实现促进和维护健康、预防和控制疾病、延长寿命、提高生命质量作出中医药的贡献。

中西医临床医学教育是培养应用型的医师，要求其不但能够熟练掌握和应用中西医临床知识和技能治疗疾病，还能够应用预防医学的知识，具备疾病预防的能力，在临床服务的过程中开展疾病的预防、保健、康复、健康教育与健康促进等疾病的综合防治服务。因此，中西医临床医学生学习预防医学的意义在于以下几点。

1. 完整地认识现代医学的目标，对生物—心理—社会医学模式有透彻理解和掌握，了解健康与疾病的关系，坚持预防为主的原则，做好医疗卫生保健服务。

2. 初步认识和掌握预防医学理论、知识和技能，将三级预防策略和措施贯穿于日常的临床工作中，对就诊者提供个性化的健康维护计划，积极参与社区人群健康促进工作，提高个体和群体的健康水平，在临床场所敏锐察觉和及时报告公共卫生问题。

3. 学习预防医学思维方法，在临床服务过程中，除了发现疾病的生物因素外，重在发现和评价影响健康的危险因素，提供环境干预措施和健康行为的指导。

4. 树立预防为主的思想，培养良好医德，努力成为合格的“五星级医生”。

扫码“练一练”

（饶朝龙）

第二章　中医治未病的理论与方法

要点导航

1. **掌握**　中医“治未病”的含义及其理论基础，养生的原则，体质的含义及九种体质的基本特征。

2. **熟悉**　中医主要的养生方法。

3. **了解**　九种体质的调护方案，中医常见的养生与保健疗法。

中医“治未病”是中医学预防为主、注重养生思想的集中体现，其理念源远流长，是中医学理论体系中独具影响的理论之一。“治未病”是以中医独特的理论和方法防止疾病的发生、发展，是中医预防保健的重要理论基础和准则。“未病”不仅指疾病的萌芽状态，而且包括疾病在动态变化中可能出现的趋向和未来时段可能表现出的状态。这里的“治”，不单纯指医疗，还有治理、管理、整理、研究等含义。我国医疗体系的一大特点是除了现代医学外，尚有拥有广泛群众基础的中国传统医学体系，二者相互结合，取长补短，在防病治病、提高人民健康水准上显示出独特优势。而重视预防，强调“治未病”的中医预防保健理论和方法与现代预防医学的理念不谋而合，可以在建立有中国特色医疗保健体系中发挥重要作用。

中医“治未病”就是综合运用中医行之有效的预防保健措施，如饮食、起居、运动、心理等综合调摄，通过食疗、药疗、针灸、推拿、导引等传统中医疗法，达到增强体质，防患于未然或促进疾病的康复、防止疾病传变的目的，其核心理念就是强调通过平素对身体的养护，以培养正气，增强人体的体质，减少疾病的发生，防止疾病的传变，维护和促进健康。它的含义非常广泛，可以分为“未病先防”“既病防变”“病后康复”三个层次，贯穿于疾病隐而未显、显而未成、成而未发、发而未传、传而未变、变而未果的全过程。“未病先防”指在没有疾病的时候要预防疾病的发生；“既病防变”指对已经发病要防止疾病进一步发展和恶化；“病后康复”指疾病初愈，应及时、合理的调养身体，以增强体质，防止疾病的复发，主要包括危险因素的远离、情志调养、饮食调养、起居调养、运动调养、中药和中医传统疗法的干预调养等方面。它要求人们平素注重养生和调摄，未雨绸缪，有了小病要及时阻止其酿成大患，在病变来临之际，防止其进一步恶化，这样才能掌握健康的主动权。中医治未病的思想奠定了中医学理论的基础和医学的崇高目标，即倡导：惜生命、重养生、防患于未然。

扫码“学一学”

第一节　中医治未病的基本理论

一、中医治未病基础理论

（一）阴阳五行学说

阴阳五行学说是阴阳学说和五行学说的合称，是我国古代的唯物论和辩证法。阴阳学说认为物质世界是在阴阳二气的相互作用下资生着、发展着和变化着的，阴与阳之间的对立统一、互根互用，并不是处于静止的和不变的状态，而是处于不断的运动变化之中，即阴阳的“消长平衡”。阴阳对立的双方，在一定条件下，可以各自向其相反的方向转化。人体的正常生命活动，是阴阳两个方面保持对立统一的协调关系的结果，如《黄帝内经·素问·生气通天论》“阴平阳秘，精神乃治；阴阳离绝，精神乃绝”。五行学说认为木、火、土、金、水是构成物质世界所不可缺少的最基本物质，是由于这五种最基本物质之间的相互资生、相互制约的运动变化而构成了物质世界。中医学运用它来阐明人体的结构、生理、病理并指导临床的诊断和治疗。

（二）藏象学说

藏象学说是通过对人体生理、病理现象的观察，研究人体各个脏腑的生理功能、病理变化及其相互关系的学说。藏，是指藏于体内的内脏；象，是指表现于外的生理病理现象，如《类经》言：“象，形象也。藏居于内，形见于外，故曰藏象”。按照脏腑的生理功能特点，可以分为脏、腑、奇恒之腑三类。脏，即心、肝、脾、肺、肾，合称为“五脏”；腑，即胆、胃、小肠、大肠、膀胱、三焦，合称为“六腑”；奇恒之腑，即脑、骨髓、骨、脉、胆、女子胞（子宫）。五脏的共同生理特点是化生和贮藏精气；六腑的共同生理特点是受盛和传化水谷；奇恒之腑，即是指形态及其生理功能均有异于“六腑”，不与水谷直接接触，是一个相对密闭的组织器官，而且还具有类似于脏的贮藏精气的作用，因而称为奇恒之腑。藏象学说的主要特点，是以五脏为中心的整体观，五脏生理功能之间的平衡协调，是维持机体内在环境相对恒定的重要环节；同时，通过五脏与形体诸窍的联系，五脏与精神情志活动的关系，沟通体内外环境之间的联系，维持着体内外环境之间的相对平衡协调。

（三）气血津液学说

气、血、津液，是构成人体的基本物质，是脏腑、经络等组织器官进行生理活动的物质基础。气，是不断运动着的具有很强活力的精微物质；血，基本上是指血液；津液，是机体一切正常水液的总称。从气、血、津液的相对属性来分阴阳，则气具有推动、温煦、防御、固摄和气化等作用，属于阳；血和津液，都为液态物质，均有濡养、滋润等作用，属于阴。机体的脏腑、经络等组织器官进行生理活动所需要的能量，都来源于气、血、津液；它的生成和代谢，又依赖于脏腑、经络等组织器官的正常生理活动。

（四）经络学说

经络是运行全身气血、联络脏腑肢节、沟通上下内外的通路，是经脉与络脉的总称，在内连属于脏腑，在外连属于筋肉、皮肤。其生理功能主要表现在沟通表里上下，联系脏腑及器官，通行气血，濡养脏腑组织，感应传导及调节人体各部分机能等。

（五）中医学理论的基本特点

中医学的理论体系是经过长期的实践，在唯物论和辩证法思想指导下，逐步形成的，这一独特的理论体系有两个基本特点：一是整体观念，二是辨证论治。

1. 整体观念　中医学认为人体是一个有机整体，构成人体的各个组成部分之间，在结构上是不可分割的，在功能上是互相协调、相互为用的，在病理上又是相互影响着的。同时也认识到人体与自然环境有密切关系，人与自然界和谐统一，人类在能动地适应自然和改造自然的斗争中，维持着机体的正常生命活动，这种内外环境的统一性，机体自身整体性的思想，称之为整体观念。整体观念是古代唯物论和辨证法思想在中医学中的体现，它贯穿于中医生理、病理、诊法、辨证、治疗等各个方面。

2. 辨证论治　所谓辨证，就是把四诊（望诊、闻诊、问诊、切诊）所收集的资料、症状和体征，通过分析、综合，辨清疾病的原因、性质、部位，以及邪正之间的关系，概括、判断为某种性质的证；论治，又称为“施治”，即根据辨证的结果，确定相应的治疗方法。辨证论治的过程，就是认识疾病和解决疾病的过程。辨证和论治，是诊治疾病过程中相互联系不可分割的两个方面，是理论和实践相结合的体现，是理法方药在临床上的具体运用，是指导中医临床的两个基本原则。

二、中医治未病的基础——养生

养生是中医“治未病”的基础和根本出发点，是对生命的养护。养生的目的旨在维护和促进健康，只有掌握和运用正确的养生方法并持之以恒，才能真正做到“恬淡虚无，真气从之”“阴平阳秘，精神乃治”，维持机体内外环境的协调有序，实现理想的健康状态，达到延长寿命和提高生活质量的目的。养生应注重以下几个原则。

1. 法道自然，平衡阴阳　《内经》言：“阴阳者，天地之道也，万物之纲纪，变化之父母，生杀之本始，神明之府也。治病必求于本。”这是中医理论的根本，也是中医治未病的出发点和归宿，中医治未病的根本目的就在于维护阴阳平衡。中医养生非常重视天人相应，适应四时，顺乎自然的养生原则，人的生活起居在四时季节中必须顺应春生、夏长、秋收、冬藏的自然规律，春夏养阳，秋冬养阴。春夏养阳，即春夏要使阳气生而勿伐，长而勿亢，春天应衣着宽松，多些户外活动，如防风筝、踏青等，多做些舒展筋骨关节的运动，春季最惧郁闷不解，夏天不可过用空调，不可多吃寒凉冰冻之品，夏季腠理疏松，毛发张开，应避免虚邪贼风。秋冬养阴，即秋冬要使阳气藏而勿亏，收而勿僵，初秋要使身体有些凉意，入秋不宜马上进补，先让脾胃休息好，吃些滋润清淡的饮食；秋游登高，赏菊望月，收敛心思，使心思尽量沉静安定，冬季适当进补。

2. 精神内守，病安从来　中医治未病强调养心守神，形神合一。平素心情舒畅，精神愉快，有利于气血流通，阴阳和调，情志活动的失常可以影响五脏功能，导致气机紊乱而发生疾病，如果能够做到心无杂念，乐观开朗，豁达宽宏，则脏腑和顺，气机调畅，能够达到祛病健康、延年益寿的目的。正如《内经》所言：“恬淡虚无，真气从之，精神内守，病安从来”。

3. 饮食调理，以资气血　人体的营养物质都来源于饮食五味，而饮食不节又易损伤脏腑，《内经》言“阴之所生，本在五味；阴之五宫，伤在五味”。食物、药物均有四气五味，如阳虚体质的人可以多吃些辛味的食品以助阳气的生发，偏阴虚体质的人则可以多吃些酸甘之品以养阴，药食同源，一般食养为先。平素饮食一方面以适量为宜，不可饥饱不均；另一方面，也要合理调节食物的品种，不可饮食偏嗜，调摄饮食是防病祛病、延年益寿的上策。

4. 强健身体，动静相宜　人的精气血脉以通利流畅为贵，如果郁而不畅，各种疾病就会因此产生，因此平时经常进行各种体育锻炼、导引等，可以促使血脉流通，气机调畅，从而增强体质，预防疾病的发生。

5. 增强正气，规避邪气 因为疾病的发生涉及正气和邪气两方面，正气不足是疾病发生的内在基础，邪气侵犯是疾病发生的重要条件，所以预防疾病的发生也必须从这两方面着手，一方面要培养正气，提高机体的抗病能力，一方面要采取多种措施防止病邪的侵袭。

6. 早期诊治，防病传变 对于疾病，要争取早期诊断，早期治疗，只可图于萌芽之先，不可施于大危之后。若疾病不能及时的诊断和治疗，病邪就可能由表入里，步步深入，以致侵犯脏腑，甚至危及生命，中医有“先安未受邪之地”的防治原则，这也是中医治未病的内涵之一。

三、中医治未病的根本——体质学说

体质是人体生命过程中，在先天禀赋和后天获得的基础上所形成的形态结构、生理功能和心理状态方面综合的、相对稳定的固有特质。体质现象是人类生命活动的一种重要表现形式，是人类在生长、发育过程中所形成的与自然、社会环境相适应的人体个性特征，其表现为结构、功能、代谢以及对外界刺激反应等方面的个体差异性，表现为对某些致病因子和疾病的易感性，以及疾病传变、转归中的某些倾向性。在体质的形成过程中，先天因素是体质形成的基础，父母的体质对子女的体质影响很大，父母身体的健康状况、胖瘦与肤色，父母的性格与气质都会对子女有很多的影响，父母的先天生理缺陷和遗传性疾病，如癫痫、哮喘等很有可能遗传给后代，后天因素可以使体质发生变化，我们的饮食营养、生活起居、精神情志以及自然环境和社会环境等都可以影响体质。中国人的体质可分为平和质、气虚质、阴虚质、阳虚质、痰湿质、湿热质、血瘀质、气郁质和特禀质 9 种类型，其中以平和质最好。不同的体质有不同的形态特征、常见表现、心理特征、发病倾向、对外界的适应能力等，值得注意的是，体质是可调可变的，这正是中医治未病的基础和切入点，也是中医治未病的重要手段和方法。

（一）九种体质的基本特征

九种体质的基本特征见表 2－1。

表 2－1　九种体质的基本特征

体质类型	形体特征	常见表现	心理特征	发病倾向	适应能力
平和体质	体型匀称健壮	面色、肤色润泽，头发稠密有光泽，目光有神，鼻色明润，嗅觉、味觉正常，唇色红润，不易疲劳，精力充沛，耐受寒热，睡眠良好，食欲良好，二便正常	性格随和开朗	平时较少患病	对自然环境和社会环境适应能力较强
气虚体质	肌肉不健壮	容易呼吸短促接不上气，喜欢安静，不喜欢说话，说话声音低弱，容易感冒，常出虚汗，经常感到疲乏无力	性格内向不稳定，胆小不喜欢冒险	平时体质虚弱，易患感冒；或发病后抗病能力弱而难以痊愈；易患内脏下垂	不耐受寒邪、风邪、暑邪
阳虚体质	肌肉不健壮	总是手脚发凉，胃脘部总是怕冷，衣服比别人穿的多，耐受不了冬天的寒冷，夏天耐受不了空调房间的冷气，喜欢安静，吃（喝）凉的东西总会感到不舒服，容易大便稀溏，小便颜色清，量多	性格多表现为沉静，内向	发病多为寒证，易患水胀、泄泻、阳痿	不耐受寒邪，耐受夏季，不耐受冬季，易感受湿邪

续表

体质类型	形体特征	常见表现	心理特征	发病倾向	适应能力
阴虚体质	体形瘦长	经常感觉身体、脸上发热，耐受不了夏天的暑热，皮肤干燥，经常感到手脚心发热，面颊潮红或偏红，常感到眼睛干涩，经常口干舌燥，容易失眠，经常大便干结	性格急躁，外向好动，活泼	易患咳嗽、糖尿病、闭经发热等病证	平时不耐暑热，干燥，耐受冬季，不耐受夏季
痰湿体质	体形肥胖腹部肥满松软	出汗多且黏腻，手足心潮湿多汗，常感到肢体酸困沉重，不轻松，面部常有油腻感，嘴里常有黏黏的感觉，平时痰多	性格温和，处事沉稳，为人谦恭，多善于忍耐	易患糖尿病、中风、眩晕、咳嗽、痛风、高血压、高血脂、冠心病等病证	对梅雨季节及湿环境适应能力差
湿热体质	形体偏胖或苍瘦	面垢油光，易生痤疮，口苦口干，身重困倦，大便燥结，小便短赤，男易阴囊潮湿，女易带下量多	急躁易怒	易患疮疖、黄疸、火热等病证	对湿热交蒸气候难适应
血瘀体质	瘦人居多	皮肤常在不知不觉中出现紫瘀斑（皮下出血），皮肤常干燥粗糙，常常出现疼痛，面色晦暗或有色素沉着，黄褐色斑块，眼眶经常黯黑，眼睛经常有红丝（充血），刷牙时牙龈容易出血	容易烦躁，健忘，性情急躁	易患出血、中风、冠心病等病证	不耐受风邪、寒邪
气郁体质	形体瘦者为多	常感到闷闷不乐、情绪低沉，易紧张、焦虑不安，多愁善感，情感脆弱，容易感到害怕或容易受到惊吓，常感到乳房及两胁部胀痛，常有胸闷的感觉，经常无缘无故的叹气，容易心慌，喉部经常有堵塞感或异物感，容易失眠	性格内向不稳定，忧郁脆弱，敏感多疑	易患失眠、抑郁症、神经官能症等病证	对精神刺激适应能力较差；不喜欢阴雨天气
特禀体质	无特殊，或有畸形，或有先天生理缺陷	过敏体质，即使不是感冒也经常鼻塞、打喷嚏、流鼻涕，容易患哮喘，容易对药物、食物、气味、花粉、季节过敏，皮肤容易起荨麻疹，皮肤经常因过敏出现紫红色瘀点、瘀斑，皮肤常一抓就痒，并出现抓痕	无特殊	凡遗传性疾病者，多表现为亲代有相同疾病，或出生时即有缺陷；若为过敏体质，容易出现药物过敏、花粉症、哮喘等过敏性疾病	适应能力差，如过敏体质者对季节适应能力差，易引起宿疾

（二）九种体质的调护方案

九种体质的调护方案见表2－2。

表2－2　九种体质的调护方案

体质类型	饮食调养	生活起居	体育锻炼	情志调摄	药物调理
平和体质	①饮食应有节制，不要过饥过饱，不要常吃过冷过热和不干净的食物；②粗细粮食要合理搭配，多吃五谷杂粮、蔬菜、瓜果；③少食过于油腻及辛辣之物；④不要吸烟、酗酒	起居应有规律，不要过度劳累。饭后宜缓行百步，不宜食后即睡。作息应有规律，应劳逸结合，保持充足的睡眠时间	根据年龄和性别参加适度的运动。如年轻人可适当跑步、打球，老年人可适当散步、打太极拳等	保持乐观、开朗的情绪，积极进取，节制偏激的情感，及时消除生活中不利事件对情绪的负面影响	一般不提倡使用药物

续表

体质类型	饮食调养	生活起居	体育锻炼	情志调摄	药物调理
气虚体质	①可多食具有益气健脾作用的食物，如怀山药、白扁豆等；②少食具有耗气作用的食物，如槟榔、生萝卜等	起居宜有规律，夏季应适当午睡，保持充足的睡眠。平时要注意保暖，避免劳动或剧烈运动时出汗受风。不要过于劳作，以免伤正气	可做一些柔缓的运动，如在公园、广场、庭院、湖畔、河边、山坡等空气清新之处散步、打太极拳、做操等，并持之以恒。平时自行按摩足三里穴。不宜做大负荷运动和出汗量大的运动，忌用猛力和做长久憋气的动作	多参加有益的社会活动，多与别人交谈、沟通。以积极进取的态度面对生活	常自汗、感冒，可服玉屏风散预防
阳虚体质	①平时可适当多食具有温阳益气作用的食物如牛肉、羊肉、生姜、胡椒等；②少食如梨、西瓜、荸荠等生冷寒凉食物，少饮绿茶	居住环境应空气流通，秋冬注意保暖。夏季避免长时间呆在空调房中，可在自然环境下纳凉，但不要睡在穿风的过道上及露天空旷之处。平时注意足下、背部及下腹部丹田部位的防寒保暖。防止出汗过多，在阳光充足的情况下适当进行户外活动。保持足够睡眠	可做一些舒缓柔和的运动，如慢跑、散步、打太极拳、做广播操。夏天不宜做过分剧烈的运动，冬天避免在大风、大寒、大雾、大雪及空气污染的环境中锻炼。自行按摩气海、足三里、涌泉等穴位，或经常灸足三里、关元	多与别人交谈沟通。对待生活中不顺心的事情，要从正反两面分析，及时消除情绪中消极因素。平时可听一些激扬、高亢、豪迈的音乐以调动情绪，防止悲忧和惊恐	可酌情服用金匮肾气丸等
阴虚体质	①可适当多食用鳖、芝麻、百合等甘凉滋润之品；②少食如羊肉、狗肉、韭菜、辣椒、葱、蒜等性温燥烈之品	起居应有规律，居住环境宜安静，睡前不要饮茶、锻炼和玩游戏。应早睡早起，中午保持一定的午休时间；避免熬夜、剧烈运动和在高温酷暑下工作；节制房事，戒烟酒	适合做中小强度、间断性的身体锻炼，可选择太极拳、气功等动静结合的传统健身项目。锻炼时要控制出汗量及时补充水分	平时宜克制情绪，遇事要冷静，正确对待顺境和逆境。可以用练书法、下棋来怡情悦性，用旅游来寄情山水、陶冶情操。平时多听一些曲调舒缓、轻柔、抒情的音乐，防止恼怒	可酌情服用六味地黄丸、杞菊地黄丸等
血瘀体质	①可适当多食黑豆、萝卜、胡萝卜、山楂、玫瑰花、绿茶等具有活血散结、行气疏肝解郁作用的食物；②少食肥猪肉等滋腻之品及柿子、乌梅等酸涩之品	作息时间宜有规律，保持足够睡眠；但不可过于安逸，以免气机郁滞而致血行不畅	可进行一些有助于促进气血运行的运动项目，如太极拳、太极剑、各种舞蹈、步行健身法、徒手健身操等。血瘀质的人在运动时如出现胸闷、呼吸困难、脉搏显著加快等不适症状，应停止运动，去医院进一步检查	及时消除不良情绪，保持心情愉快，防止郁闷不乐而致气机不畅。可多听一些抒情柔缓的音乐来调节情绪	可酌情服用桂枝茯苓丸等
痰湿体质	①饮食应以清淡为原则；②少食肥肉及甜、黏、油腻的食物；③可适当多食莲子、怀山药、冬瓜、萝卜、金橘、芥末等食物	居住环境宜干燥而不宜潮湿，平时多进行户外活动。衣着应透气，经常晒太阳或进行日光浴。在湿冷的气候条件下，应减少户外活动，避免受寒淋雨。不要过于安逸，贪恋床榻	因形体肥胖，易于困倦，故应根据自己的具体情况循序渐进，长期坚持运动锻炼，如散步、慢跑、打乒乓球、羽毛球、网球、游泳、练武术，以及适合自己的各种运动，适量出汗	保持心境平和，及时消除不良情绪，节制大喜大悲。培养业余爱好，转移注意力	可酌情服用化痰祛湿方，常用药物有白术、苍术、黄芪、防己、泽泻、荷叶、橘红、鸡内金

续表

体质类型	饮食调养	生活起居	体育锻炼	情志调摄	药物调理
湿热体质	①饮食以清淡为原则，可适当多食赤小豆、绿豆、冬瓜、西瓜等食物；②少食羊肉、狗肉、生姜、酒、饴糖、辣椒、花椒、蜂蜜等及火锅、烹炸、烧烤等辛温助热的食物；③应戒除烟酒	避免居住在低洼潮湿的地方，居住环境宜干燥、通风。不要熬夜、过于劳累。盛夏暑湿较重的季节，减少户外活动时间，保持充足而有规律的睡眠	适合做大强度、大运动量的锻炼，如中长跑、游泳、爬山、各种球类、武术等。夏天由于气温高、湿度大，最好选择在清晨或傍晚较凉爽时锻炼	克制过激的情绪。合理安排自己的工作、学习，培养广泛的兴趣爱好	酌情服用六一散、清胃散、甘露消毒丹等
气郁体质	平时可适当多食如小麦、芫荽、葱、萝卜、金橘、山楂、槟榔、玫瑰花等行气解郁的食物，慎食柿子、乌梅等酸涩之品	居住环境应安静，保持有规律的睡眠，睡前避免茶、咖啡和可可等具有提神醒脑作用的饮料	应尽量增加户外活动，可坚持较大量的运动锻炼，如跑步、登山、游泳、武术等。多参加群众体育运动项目，如打球、跳舞、下棋等，以便更多地融入社会，解除自我封闭状态	培养开朗、豁达的性格。多参加有益的社会活动。结交知心朋友，及时向朋友倾诉不良情绪，寻求朋友的帮助	可酌情服用逍遥散、舒肝和胃丸、开胸顺气丸、柴胡疏肝散、越鞠丸等
特禀体质	①饮食宜清淡，均衡，粗细搭配适当，荤素配伍合理；②少食荞麦、蚕豆、牛肉、蟹、酒、辣椒、浓茶、咖啡等辛辣之品、腥膻发物及含致敏物质的食物	居室应通风良好。保持室内清洁，被褥、床单经常洗晒，以防止对尘螨过敏。室内装修后不宜立即搬进居住，让油漆、甲醛等化学物质气味挥发干净后再进新居。春季室外花粉较多时，要减少室外活动时间，以防止花粉过敏。不宜养宠物，以免对动物皮毛过敏。起居应有规律，保持充足的睡眠时间	积极参加各种体育锻炼，增强体质。天气寒冷时锻炼要注意防寒保暖，防止感冒	合理安排作息时间，正确处理工作、生活和学习的关系，避免情绪紧张	可酌情服用玉屏风散、消风散、过敏煎等

四、中医治未病的思想与发展

中医“治未病”是伟大的医学思想，在2000多年浩瀚的中医学文献中，始终蕴涵着中医治未病的思想。早在两千多年前《黄帝内经》即指出“上工治未病”。中医学认为，疾病的发生和变化，虽然错综复杂，但总其大要，不外乎关系到人体本身的正气和邪气两个方面，正气是指人体的机能活动（包括脏腑、经络、气血等功能）和抗病、康复能力；所谓邪气，则泛指各种致病因素。疾病的变化，即是在一定条件下邪正斗争的反映，正气不足是疾病发生的内在根据，邪气是发病的重要条件，正邪斗争的胜负，决定发病与不发病。中医学非常重视人体的正气，认为脏腑功能正常，正气充盈，卫外固密，病邪难于侵入，疾病无从发生，《素问·刺法论》：“正气存内，邪不可干”。只有在人体正气相对虚弱，卫外不固，抗邪无力的情况下，邪气方能乘虚而入，使人体阴阳失衡，脏腑经络功能紊乱，气血失和从而发生疾病，正如《素问·评热病论》：“邪之所凑，其气必虚”。中医学同时认为疾病的发生还与外环境有着密切的关系，外环境主要指生活、工作环境，包括气候变化、地理特点、环境卫生等自然环境。人类生活在自然界中，人体是自然界的一部分，自然界存在着人类赖以生存的必要条件，人与自然息息相关，与天地相应，自然界的变化可以直接或间接地影响人体。物竞天择，适者生存，人类为了在自然界中能够生存下来，主动地、积极地逐渐适应了自然，人与自然和谐统一，即“天人合一”。自然环境的异常变化如气候异常、生活、工作环境的污染、某些致病因素的流行等都可使人体致病。因此未病之前，要重视形体和精神的调养，顺四时而适寒暑，和喜怒而安居处，节阴阳而调刚柔，通过正确的养生方法，并持之以恒，以维护机体内外环境的协调有序，从而增强人体的正气，提高抗病能力，减少疾病的发生。《黄帝内经·素问·四气调神大论》：“是故圣人不治已病治未病，不治已乱治未乱，此之谓也。夫病已成而后药之，乱已成而后治之，譬犹渴而穿井，斗而铸锥，不亦晚乎?”。

当前，人类生存环境发生了重大变化，健康观念和医学模式也在逐渐改变，总的趋势是更加注重预防、自我保健和生态环境改善，更加注重综合治疗和个体化治疗，从以疾病为中心向以健康为中心发展，这正与中医学“上工治未病”的理论、强调人与自然和谐统一等理念，与中医学的整体观、辨证施治的本质特征相一致，充分发挥中医药“治未病”的优势，构建和完善“治未病”预防保健服务体系对21世纪疾病预防具有重要意义。国家中医药管理局于2007年11月29日正式启动“治未病”健康工程，开始构建中医特色预防保健服务（“治未病”）体系；并于2008年颁布了《“治未病”健康工程实施方案（2008—2010年）》及《中医预防保健服务提供平台建设基本规范（试行）》。2008年国家中医药管理局在全国确立了国家第一批治未病工程试点单位，以推广、宣传、实施治未病工作，经过几年的努力，已创立了中医特色健康保障－服务模式（KY3H健康保障服务模式），初步形成中医特色明显、技术适宜、形式多样、服务规范的“治未病”预防保健服务体系框架，设立了21个科研课题，推出了系列行业标准与规范，在全国确定了110个试点，布局23个省、市和自治区，中医特色预防保健服务的能力和水平明显提高，基本满足人民群众日益增长的、多层次多样化的预防保健服务需求。

扫码“学一学”

第二节 中医治未病的常用方法

辨证论治是中医的核心与精髓，辨证论治、因人施养是中医养生的基本原则。因为每种养生方法并非都是“放之四海而皆准”、人人适宜的。中医养生学从辩证的角度，通过观察个体的反应和不同的体质状态，并充分考虑个体年龄、所在的时间与地域的不同，然后进行个体化的养生和保健治疗。辨证施养时要注意因时、因人、因地制宜。因时制宜就是要了解和掌握四时六气的变化规律特点，顺应自然，保持人体与外界环境的协调统一；因人制宜是根据不同年龄、性别、心理、体质等特点，来制定不同的养生方法；因地制宜指由于地域不同，人们生活的地域环境、气候条件及生活习惯各异，人的生理活动和病理特点也随之各异，相应的养生保健措施也各有不同，这样才能达到增强体质，养身防病的目的。

一、食疗

食疗又称饮食养生，是中医养生学重要的组成部分。人体的营养物质都来源于饮食五味，而饮食不节又易损伤脏腑，食疗的目的在于通过合理而适度地摄取饮食，以补充人体营养、补益精气、纠正脏腑阴阳的偏颇，它以中医理论为指导，根据不同体质，调整饮食，注意饮食宜忌，合理地摄取饮食，以增强体质，促进健康，延年益寿。药食同源，食养为先，因此，饮食养生乃是治未病中的上策。

中医养生学认为，食物与药物均有四气五味，食疗的关键在于谨和五味，《内经》言："阴之所生，本在五味；阴之五宫，伤在五味"。五味即酸、甘、辛、苦、咸，五味分属五脏。①辛：主入肺经，有发散、行气的作用，能宣发肺气，如外感风寒感冒者，可以吃辛辣味的生姜、葱白宣散风寒；②酸：主入肝经，有收敛柔润的作用，能柔肝缓急；③甘：主入脾经，有缓急、和中补益的作用，能补中益气；④苦：主入心经，能燥、能坚、能泄，可泄心火，坚心阴；⑤咸：主入肾经，有软坚散结的作用，能滋肾精、固肾气。以上五味，对五脏各有所利，各有所归，以适度为原则。

食物亦有寒热温凉四性的不同，若长期偏食某一类食物可导致体内阴阳平衡失调，相反，同样可以利用食物寒热温凉四性的不同来调整体内的阴阳平衡，根据人的体质、年龄、性别不同，选择搭配食物。一般将食物分为温热、寒凉和平性三类。①温热类：羊肉、牛肉、狗肉、红枣、桂圆、荔枝、韭菜、芫荽、生姜、花椒、胡椒等；②寒凉类：鸭肉、海带、海藻、绿豆、冬瓜、西瓜、竹笋、柿子、梨等；③平性：猪肉、鸡蛋、鲫鱼、莲子、山药、莲藕、白菜、菠菜等。

另外中医食疗讲究顺应四时，春天阳气初升，万物复苏，升发向上，顺畅条达。春天宜顺应阳气生发之性，宜多食蔬菜，如菠菜、芹菜、荠菜等轻灵宣透、清温平淡之品。夏季阳气隆盛，气候炎热，其性如火，夏季宜选用清热解暑、清淡芳香之品，如西瓜、冬瓜、苦瓜、金银花、菊花、芦根、绿豆、生菜、豆芽等。长夏宜用淡渗利湿之品以助脾气之健运，防治湿困中焦，如茯苓、藿香、薏苡仁、扁豆、丝瓜等。秋季阳气渐收，阴气渐长，秋季食养的原则即为滋阴润燥养肺，宜吃生津养阴、滋润多汁的食品，少吃辛辣、煎炸食品。冬季阴气渐盛，寒冷闭藏，宜选用温热助阳之品，以扶阳散寒，如羊肉、牛肉、虾仁、海参等温补之品。

饮食要适量为宜，不可饥饱不均，合理地调配食物的品种，不可偏嗜，要不断地摄取各种不同的食物，以满足机体正常的生长发育和生理功能的需要，饮食宜清淡，以五谷杂粮为主，辅以豆类、蔬菜、瓜果、肉类、蛋奶类等，戒烟限酒，少食膏粱厚味、肥甘之品。

在饮食养生中，药膳是一个重要手段，它是指具有保健医疗功效的菜肴类食品。是以中医理论为指导，采用一定的中药与相应的食物搭配调制而成的保健食品。药膳一般以滋补为主，或其他特定药物为原料，按照中医四性五味的原则组方，通过中国传统的烹饪，如煎、蒸、烩、烧、炒、炖、熬、煮等调制而成，它取药物之性，用食物之味，食借药力，药助食威，相辅相成，相得益彰。

二、调神养生

中医学认为神是人体生命的一切活动，是生命的根本，是人的精神意志。精神养生是指通过怡养心神，调畅情志，使人的心态平和、乐观、开朗，达到形与神的高度统一，以延年益寿，故《素问·上古天真论》曰："故能形与神具备，而尽终其天年"。

1. 清心静神，养心敛思　清心静神是指精神情志要保持淡泊宁静的状态，养心敛思即保养心神，专心致志，排除杂念，使心神内守。人们应少思寡欲，降低对名利和物欲的嗜欲，使心神不妄动，思想专一，排除杂念，专心致志的工作和生活，工作学习之余，可寄情于琴棋书画，以凝神定志，如《内经》所言"恬淡虚无，真气从之，精神内守，病安从来"。若嗜欲太过、私心太重都会扰动人的心神，导致气机紊乱，脏腑功能失调，无助于健康长寿。中医养生学十分重视精神的调养，古代就有静坐、站桩等方法，以调养心神。

2. 怡养情志 即保持心情舒畅愉悦，并顺应外界刺激的变化，适当地控制情绪，以调节自己的情志活动。喜、怒、忧、思、悲、恐、惊称为七情，是人的正常七种情志活动，一般情况下，人的情感保持相对稳定状态，如果突然强烈或长期持久的精神刺激，超出人体正常生理活动范围，就会使气机逆乱，功能失调，导致疾病的发生，《内经》言“喜伤心”“怒伤肝”“思伤脾”“忧伤肺”“恐伤肾”。因此，中医养生学十分重视情志的调畅。

三、运动养生

运动养生是指用活动身体的方式维护健康、增强体质、延长寿命、延缓衰老的养生方法。运动养生特色是以中医的阴阳、脏腑、气血、经络等理论为基础，以养精、练气、调神为运动的基本特点，强调意念、呼吸和躯体运动相配合的保健活动。传统的运动养生，经过历代养生家的不断总结和补充，逐渐形成了运动肢体、自我按摩以练形，呼吸吐纳、调整鼻息以练气，宁静思想、排除杂念以练意的保健方法。古人即创五禽戏、八段锦、易筋经、太极拳、形意拳、八卦掌等多种运动养生保健方法。通过运动可以使气血流通、长养精神、强筋壮骨、滑利关节、坚肤壮肌、聪耳明目、充脏畅腑，从而达到精力旺盛、气血充足、思维敏捷、反应快速、耐力持久、老而不衰的目的。运动养生形式亦多，如散步、跑步、健身操和健美操、登山及五禽戏、八段锦、易筋经、太极拳、形意拳、八卦掌等。运动时注意：①强调动静结合；②提倡持之以恒；③运动适度，不宜过量；④舒适自然，循序渐进；⑤运动时间，因时制宜；⑥运动项目，因人制宜。

扫码“练一练”

在中医学数千年的临床实践中，逐步形成了一系列养生与保健疗法，常用的有刮痧疗法、针刺疗法和灸法等。

（曹永芬）

第三章　流行病学研究方法

☞要点导航

1. 掌握　流行病学的定义与研究特点，现况研究的概念，病例对照研究和队列研究的基本原理与特点，实验性研究的定义，临床试验设计的基本原则，循证医学概念及证据质量分级。

2. 熟悉　流行病学的研究方法，普查与抽样调查的基本原理与优缺点，病例对照研究中研究对象的选择，队列研究的不同类型，实验性研究的基本特点，系统评价和 meta 分析的步骤和方法。

3. 了解　流行病学的应用，抽样调查中常用的抽样方法，病例对照研究与队列研究资料分析，临床试验研究的基本设计类型，社区试验，循证医学的发展史。

扫码“学一学”

第一节　概述

无论是预防疾病的发生或控制疾病的流行，都必须首先弄清疾病在人群中的发生、流行和分布规律，从而制订出防治疾病和促进健康的策略和措施。流行病学既是一门方法学，也是一门应用学科，是预防医学的一个重要组成部分。

一、流行病学的定义

流行病学（Epidemiology）来源于希腊语 epi（在……之中、之上）、demos（人群）与 logos（研究），可直译为“研究人群中发生之事的学问”。具体到医学范畴中即是指研究人群的疾病问题。国际公认的《流行病学词典》主编 Last 教授提出：“流行病学是研究在人群中与健康相关的状态和事件的分布及决定因素，以及应用这些研究以维持和促进健康的问题”。我国流行病学界在多年实践的基础上将流行病学定义为：“流行病学是研究疾病和健康状况在人群中的分布及其影响因素，并借此制定和评价预防、控制和消灭疾病及促进健康的策略和措施的科学”。

二、流行病学研究的三个层次

流行病学是从对传染病为主的疾病研究发展起来的，随后其研究内容逐渐扩大至所有疾病和健康状态，目前已涵盖疾病、伤害和健康状态三个层次。疾病层次包括传染病、寄生虫病、地方病和非传染性疾病等各种疾病；伤害层次包括意外伤害、残疾、智障和身心损害等；健康状态包括身体、生理、生化的各种功能状态、疾病前状态及长寿等，其内涵与世界卫生组织在 1948 年提出的健康含义（身体、精神和社会适应各方面均处于完好状态）是一致的。

三、流行病学的任务

流行病学的任务可分为三个阶段。第一阶段为“揭示显现”，即揭示疾病流行或分布的现象，可以通过描述性流行病学方法来实现。这个阶段的工作往往是对疾病现象作初步探索，通常不能直接找出原因。第二阶段为“寻找原因”，即从分析现象入手，探讨疾病流行和分布的规律及原因，可以通过分析性流行病学的方法来对病因假说进行验证。第三阶段为“制定措施”，即合理地利用前两个阶段的研究证据，提出行之有效的预防和控制疾病的策略和措施，可以通过实验流行病学的方法来实现。理论上，三个阶段的任务由浅入深、循序渐进，但在实践过程中，常常根据具体情况和实际条件着重或集中开展某一阶段的工作。

四、流行病学的研究方法

流行病学的研究方法是流行病学的核心，目前，从设计策略对流行病学研究方法分类最能反映不同方法的特性，其分类框架如图 3－1。

- 流行病学研究方法
  - 观察法
    - 描述流行病学
      - 横断面调查
      - 疾病监测
      - 生态学研究
    - 分析流行病学
      - 病例对照研究
      - 队列研究
  - 实验法：实验流行病学
    - 临床试验
    - 现场试验
    - 社区干预试验
  - 数理法：理论流行病学

图 3－1　流行病学研究方法分类

（一）观察性研究

又称观察法。其研究特征为：研究对象所具有的暴露因素是在自然条件下客观存在的，没有研究者人为施加的因素所干预，研究者只是观察事物在自然状态下的发展。

1. 描述性研究　又称为描述性流行病学，是流行病学研究的初始阶段，常为流行病学研究的第一步。指利用已有的资料或特殊调查资料，对人群疾病或健康状态的三间分布情况进行描述。它主要描述分布的三大特征：地区、时间和人群的特征，其特点是不需要事先设立对照组，不能分析暴露因素与疾病之间的联系，仅为病因假设提供线索。

描述性研究主要包括横断面研究、疾病监测、生态学研究、历史常规资料分析等。资料来源可以是已有的记录资料，如传染病登记和报告资料、人口统计学资料、医院病历及个案调查的记录等，也可以通过现况调查（普查或抽样调查）来收集资料。

2. 分析性研究　又称为分析流行病学。其特点为：它是观察性研究较高层次的研究方法，一般需要事先设立对照组，以供比较分析用。目的是在已有病因假设的前提下，为进一步探讨或验证病因假设进行研究。

分析性研究主要包括两种方法：病例对照研究和队列研究。除具有上述共同特点外，还具有各自的不同特征。

（二）实验性研究

又称为实验流行病学、流行病学实验、干预实验等。其方法是以人群（病人或正常人）为研究对象，研究者将研究对象随机分为实验组和对照组，研究者人为地给予实验组以某种干预措施（实验因素或处理因素），而对照组不给予该种措施，随访观察一段时间并比较两组人群结局的差异，从而判断干预措施的效果。

根据不同研究目的和研究对象等特点，通常把实验流行病学研究分为临床试验、现场试验和社区干预试验三类。

（三）理论性研究

又称为理论流行病学、数理流行病学或流行病学数学模型。这种研究方法是利用流行病学调查所得数据，建立有关数学模型来反映疾病在人群中发生、发展的规律，定量反映各种因素与疾病的关系，从理论上探讨不同防治措施的效应。

五、流行病学的研究特点

1. 群体的观点　流行病的着眼点是一个国家或一个地区的人群的健康状况，研究疾病或公共卫生事件在人群中的发生与动态分布规律，并分析其影响因素，从而作出群体诊断。

2. 疾病多病因论观点　疾病的发生是机体（内因）与环境因素（外因）相互作用的结果。Lilienfeld 从流行病学角度给疾病病因的定义：那些能使人群发病概率增加的因子，就可以认为是病因，当它们之中一个或多个不存在时，疾病频率就会下降。流行病学一般把病因称为危险因素或高危因素。

3. 对比的观点　对比的观点是流行病学方法的核心。有对比才有鉴别，即使是一般的描述研究中也和不同人群、时间和地点的结果相比较，才能找出影响疾病发生和流行的因素。

4. 概率论的观点　疾病在人群中的分布描述，常用一定数量的率或比来反映疾病发生或存在的频率和强度，各种率的数据是对有关概率参数的近似估计，而研究的样本人群信息需要借助于统计学的假设检验和危险度估计及其95%可信区间去对总体人群作出推断。

5. 预防为先的观点　预防医学的最终目的是预防疾病，流行病学也不例外，它不仅阐明人群中疾病的分布规律及其影响因素，还深入研究对疾病的预防、控制的策略与措施，以至消灭某些疾病，如天花、古典型霍乱等。它不仅注重发现病人、更注重如何预防该病复发，使人群最终不发病而且更健康。

六、流行病学的应用

随着流行病学原理的扩展和方法学研究的进展，流行病学的用途也越来越广泛，它已经从传染病扩大到非传染病，又从非传染病扩大到人群健康及公共卫生事业的各个领域，这些用途主要有以下几个方面。

（一）疾病病因和危险因素的研究

疾病的分布是指某种疾病的病人在不同时间、地区、人群中所占比例或出现的频率的现象。从疾病的分布入手，可了解疾病流行的基本特征，为病因的研究提供线索。对传染病暴发的调查，流行病学着重查明暴发的原因和可能的传播途径，为扑灭疫情提供依据。

有些疾病的病因是单一的，如某些传染病，可通过接种疫苗来预防疾病；许多疾病的病因目前仍不十分清楚，如恶性肿瘤、心血管疾病等，是由多种因素综合作用的结果，如高血压、高血脂、吸烟、肥胖、缺乏体育锻炼等均被认为是冠心病的病因或危险因素。慢性病的预防也是针对这些危险因素所采取的措施。流行病学工作常常遇到“未明原因”的疾病调查，通过流行病学的调查分析，而最终找到原因和辨认出其疾病。在病因学方面有代表性的例子很多，如婴儿海豹状短肢畸形与其母孕期服用反应停有关，少女阴道腺癌与其母亲早孕期服用雌激素有关。

（二）疾病预防与疾病监测

流行病学的根本目的就是预防疾病、促进健康。疾病预防有策略和措施两部分，策略是预防疾病的原则和方针，是战略和全局性问题；措施是预防疾病的具体方法，是战术和局部性问题。如艾滋病，目前虽未有可行的治疗方法，但预防艾滋病得益于对该疾病传播途径的认识，可通过安全性行为、加强血液制品的管理和阻断母婴传播来预防。

疾病监测是疾病预防的一项重要措施，指长期、连续、系统地收集疾病动态分布及其影响因素的资料，经过整理、分析将信息及时上报和反馈，以便及时采取干预措施并评价其效果。疾病监测是控制疾病的重要手段之一，疾病监测包括传染病和慢性非传染病的监测，监测可以为疾病预防提供信息，又可检验防治措施的效果。目前我国已建立了全国传染病监测系统和某些慢性非传染性疾病的监测系统，还包括对伤害、公共卫生事件及有关危险因素的监测。因此，疾病监测已逐步发展为公共卫生监测。

（三）疾病的自然史

疾病的自然史是指疾病从发生、发展到结局的整个自然发展过程。疾病与健康之间没有明确的界限，某些传染病在不同的人群中有不同的表现，有未发生感染、隐性感染、轻型病例、临床明显病例、重型以至死亡病例等。在临床上所注意到的主要是症状明显的显性病例，犹如“冰山之巅”，只占全部病例的很小部分，如乙型肝炎、艾滋病等以隐性感染为主的疾病，只有借助于流行病学调查方法（如血清流行病学）才能认识疾病在人群中流行的全貌，为制订其防治措施提供依据。

（四）疾病防治效果的评价

新药上市前的安全性和有效性的评价，必须经过严格的临床试验，上市后仍需进行大规模的人群监测，即药物流行病学监测；某种疫苗是否阻止了相应疾病的发生，需要用实验流行病学的方法比较试验组和对照组的发病情况；社区中实行社区干预试验，如在食管癌高发区服用维生素和矿物质的预防，评价其干预效果，也需要采用实验流行病学的方法去研究评价；此外，疾病的诊断试验和疾病预后的研究，卫生政策、卫生管理工作的效果等也需要运用流行病学研究方法进行评价。

扫码“学一学”

（雷　迅）

第二节　现况研究

现况研究又称现况调查，是指在某特定的时间对某一定范围内的人群，以个人为单位收集和描述疾病的分布特征以及观察某些因素与疾病之间的关联，属于观察性研究中的描述性研究方法之一。

由于现况研究所收集的有关疾病或健康状态的资料都是特定时间内的情况，也称它为横断面调查或横断面研究（cross - sectional study）。所用指标是患病率，故又称患病率调查（prevalence study）。

一、现况研究的目的及用途

1. 描述疾病的三间分布特征，以摸清疾病流行的基本情况，并为防治措施的制订提供依据。通过对某一地区或人群的调查，获得某种疾病或健康状态或某些因素在时间、地区、人群中的分布，可评价一个地区的健康水平，找出该地区危害人群健康和生命的主要疾病和问题，作出社区诊断。从而确定该地区疾病控制工作的重点问题和高危人群，为疾病的防治提供依据。

2. 描述某些因素与疾病或健康状态之间的联系，为病因分析提供线索，形成病因假设。如通过对糖尿病及其危险因素的调查，发现超重及肥胖、高血脂、高血压、高脂饮食、家族史等与糖尿病有关，从而为降低危险因素，减少糖尿病的发生提供依据。

3. 适用于疾病的二级预防。现况调查中，通过普查或抽样调查，利用筛检技术手段，可在人群中早期发现某种疾病的高危人群，从而达到早诊断、早治疗的目的。如女性宫颈癌、乳腺癌的普查是实施肿瘤二级预防的典型实例；慢性病如糖尿病、高血压、冠心病的普查等。

4. 评价疾病的防治效果。针对不同疾病和危险因素采取预防和控制措施后，可进行一次或多次现况调查，并将结果与干预前比较，从而判断出防治措施的效果。

5. 进行疾病监测。在某一地区对某一特定人群利用现况调查的方法长期进行疾病监测，可以对所监测疾病的分布规律和长期变化趋势有深刻的认识和了解。

二、现况研究的特点

1. 属于观察性研究　现况研究直接调查收集人群中疾病或健康状况及某些因素，这些因素在研究对象中是本身客观存在的，无人为施加的因素或干预措施。如调查对象是否吸烟、饮酒、是否患某种疾病、从事何种职业等。

2. 不需要事先设立对照组　现况研究不同于分析性研究，它不需要事先专门设立对照组，但在资料整理分析中可自然形成对照。如病人和非病人，吸烟人群和非吸烟人群。

3. 不能对暴露因素与疾病之间得出有关因果关系的结论，仅提供病因线索　由于所调查的疾病或健康状况与某些因素是同时存在的，反映的是同一时点上的状况，探讨的是这一时点上不同因素与疾病间的关系，无法判断谁先谁后，故在现况研究中不能确定因素与疾病间的因果关系，只能进行相关分析，为病因研究提供线索。

三、现况研究的种类

（一）普查

1. 概念　普查（census）指在特定时间内对特定范围内人群中的所有个体全部进行的

调查。“特定时间”一般较短，可以是几天或 1 ~ 2 个月，最长不宜超过 1 年，如果时间太长，人群中某些因素或疾病及健康状况会发生变化，影响普查的质量。“特定范围内人群”可以根据研究目的是某个居民点的居民或某职业人群等，如某市出租车司机的高血压患病情况调查。

2. 目的

（1）早期发现、早期诊断、早期治疗某些疾病，即疾病的二级预防，这也是普查的主要目的。如对已婚妇女开展阴道涂片检查，以期早期发现宫颈癌。

（2）了解疾病或健康状况及其影响因素。如了解小学生生长发育或营养状况；中学生艾滋病相关知识、态度、行为的调查；疫区血吸虫病、疟疾的普查等。

（3）为了制定人体某些指标的正常值。如血红蛋白、各年龄组儿童身高、体重的正常值等。

3. 开展普查的条件

（1）普查应针对患病率较高的疾病。

（2）开展普查的疾病应选择灵敏度较高，且易于在现场实施的检验或检查方法。

（3）普查的疾病要有有效的治疗手段。

（4）有足够的人力、物力和财力的支持。

4. 优缺点

（1）优点　由于是调查某一特定人群的所有个体，所以在确定调查对象时比较简单，不存在抽样误差和选择偏倚；能获得实际人群中的患病率；可同时调查多个因素与多种疾病；在普查同时可进行医学健康知识宣教。

（2）缺点　若调查对象范围较大及人群较多时，工作量大，耗费人力、财力、物力且难以保证调查质量；普查不适合患病率低和检查方法复杂的疾病。

（二）抽样调查

1. 概念　抽样调查（sampling survey）是指在特定时间从研究对象的总体中，随机抽取有代表性的样本进行调查，然后根据样本的信息来推论总体特征。

2. 基本原理　抽样调查的关键在于样本要有代表性，样本的代表性取决于抽样的随机化和样本量的大小。所谓随机化，是指保证研究对象总体中的每个个体均有同等的机会进入样本之中。样本量的大小取决于总体中抽样指标的分布和变异，变异越大则样本量越大。

3. 优缺点

（1）优点　较普查节省人力、物力和时间；由于调查对象相对较少，调查工作易细致，可以保证调查质量。

（2）缺点　抽样调查的设计、实施和资料分析比普查复杂；重复和遗漏不易被发现；不适用于变异较大的资料；不适用于患病率较低的疾病；当所需样本达到总体的 75% 时，不如用普查。

4. 抽样方法

（1）单纯随机抽样　是最基本的抽样方法。先将被研究对象编号，再用随机数字表或抽签等进行抽样。它是其他抽样方法的基础。单纯随机抽样的优点是简单易行。其缺点是当总体数量较大时，编号及抽样较为繁琐，故其只适用于研究对象较小的情况。

（2）系统抽样　是按照一定顺序，机械地每隔一定数量的单位抽取一个单位，又称间隔抽样或机械抽样。优点是简单易行，样本的观察单位在总体内的分布比较均匀，代表性较好，抽样误差比单纯抽样误差小。但当总体中的个体排列上有明显的周期性趋势时，抽取的样本也可能有明显的倾向，不宜采用系统抽样方法。

（3）分层抽样　将调查的总体按某种特征（如年龄、性别、职业等）分成若干层，然后从每层中随机抽样的方法。各层如抽样比例相同，则称按比例抽样；若各层抽样比例不同，内部变异大的层抽样比例大，内部变异小的层抽样比例小，则称最优化分配分层抽样。分层抽样适用于总体人群分布不均的抽样，所抽样本的代表性最好，抽样误差亦最小。

（4）整群抽样　将总体分成若干个群组（如居委会、班级、学校、村、小组等），以群组为抽样单位进行随机抽样，被抽到的群组中的全部个体均作为调查对象，这种抽样方法称为整群抽样。其抽样单位不是个体而是群体。优点是便于组织，容易实施，群众乐于接受，可节省人力、物力和时间，因而适用于大规模人群调查。缺点是抽样误差大，故常增加样本含量的50%。

（5）多级抽样　又称为多阶段抽样，实际上是上述抽样方法的综合运用，是进行大规模调查时常用的一种抽样方法。

5. 样本含量　任何一种抽样调查必须考虑样本量的大小问题。样本过大，研究对象过多，工作量加大，难于保证调查工作质量，亦造成不必要的浪费；样本量过小，代表性差，又不易得出差别有统计学意义的结果。

估计样本大小主要取决于两个因素：一是对调查结果精确性的要求，精确度越高，即容许误差越小，则样本要大些；二是预计现患率或阳性率，其率越高，则样本可以小些。总之，在抽样调查时，需要在保证研究的精确度的前提下所需要的最小样本量。不同的统计资料进行样本大小估计时需用不同的公式，具体方法请参阅有关流行病学或统计学书籍。

四、现况研究设计的主要内容

（一）明确研究目的

是研究设计的核心和关键，它决定了研究设计的其他内容。即要明确此项研究要回答或解决的问题是什么。在确定调查研究目的时，应对国内外关于该问题的研究现状有充分的了解，进而对本次研究的科学性、创新性和可行性作出评价。

（二）确定研究人群与研究类型

根据研究目的确定研究人群，研究人群即所要调查的总体，如欲调查某地区成人高血压的患病情况，该地区18岁以上的居民是该项调查的总体人群。研究人群确定后，接下来根据研究目的确定调查方法，是采用普查或是抽样调查，若采用抽样调查，尚需确定样本的大小及抽样方法。

（三）明确研究指标及测量方法

1. 研究指标的确定　根据研究目的确定研究指标，即所需调查的项目和内容。研究指标包括暴露与结局两类指标，暴露指研究对象接触某种因素（如环境因素、职业因素等）或具备某种特征及处于某种状态（如年龄、性别、吸烟、饮酒、饮食习惯等）。结局指研究对象是否患某种疾病或某种检查指标的大小及是否阳性结果等。

2. 指标的测量方法 在人群中进行疾病的现况调查时，检查指标尽量采用客观化的和定量的指标，且简单、易操作和灵敏度高的诊断方法。在对疾病的有关因素进行调查时，应对暴露因素有明确的定义或说明；同时，对需调查的研究因素要确定是通过询问、体格检查、实验室检查或仪器检查来对其进行测量。

（四）拟定调查表

调查表又称为调查问卷，是收集数据资料的一种重要工具，调查表设计的好坏，关系到调查研究的成败。要制定一份好的调查表，除具备专业知识和对课题充分了解外，还需在小范围内做预调查，以便发现不足，不断修改、完善，才可正式使用。

调查表一般由两个部分组成，一是一般项目，即人口学特征，包括姓名、年龄、职业、文化程度、民族、婚姻状况、居住地等。另一部分是调查研究项目，这部分是调查的核心内容。编写这部分内容时应注意以下几项原则。

1. 项目要完全，需要的项目一个不能少，避免因遗漏而使资料不完善；但项目也不能过于繁琐，否则增加工作量，影响调查质量。

2. 项目的措辞要准确、简练；用语通俗易懂，避免调查对象误解或出现不同的理解。

3. 调查项目的编制，应按逻辑顺序与心理反应分类排列，先易后难，先一般后隐私的问题。

4. 设计的填表内容，少用文字叙述，尽量客观、定量的指标，应有详细的填表说明和示例。

调查表中提问的方式有开放式和封闭式两类。封闭式即在问题后列出几个备选答案，由被调查者选定其中之一。开放式即由调查者提出问题，被调查者自由回答。封闭式问卷多用于定量研究中，开放式问题多用于社会学领域定性研究中。

（五）数据资料的整理与分析

资料分析是现况研究的重要步骤，是在设计阶段需考虑的内容。现况研究的资料整理与分析通常在计算机上进行。

1. 资料整理与核实 在录入计算机前，首先检查与核实原始资料的准确性和完整性，查漏补缺，对可疑者进行核对与复查；对一些变量进行编码和赋值。数据采用双机录入，并进行核查。

2. 统计分析 根据研究目的将原始资料归纳分组、列表，以便分析和比较。

（1）计算有关统计指标 描述疾病发生频率的指标如患病率、感染率等；有关计量资料的指标如均数、标准差、标准误等。

（2）描述疾病或健康状态的分布 按时间、地区、人群描述疾病或健康状态的分布。可按不同暴露情况分组比较组间疾病的患病率，若组间差异有统计学意义，可认为暴露因素与疾病间可能有联系，从而为疾病的病因假设提供线索。

（六）调查组织安排工作

现况调查特别是范围较大的人群调查，组织安排工作尤其重要，包括与当地的行政、卫生部门合作，做好宣传工作，使群众了解调查的意义，乐意合作，使工作顺利进行；同时，还需做好经费预算和时间、进度安排等。

五、现况研究的优缺点

（一）优点

1. 能在短期内获得结果，并且容易进行。
2. 样本来自人群，有较好的代表性。
3. 既能对疾病和暴露现况作描述，又能在一定程度上对暴露与疾病的联系进行分析。
4. 一次研究同时调查多种疾病与多个因素。

（二）局限性

1. 不适于调查罕见病或急性病。对于罕见病，调查样本太大，难于实施；对于急性病，查出病例多为病程较长的病例，选择性偏倚较大。

2. 在一个断面中，疾病与因素同时存在，难以区分谁在前、谁在后，故不能直接作因果联系的推断。

3. 调查人群或样本规模较大、花费亦大，且分析比较时非病例数过多，造成统计效率低。

（雷　迅）

第三节　病例对照研究

扫码“学一学”

一、概述

病例对照研究（case－control study）亦称为回顾性研究（retrospective study），是分析流行病学最基本、最重要的研究类型之一，广泛应用于病因研究。

（一）基本原理

选定一组欲研究疾病的某病病人作为病例组，同时选择一组未患该疾病的人群作为对照组，回顾性的收集两组人群过去暴露于某个（或某些）可疑危险因素的情况，然后比较两组人群（或不同暴露亚组人群）暴露率的差异，以探索或验证其暴露因素与疾病间是否存在联系。这是一种回顾性的从果（疾病）到因（暴露因素）的收集资料方法，故又称为回顾性研究，是在疾病发生之后去追溯假定的病因因素。

暴露（exposure）是流行病学的一个术语。它是指研究对象接触于某些因素或具备某些特征或处于某种状态（如人口学特征、行为或其他特征），这些因素、特征、状态即为暴露因素。暴露因素可以是有害的（危险因素），也可以是有益的（保护因素），有人称之为研究变量（variable）。

（二）病例对照研究的特点

1. 该研究属于观察性研究中分析流行病学研究方法之一，必须设立比较组，选择未患所研究疾病的人组成对照组，与病例组之间进行比较研究，且尽量使对照组与病例组具有可比性。

2. 从时间顺序上看，是一种回顾性的，从果至因的研究。

3. 只能分析暴露因素与疾病间是否存在联系，不能证实该联系是否为因果联系。因此，多用于广泛探索疾病的危险因素及初步验证病因假设。

二、研究对象的选择

（一）病例的选择

1. 选择病例的标准 首先制定统一、明确的诊断和入选标准。一般选择病例的标准尽量采用国际通用或国内统一的诊断标准，便于和他人的研究比较。同时规定入选或排除标准。对病例其他特征的规定，其目的也是控制可能的混杂因素的影响，以增加两组的可比性。

2. 病例的来源 病例的来源主要有两个：医院和社区。

（1）病例来自于医院 可以是门诊及住院病人。在医院选择病例其优点是病例易获得、合作性好、节省费用；但不足之处是代表性较差，易发生选择性偏倚。因此为减少偏倚，尽量选择来自不同级别的多家医院。

（2）病例来自于社区 可以从社区一般人群的普查或抽样调查中获得病人。其优点是病例的代表性较好，但需要花费大量的人力、财力，实施难度较大。

3. 病例的种类 包括新发病例、现患病例与死亡病例。以优先选择新发病例为好，其原因是发病时间较近，对暴露史回忆更为准确；尚未受到决定生存的因素影响；现患病例由于多年患病，可能已经改变了自身的暴露情况；死亡病例的暴露信息主要由家属提供，准确性较差。

（二）对照的选择

在病例对照研究中，对照的选择往往比病例的选择更复杂和困难。

1. 选择对照的原则 一是具有代表性，病例组代表总体人群中的病例，则对照人群能代表产生病例的人群的总体；二是具有可比性，除研究因素外，其他条件尽量与病例组保持一致。

2. 对照的来源 对照的来源亦是医院和社区人群。

（1）对照来自于医院内其他疾病病人，但应注意对照所选病人尽量不患有与所研究疾病有共同的已知病因的疾病。如研究吸烟与肺癌的关系时，通常不以慢性支气管炎、肺气肿等病人为对照，因为二者病因上可能有密切的联系。病例和对照均来自医院，这种称为以医院为基础的病例对照研究。

（2）对照来自于社区人群，包括社区人群中的非病例或健康人群；病例的亲属、配偶、同事、同学等；这种称为以社区为基础的病例对照研究。

3. 对照的设置 选择对照主要采用非匹配和匹配两种方式。

（1）非匹配 即成组对照，为一组病例选择一组对照，对照人群未有任何限制条件，通常对照组的人数应等于或多于病例组。这种方法较匹配容易，多用于广泛探索疾病的危险因素。

（2）匹配 亦称为配比（matching）。指采用特殊的限制性方法，强制对照与病例在某些因素或特征上保持一致，达到控制混杂偏倚的目的。这些因素或特征称为匹配因素或匹配变量，它们常常是一些可疑的混杂因素。配比方式主要有频数配比和个体配比。

匹配的目的主要有两个：一是控制某些混杂因素对研究结果真实性的干扰，匹配的变量是可能起混杂作用的因素。二是提高研究的统计效率，当研究的疾病病例组比较少时，可通过配多个对照来增加信息量，这样所需的样本量可减少，但一般不超过1∶4，再增加其统计效率不会增加明显，以1∶1配比最常用。

匹配时还需注意避免过度配比（overmatching），即将不需要配比的因素也作为匹配变量，甚至将欲研究的危险因素也进行匹配而导致研究失败的情况，亦称为配比过度。

三、样本含量的估计

1. 影响样本大小的因素　病例对照研究中影响样本大小的主要因素有以下几种。

（1）研究因素在对照人群中的暴露率 P_0。可通过查阅文献或根据专业知识估计。

（2）预期的研究因素与疾病关联强度的估计值，相对危险度（*RR*）或暴露的比值比（*OR*）。可通过查阅文献或根据专业知识估计。

（3）假设检验的显著性水平，即第Ⅰ类错误的概率（α）。α 一般取0.05。

（4）假设检验的把握度（$1-\beta$），β 为第Ⅱ类错误的概率。把握度一般不低于0.80。

2. 样本含量的估算方法　可采用公式法或查表法，具体请参考有关流行病学书籍。

四、暴露因素的收集与测量

在病例对照研究中，主要靠询问调查对象、通过问卷式调查表来收集信息资料，有时需辅以查阅档案、采集样品进行化验或实地查看加以记录等手段。无论用什么方式和手段收集资料，都应实行质量控制，以保证调查质量，如抽取一定比例样本作二次调查，然后进行一致性分析，以评价调查的可靠性。对欲调查的暴露因素应有明确的定义，尽量进行量化或分级，以便对暴露因素与疾病间进行剂量－反应关系分析。

五、资料的分析

病例对照研究资料的分析，主要是比较病例组与对照组中暴露率的差异，并由此估计暴露与疾病有无关联及关联强度的大小。

（一）统计描述

1. 描述研究对象的一般特征　资料分析时一般首先对病例组和对照组的一般特征进行描述，如性别、年龄、职业、居住地、疾病临床类型等特征在两组的分布情况。

2. 均衡性检验　是检验病例组和对照组除研究因素以外其他特征或因素在两组是否具有可比性。计量资料一般以均数±标准差，计数资料以构成比表示，常采用 t 检验、χ^2 检验进行两组均衡性检验，以评价两组的可比性。

（二）统计推断

1. 成组资料（非匹配）或频数匹配资料的分析　是病例对照研究分析的基本形式。

（1）资料的整理　将病例组与对照组按有无暴露因素整理成四格表，见表3－1。

表 3－1　非匹配病例对照研究资料整理表

暴露或特征	病例组	对照组	合计
有	a	b	$a+b$
无	c	d	$c+d$
合计	$a+c$	$b+d$	n

（2）假设检验　利用 χ^2 检验分析病例组和对照组的暴露率差异是否有统计学意义。

$$\chi^2=\frac{(ad-bc)^2n}{(a+b)(a+c)(c+d)(b+d)} \tag{3－1}$$

如果病例组与对照组的暴露率差异有统计学意义，则提示暴露因素与疾病可能有关联，可进一步测量联系的强度大小。

（3）关联强度的测量　分析关联强度的目的是为了推断暴露因素与疾病关联的密切程度。反映关联强度的指标主要有相对危险度或比值比。相对危险度（relative risk，*RR*）是指暴露组某病的发病率或死亡率与非暴露组的发病率或死亡率之比，其含义是暴露于某种危险因素发生疾病的危险性是未暴露的多少倍。但在病例对照研究中，由于不能获得发病率或死亡率，因此不能直接计算相对危险度（*RR*），可用比值比（odds ratio，*OR*）来代替 *RR* 反映暴露因素与疾病关联的强度大小。

比值比，又称比数比或优势比。比值（odds）是指某事物发生的可能性与不发生的可能性之比。

病例组的暴露比值为：　$\dfrac{a/(a+c)}{c/(a+c)}=\dfrac{a}{c}$

对照组的暴露比值为：　$\dfrac{b/(b+d)}{d/(b+d)}=b/d$

$$\text{比值比}（OR）=\frac{\text{病例组的暴露比值}}{\text{对照组的暴露比值}}=\frac{a/c}{b/d}=\frac{ad}{bc} \tag{3－2}$$

OR 值的含义与 *RR* 相同，反映暴露组的疾病危险性为非暴露组的多少倍。$OR>1$ 表示暴露与疾病呈“正关联”，暴露因素为危险因素，其值越大，暴露因素与疾病的联系强度愈大，发生疾病的危险性亦愈大；$OR=1$ 表示暴露与疾病可能无关联。$OR<1$ 表示暴露与疾病呈“负关联”，暴露因素为保护因素，其值愈接近零，暴露因素与疾病联系强度愈大，说明该因素充当保护因素的可能性愈强。

由于 *OR* 值是通过一个研究样本人群计算所得的点估计值，可能存在抽样误差，因此，需用样本的 *OR* 值推测总体 *OR* 值的范围，即 *OR* 值的可信区间（confidence interval，*CI*）。常用95%的可信区间。

Miettinen 法的 *OR* 可信区间估计公式为：

$$OR95\%CI=OR^{(1\pm1.96/\sqrt{\chi^2})} \tag{3－3}$$

如果 *OR* 的95%可信区间包含1，说明暴露因素与疾病间可能无联系。

例 3－1　某人对口服避孕药（OC）与心肌梗死（MI）的关系进行病例对照研究，选择 150 名心肌梗死病人为病例组，在一般人群中随机选择 170 名正常人作为对照组，分别询问过去服用口服避孕药的情况，调查结果见表 3－2。

表 3-2　口服避孕药与心肌梗死关系的病例对照研究结果表

暴露情况	病例组（MI）	对照组	合计
服 OC	40	20	60
未服 OC	110	150	260
合计	150	170	320

1）χ^2 检验　　$\chi^2=\dfrac{(40\times150-20\times110)^2\times320}{150\times170\times60\times260}=11.62$

$\chi^2_{(0.05,1)}=3.84$，本例 $\chi^2=11.62>3.84$，则 $P<0.05$；说明病例组和对照组暴露率的差异具有统计学意义，可以认为口服避孕药与心肌梗死之间有联系。

2）计算暴露与疾病的联系强度

$$OR=ad/bc=40\times150/110\times20=2.73$$

3）OR 95% 可信区间　$OR95\%CI=OR^{(1\pm1.96/\sqrt{\chi^2})}=2.73^{(1\pm1.96/\sqrt{11.62})}=1.53\sim4.86$

上述计算表明，口服避孕药与心肌梗死有联系，其联系强度的大小 $OR=2.73$，说明服用避孕药者发生心肌梗死的危险性是不服用者的 2.73 倍，其危险性的 95% 可信区间在 1.53～4.86。

2. 匹配资料的分析　本节只介绍 1:1 配比资料的分析。

（1）资料的整理　1:1 配比的病例对照研究，是由 1 个病例按匹配的因素配 1 个对照，分析时不应把对子数拆开来分析，按照配对的四格表整理，见表 3-3。

表 3-3　1:1 配比的病例对照研究资料整理表

对照	病例		合计
	有暴露史	无暴露史	
有暴露史	a	b	$a+b$
无暴露史	c	d	$c+d$
合计	$a+c$	$b+d$	$a+b+c+d$

（2）χ^2 检验　　$\chi^2=\dfrac{(b-c)^2}{b+c}$　　（3-4）

当 $b+c<40$ 时，应使用校正公式：$\chi^2=\dfrac{(|b-c|-1)^2}{b+c}$　　（3-5）

（3）估计联系强度　　$OR=c/b$　　（3-6）

（4）计算 OR 的 95% 可信区间　仍使用 Miettinen 法公式计算。

例 3-2　某学者用 1:1 配比的病例对照研究方法探讨了母亲怀孕期间照射 X 射线与白血病患儿的关系，共调查 170 对，结果见表 3-4。

表 3-4　X 射线与白血病的 1:1 配比的资料

对照	病例		合计
	有暴露史	无暴露史	
有暴露史	10	4	14
无暴露史	36	120	156
合计	46	124	170

1）χ^2 检验　$\chi^2 = \dfrac{(4-36)^2}{4+36} = 25.6$，查 χ^2 界值表，得 $P<0.05$；说明母亲孕期照射 X 射线与白血病患儿间有联系。

2）计算 OR 值　$OR = c/b = 36/4 = 9.0$

OR 值为 9.0，说明母亲孕期照射 X 射线其所生小孩发生白血病的危险性是未照射的 9 倍。

3）计算 OR 的 95% 可信区间　$OR^{(1 \pm 1.96/\sqrt{\chi^2})} = 9^{(1 \pm 1.96/\sqrt{25.6})} = 3.84 \sim 21.08$

计算所得 OR 值 95% 可信区间不包括 1，说明该项研究所得的 OR 值 9.0，并非由抽样误差所致。因此，有理由认为孕期照射 X 射线可能是白血病的一个危险因素，其下限为 3.84. 上限为 21.08。

六、病例对照研究的优缺点

病例对照研究的优缺点是相对于观察性研究中几种方法而言的。

1. 优点

（1）省时间、省经费、省人力和物力，组织实施较容易，且出结果快。

（2）所需样本量较少，特别适用于罕见病的研究。

（3）可同时研究多个因素与某种疾病的关系，因此广泛用于疾病的病因探索。

2. 局限性

（1）易产生各种偏倚，如选择病例时容易发生选择偏倚，收集资料时容易出现信息偏倚。

（2）由于是从果到因的回顾性研究，并且暴露与疾病的时间先后常难以判断，因此不能直接获得因果关系的结论。

（3）不适用于研究人群中暴露率很低的因素的研究，因为需要的样本量很大。

（4）由于不能直接计算发病率或死亡率，因而不能充分分析反映联系强度，只能用比值比估计相对危险度。

（雷　迅）

第四节　队列研究

扫码“学一学”

一、概述

队列研究（cohort study）亦称为前瞻性研究，与病例对照研究同属分析流行病学研究范畴，是探索病因的重要工具。但与病例对照研究不同的是，队列研究是通过随访观察及比较人群在特定时期内暴露与非暴露于某因素导致疾病发生率的差异，来判断该因素是否与疾病存在因果关联及其关联强度，以达到检验病因假说的目的。

（一）基本原理

在特定人群中，根据某个时期是否暴露于某个或某些因素将研究对象分为暴露组与非暴露组，或按不同暴露水平将研究对象分为不同亚组，随访观察各组对象结局事件（如疾病、死亡等）的发生情况，比较结局事件发生率，以推断暴露因素与结局之间的因果关联，估计其关联强度。

（二）队列研究的特点

1. 队列研究属于观察性研究。研究人群通常是自然暴露于可疑病因，而非研究者人为给予或随机分配的，研究结局是在非干预情况下产生的。

2. 队列研究的对象按照暴露与否或暴露的水平进行分组，其用于比较的对照组为非暴露组或低水平暴露组。

3. 队列研究在时间上具有前瞻性，是从“因”到“果”的研究。建立队列初期，研究对象没有发生所研究的结局，而是通过随访前瞻性地观察和比较暴露组与非暴露组特定时间内的结局发生情况，在病因推断上符合先因后果的逻辑顺序，能明确暴露因素与结局的因果关联。

（三）队列研究的类型

1. 前瞻性队列研究　队列研究的基本形式，即研究开始时，按照研究对象暴露情况分组，此时结局并未出现，需随访观察一段时间，收集各组研究对象结局事件发生的信息。

2. 历史性队列研究　亦称回顾性队列研究，是根据研究开始时已掌握研究对象在过去某个时点暴露情况的历史资料进行分组，结局事件在开展研究时已经发生，暴露与结局均来源于历史记录或档案材料，如医院病历或医疗档案。该方式可在短时间内完成资料收集，虽然并未随访观察，但其本质仍然是前瞻性的。

3. 历史前瞻性队列研究　亦称双向性队列研究，一般在历史性队列研究的基础上继续进行。由于历史性队列研究追踪时间往往较短，结局可能未充分显现，需要继续对研究对象前瞻性随访观察一段时间。该方式适合用于评价对人体同时具有短期影响与长期效应的暴露因素，如研究开始时，暴露因素引起的短期作用（如肺功能损害）已发生，而与暴露有关的长期效应（如肺癌）尚未发生，需进一步观察。

二、研究对象的选择

研究对象分为暴露组与非暴露组（对照组），有时暴露组又可根据暴露水平划分亚组，暴露组和非暴露组人群应该是在研究开始时没出现但有可能出现结局事件的对象。根据研究目的和条件的差异，研究对象选择方法有所不同。

（一）暴露组的选择

1. 职业人群　如要探索某职业暴露因素与疾病的关系，可选择相关职业人群作为暴露人群。通常职业人群具有明确的暴露史和较高的暴露水平，以及较高的发病率，暴露与疾病的历史记录较为全面和真实，可选择历史性队列研究或历史前瞻性队列研究方法。

2. 特殊暴露人群　对于某种因素具有较高暴露水平的人群。若暴露因素与疾病有关，则该人群中疾病发生率或死亡率高于其他人群，有利于揭示暴露与疾病间的关联。该类人群往往是某些罕见暴露因素研究的选择对象，也常用历史性队列研究或历史前瞻性队列研究方法。

3. 一般人群　某行政区域、地理范围内的全部个体，或组织或团体中的全体成员。从中选择暴露于某研究因素者进入暴露组，使得研究对象更具代表性，研究结果更具普遍性。

（二）非暴露组的选择

1. 内对照 在一般人群中，确定暴露组之后，其余非暴露者即可作为对照组。这样暴露组与非暴露组均来自同一人群总体，可比性较好。

2. 外对照 当选择职业人群或特殊暴露人群作为暴露组时，往往难以从中选出数量足够的人进入对照组，故需要在该类人群之外寻找对照组。外对照与暴露组不是来自同一人群，分析时需注意组间可比性。

3. 总人口对照 在采用职业人群或特殊暴露人群作为暴露组时，以该地区全部人口作为对照，记录其发病或死亡情况。该对照的优点是资料容易获取，节省人力物力资源，但对照组与暴露组之间可能存在人口构成或其他特征方面的差异，应用时需注意组间可比性，常常需要利用暴露组的发病（或死亡）数与总人口发病（或死亡）数进行标准化之后，计算标准化率用以比较。

4. 多重对照 即同时选用上述两种或两种以上的对照形式，减少仅用一种对照所致的偏倚，增强因果推断的可靠性。设立多重对照时，仍需注意暴露组与不同对照组之间的可比性。

三、样本含量的估计

1. 与病例对照研究相似 队列研究所需样本量取决于以下几点。

（1）随访期间结局事件在暴露组的发生率（P_1）和非暴露组的发生率（P_0）。可通过查阅文献或根据专业知识估计。

（2）暴露因素与结局关联强度的估计值，即相对危险度（*RR*）。可通过查阅文献或根据专业知识估计。

（3）假设检验的显著性水平，即第Ⅰ类错误的概率 α。α 一般取 0.05。

（4）假设检验的把握度（$1-\beta$），β 为第Ⅱ类错误的概率。把握度一般不低于 0.80。

2. 样本含量的估算方法 可采用公式法或查表法，具体请参考有关流行病学书籍。一般非暴露组样本量不低于暴露组，通常是相等的。此外，由于队列研究需随访观察一段时间，观察期间可能会出现研究对象退出或失访，计算样本量时需估计失访率，实际样本量需在理论计算值的基础上增加一些。

四、资料的收集与测量

1. 基线资料的收集 研究队列建立之后，必须详细收集研究对象在研究初期的基线信息，包括：①社会人口学信息，即年龄、性别、职业、文化程度、婚姻状况等基本信息和其他可能的混杂因素，以便分析暴露与结局关联时排除它们的影响；②暴露因素信息，即调查当前或既往暴露因素接触情况，包括暴露与否、暴露类型、暴露程度、暴露时间等。

2. 随访资料的收集 随访是指通过定期访问调查观察研究对象结局指标变化，获取其结局事件发生情况的信息，同时也能收集暴露因素和混杂因素的变化资料。随访内容通常与基线资料一致，重点收集结局变量变化情况。对暴露组和非暴露组应采取相同的随访方法，且调查工具、检测手段、调查员等尽可能在整个研究中保持不变。观察的终点为研究对象出现预期结局，或由于人口流动或意外死亡等原因造成研究对象失访。随访期长短取决于研究结局出现的速度，以及暴露与结局的关联强度。潜伏期越短，暴露导致的发病率或死亡率越大，随访期越短。随访次数和间隔由结局出现速度、人力和物力等条件共同决定。

五、资料的分析

队列研究资料的分析思路，是先对资料做统计描述，描述研究对象人口学特征，分析组间可比性，确定研究对象暴露状态与暴露人数、结局事件发生人数及失访情况等，然后进行统计推断分析，计算各组结局事件发生率，分析暴露与结局之间的关联及强度。

（一）结局发生率计算

根据观察队列特点，可选择不同的计算指标。可先将固定队列资料整理为表 3－5 的形式，动态队列资料整理为表 3－6 的形式。

表 3－5　固定队列研究资料整理表

组别	发病人数	未发病人数	合计	累积发病率
暴露组	a	b	$a+b=n_1$	a/n_1
非暴露组	c	d	$c+d=n_0$	c/n_0
合计	$a+c=m_1$	$b+d=m_0$	$a+b+c+c+d=n$	m_1/n

表 3－6　动态队列研究资料整理表

组别	发病人数	人时数	发病密度
暴露组	A_1	P_1T_1	A_1/P_1T_1
非暴露组	A_0	P_0T_0	A_0/P_0T_0
合计	A	PT	A/PT

1. 累积发病率　研究人群数量较大，人口较稳定时，可计算累积发病率，即整个观察期内发病人数除以观察初始人口数（3－7）。

$$\text{累积发病率}=\frac{\text{观察期内发病人数}}{\text{观察初始人口数}}\times k \qquad (3-7)$$

2. 发病密度　当观察时期较长，观察人口不稳定，观察对象进入队列时间先后不一或观察对象在不同时间失访等因素造成研究对象在队列中被随访的时间不相同，这种队列被称为动态队列。需要以观察人时数（观察人数与观察时间的乘积）作为分母计算发病率（3－8），即为发病密度。

$$\text{发病密度}=\frac{\text{观察期内发病人数}}{\text{观察人时(年)数}}\times k \qquad (3-8)$$

（二）统计推断

1. 假设检验　队列研究中暴露组与非暴露组发病（或死亡）率的差异是否具有统计学意义，可利用四格表 χ^2 检验进行比较，具体方法参见本章第三节。样本量较大，p 和 $1-p$ 均不太小，np 和 n（$1-p$）均大于 5 时，可利用正态分布原理来比较率的差异是否具有统计学意义。

2. 关联强度的测量　当暴露组和对照组结局发生率的差异有统计学意义时，可进一步分析暴露与结局的关联强度，评价暴露的效应。由于队列研究可直接获取暴露组和非暴露组的发病率（或死亡率），因此可以直接计算相对危险度（*RR*）。

$$RR = \frac{I_1}{I_0} \tag{3-9}$$

式中 I_1 和 I_0 分别表示暴露组和非暴露组的发病率（或死亡率）。*RR* 表示暴露组发病（或死亡）的危险是非暴露组的多少倍。其具体含义与病例对照研究计算的 *OR* 值类似，具体参见本章第三节。

由于 *RR* 值是通过样本资料计算所得的点估计值，为考虑抽样误差的影响，常采用 Miettinen 法计算 RR 值的可信区间。其 95% 的可信区间计算公式为：

$$RR95\%CI = RR^{1 \pm 1.96/\sqrt{x^2}} \tag{3-10}$$

如果 *RR* 的 95% 可信区间包含 1，说明暴露因素与疾病间可能并无联系。

六、队列研究的优缺点

1. 优点

（1）暴露出现在前，结局发生在后，时间顺序清楚，因果逻辑明确，偏倚较少，对于病因假说的检验更可靠。

（2）暴露资料来源于研究者亲自观测或历史记录，更加清楚可靠。

（3）可直接获得暴露组和非暴露组的结局事件发生率，从而算出 *RR* 和 *AR* 等反映暴露与疾病关联强度的指标。

（4）可同时研究一种暴露因素所致的多个结局事件，分析一因多果的关系。

2. 局限性

（1）前瞻性研究会耗费较多时间、经费、人力、物力等资源，且组织实施不易。

（2）随访时间较长，易产生失访偏倚。

（3）随访过程可能受到不确定因素的干扰，从而引起混杂偏倚。

（4）若疾病发病率很低，则不宜用队列研究探索病因。

（雷　迅）

第五节　实验性研究

扫码"学一学"

实验性研究（experimental study），又称干预研究（intervention study），是指在研究者的控制下将确定为研究对象的人群随机分为实验组与对照组，实验组采取某项干预措施或施加某种因素或消除某种因素，而对照组不给予该因素，然后进行追踪观察，作组间比较，验证该因素与相关健康状态的关系。它有两个重要特点：①是实验法而非观察法；②要求设立严格的对照观察，即研究对象随机分配到不同的组，而非自然形成的暴露组与非暴露组。

一、概述

实验性研究对应于实验设计，是验证病因和评价防治效果的流行病学研究方法。它包括：① 实验室实验，如用动物群实验模拟人类疾病的流行因素及规律；② 临床试验，如评价药物或治疗方法的效果；③预防试验，如评价预防接种的效果；④ 病因试验或干预试验，如饮水加氟可预防龋齿，也证明摄入氟不是龋齿的病因之一。因此，通过实验性研究验证的假设结论是可靠的。

二、基本特点

在实验性研究中，研究对象被分为两组或多组，分别接受不同的干预（处理或对照）措施，随访观察一段时间，然后比较各组的某（些）结局（outcome）或效应（effect）（图3－2）。因此，实验流行病学研究具有以下基本特点。

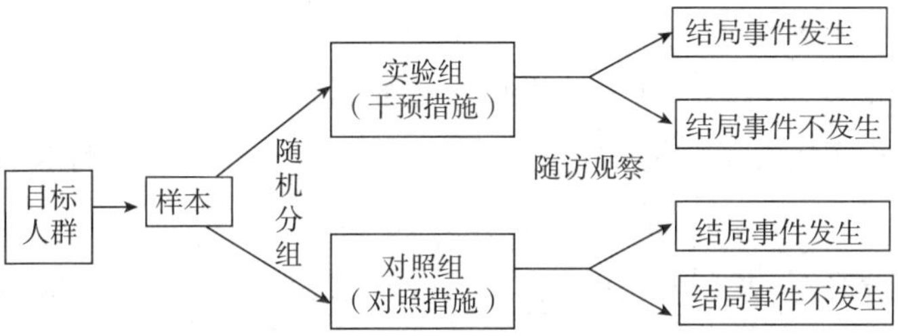

图3－2　实验流行病学研究原理示意图

1. 属于前瞻性研究　实验性研究必须是干预在前，效应在后，所以是前瞻性研究。

2. 随机分组　严格的实验性研究应采用随机方法把研究对象分配到实验组或对照组，以控制研究中的偏倚和混杂。

3. 具有均衡可比的对照组　实验性研究中的对象均来自同一总体的样本人群，其基本特征、自然暴露因素和预后因素应相似。

4. 有干预措施　这是与观察性研究的一个根本的不同点。由于实验性研究的干预措施是研究者为了实现研究目的而施加于研究对象，因此实验性研究会产生医学伦理学问题。在一些研究中，因为受实际条件所限不能随机分组或不能设立平行的对照组，这种研究称为“类实验”或“准实验”（quasi－experiment）。可分为以下两类。

（1）不设对照组　但不等于没有对比，对比有：①自身前后对照，即同一受试者在接受干预措施前后比较；②是与已知的不给该项干预措施的结果比较。

（2）设对照组　虽然设立了对照组，但研究对象的分组不是随机的。

实验性研究的分类方法很多，按研究场所分为临床试验和现场试验。临床试验（clinical trial）是在医院或其他医疗照顾环境下进行的实验，接受干预处理或某种预防措施，研究对象是病人，包括住院和未住院的病人，常用于对某种药物或治疗方法的效果进行检验和评价。现场试验（field trial），亦称社区试验（community trial）或社区干预项目（community intervention program CIP），是以尚未患所研究疾病的人群作为整体进行试验观察，常用于对某种预防措施或方法进行考核或评价。按研究目的又可分为病因试验（etiological trial）、预防试验（preventive trial）和治疗试验（therapeutic trial）。

三、临床试验

临床试验（clinical trial）是按照实验法的原理，运用随机分配原则将试验对象分为实验组和对照组，给予前者某种干预措施，不给后者该措施或给予安慰剂，经过一段时间同等地观察后评价该措施产生的效应，其目的是评价临床治疗和预防措施的效果和进行病因研究。是药物或其他疗法（理疗、放疗、手术治疗等）在正式常规应用之前的最后人体应用试验。它与基础研究（动物试验），以及正式常规应用后的监测三者一起构成了医学治疗学的研究。也称为疗效研究或疗效评价。

通常应用最广泛的是临床随机对照试验（randomized controlled trial，RCT），也被称为临床实验的金标准。以下主要按照 RCT 研究方法步骤进行论述。

（一）主要用途

1. 治疗研究 包括对药物、疗法、其他医疗服务效果或不良反应的评价。对于新药的评价，须经过 4 期临床试验。

（1）Ⅰ期临床试验 是新药在人体进行试验的起始期小规模试验，主要是观察药物的安全性，确定用于临床的安全有效剂量和给药方案，包括药物耐受性试验、药代动力学和生物利用度。

（2）Ⅱ期临床试验 是通过随机双盲对照临床试验初步评价药物的疗效，并进一步评价安全性，推荐临床用药剂量。

（3）Ⅲ期临床试验 为扩大临床试验，是多中心的，在较大的范围内进一步评价新药的疗效、适应证、不良反应、药物相互作用等。

（4）Ⅳ期临床试验 为新药批准上市后的监测，收集广泛应用后不同人群的用药效果，着重于新药的不良反应监测，其次为了解药物的远期疗效和新的适应证。

2. 诊断研究 评价某一诊断性试验的真实性、可靠性和临床应用价值。

3. 筛检研究 评价一种检查方法是否能够用于大规模人群某疾病的筛检，评价该方法的真实性、可靠性和实用性。

4. 预后研究 主要用于预后因素的研究。

5. 病因研究 临床试验用于病因研究，主要是疾病危险因素干预研究。

（二）临床试验设计的基本原则

1. 随机 指分配样本时，每一个观察单位都有完全均等的机会被抽取或分配到某一组，而不受研究者或研究对象主观意愿所左右。遵循随机化原则分配研究对象的目的在于达到“组间的均衡”。因而，随机化的成功与否自然也以“组间均衡”为主要衡量标准。研究者书写有关临床试验报告时，除描述应用随机分配的具体方法外，也应报告有关组间均衡性的资料和数据。

2. 对照 有同期平行对照，临床试验中常使用标准疗法对照，即以常规或现行的防治疾病的最好方法作对照。

3. 重复 即应该有合理的样本量，研究结论能外推及与研究对象具有同一性质的其他病人。

4. 盲法 采用盲法以避免研究者和研究对象的主观因素对研究效应的影响。

5. 多中心 多中心临床试验是指有多名研究者在不同的研究机构内参加并按同一试验方案要求用相同的方法同步进行的临床试验。多中心临床试验能在较短的时间内收集较多的受试者，涵盖的面较广，可以避免单一研究机构可能存在的局限性，因而所得结论可有较广泛的意义，是一种更加有效的评价新药的方法。

6. 符合伦理道德　这是临床试验的基本前提。

（三）临床试验的基本设计类型

根据设计方案，可以把临床试验分为平行设计、交叉设计、析因设计和序贯设计 4 种类型。

1. 平行设计　研究对象被随机分配到两组（或多组），分别接受不同的处理，两组同时开始进行研究，同时分析和比较研究结果。受试者被随机分配到各组的平行对照试验称为随机对照试验（randomized controlled trial，RCT），是应用最广泛的一种类型。

2. 交叉设计　交叉设计是对两组受试者使用两种不同的处理措施，然后将处理措施互相交换，最后将结果进行对比分析的设计方法。这种设计较平行设计的检验效率更高，所需样本量小。但该种设计有如下不足：① 只适合症状反复发作的慢性病，如风湿性关节炎、高血压等；② 实验周期长，可为平行设计的 2 倍；③ 第一阶段干预的效应可能对第二阶段有影响，即产生遗留效应（carry－over effect）或其他交互效应；④ 设计和分析比较复杂。

3. 析因设计　是指将处理因素交叉形成不同的处理组合，并对它们进行同时评价，可以评价不同处理的单独作用和联合应用的交互效应。析因设计的优点是可以分析处理的交互作用，不足是设计和分析较复杂。

4. 序贯设计　序贯试验在试验前不规定样本，病人按进入的先后用随机化方法分配入实验组或对照组，每试验一个或一对受试者后，及时进行分析，一旦可以判定结果时，即可停止试验。

序贯设计的优点是事先不必估计所需样本量，陆续试验，及时分析结果，符合临床病人陆续就医的临床实际，对病人有利，尤其适合于新药和老药或新药与安慰剂配对比较，同时节省研究样本数，随时观察试验进展，取得明显效果立即停止试验，节省人力和物力。本设计也有很大局限性，如需预先提供有效率和无效率水平；不适用于慢性病、长病程以及多变量研究和远期随访研究；比较适用于仅以单一指标作结论依据并且能较快获得结果的实验研究。

（四）临床试验的基本步骤

1. 明确研究目的　即确定要研究评价的干预措施（药物或疗法）。即所使用的药物或措施的总量、次数、每次的剂量、疗程的数量等，可以通过阅读文献和开展小规模的预试验得到相关信息。

2. 选择试验现场　选择试验现场通常考虑人口相对稳定，流动性小，并要有足够的数量；试验现场具备试验所需的医疗卫生条件，医疗机构及诊断条件较好，登记报告制度较完善等；还要注意实验地区（单位）领导重视，群众愿意接受，有较好的协作条件等。

3. 选择研究对象　根据研究目的确定目标人群，并进一步选择研究人群，即研究对象。选择研究对象时应制订出严格的入选标准（inclusion criteria）和排除标准（exclusion criteria），以避免某些因素影响研究的真实效应或存在医学伦理问题。例如，凡对干预措施有禁忌者、无法追踪者、可能失访者、拒绝参加实验者，以及不符合标准的研究对象，均应排除。但要注意，被排除的研究对象愈多，结果外推的面愈小。选择研究对象的要点如下。

（1）研究对象的获益　从伦理学原则讲，病人应该在医院获得最佳治疗。如在评价药物的疗效，研究者应清楚掌握该药的治病机理、适应证、禁忌证等资料，这样就可选入药物敏感的病人，从而使后者受益。已知试验对其有害的人群不能作为研究对象，通常老人、儿童和孕妇一般不作为研究对象。

（2）研究对象的代表性　即样本应具备总体的基本特征，如性别、年龄、种族等特征要与总体一致。

（3）研究对象的依从性　所谓依从性（compliance）是指研究对象能服从试验设计安排并能密切配合到底。为了防止和减少不依从者的出现，对研究对象要进行宣传教育，讲清实验目的、意义和依从性的重要性；要注意设计的合理性，试验期限不宜过长；要简化干预措施等，以便取得研究对象的支持与合作。

（4）研究疾病的发病率　应选择预期发病率高的人群作为研究对象，以利获得较高的流行病学效率。

（5）容易随访的人群　例如可选择有组织的人群、离实验中心不太远的人群等。

（6）志愿者的选择　志愿者出于崇高的目的和献身精神自愿接受实验，值得称赞。但是有些志愿者出于经济原因，或自身求医心切等原因接受试验，这些均可能影响研究结果，甚至出现假阳性应答。通常志愿者的结果不能全部推论到目标人群。

4. 确定研究样本量　根据不同的设计要求，确定合适的样本量。样本量过小，抽样误差较大，不易获得正确的结论；样本量过大，不仅造成人力、物力和时间的浪费，可能还会增加偏倚的机会。在实际工作中，因研究对象难免有一定的失访和不依从，一般可在估算的样本量的基础上适当增加10%~20%。

（1）影响样本量大小的主要因素　①结局事件（如疾病）在未干预人群/对照组中的预期发生率。发生率越低，需要的样本量越大，反之亦然。这些数据可以根据以往的研究结果或预试验（pilot study）的结果估计。②实验组和对照组结局事件比较指标的差异大小。差异越小，即干预效果越不明显，所需样本量越大，反之亦然。③研究对象分组数量。分组数量越多，则所需样本量越大，反之亦然。④第Ⅰ型（α）错误出现的概率，即出现假阳性错误的概率。α 水平由研究者自行确定，通常将 α 定为0.05，有时也可定为0.01。取0.01时，所需的样本量比0.05时大，即要求的显著性水平越高，所需样本量就越大。⑤第Ⅱ型（β）错误出现的概率，即出现假阴性错误的概率。β 水平由研究者自行确定，一般常将 β 定为0.20、0.10或0.05。$1-\beta$ 称把握度（power），把握度要求越高，则所需样本量就越大。⑥单侧检验或双侧检验　双侧检验比单侧检验所需样本量大。如果只关心实验组的效果是否优于对照组，用单侧检验；当哪组出现更好效果的可能性均存在，研究者对两者都同等关心，则用双侧检验。

（2）样本量的估计方法　一般分为非连续变量和连续变量样本大小的估计。所谓非连续变量是指计数资料，如发病率、感染率、死亡率、病死率、治愈率等。所谓连续变量是指身高、体重、血压、血脂和胆固醇等计量资料。上述方法适用于简单随机分组的以个体为干预单位的实验研究设计。特殊的研究设计类型，或者是以群组为干预单位的研究，样本量的估算方法有所不同，样本量具体确定方法可参考有关书籍。

5. 选择效应指标　效应指标是以结局变量（outcome variable）来衡量的，如治愈、死亡等。结局变量可以超过一项，但为了提高检验效能，所选的结局变量不能太多。选择结局变量时还要规定测量的方法和判断的标准，否则将导致测量偏倚，造成结果的误差。

（1）指标的关联性　即所选指标与研究目的有本质的联系，并能确切反映研究因素的效应。

（2）指标的灵敏性和特异性　减少假阴性和假阳性结果，有条件要以金标准来考察灵敏度和特异度，提高效应的真实性和符合率。

（3）指标的客观性　包括变量指标本身和测量方法的客观性。应尽可能使用不易受主观因素影响并能客观记录的指标，并应用科学的方法建立对定性指标、软指标观测的量化体系，减少观察偏倚。

（4）指标的可行性和可接受性　结局变量的测量必须是可以做到的。对待相关性和可行性问题往往采取折中的办法，互相都要照顾到，既要选择与主要结局变量直接相关的变量作为目标，又要考虑到该目标的测量有条件完成。结局变量测量方法在研究人群中的可接受性是一个实验研究能否成功实施的关键。当结局测量的方法给参与者带来不方便时，就有必要修改或放弃所选择的结局变量。

6. 试验对象分组　在实验研究中，随机化是一项极为重要的原则。通过随机化分组，使每个研究对象都有同等的机会被分配到各组去，以平衡实验组和对照组已知和未知的混杂因素，从而提高两组的可比性，使研究结论更加可靠。常用的随机化分组的方法有简单随机分组（simple randomization）、分层随机分组（stratified randomization）和整群随机分组（cluster randomization）。

7. 设立对照组　在实验研究中，要正确评价干预措施的效应，必须采用严密的、合理的对照设计，来控制偏倚，使研究者有可能作出正确评价。

（1）设置对照的意义　①科学地评估药物疗效或措施效果设置对照是科学地评价一项治疗措施必不可少的。某种治疗措施只有与其他治疗方法比较，才能了解其优劣。若未设对照，极易将疾病的自然转归误认为是治疗措施效果。②排除非研究因素对疗效的影响试验中除研究因素外，研究对象的很多内、外因素，如年龄、性别、气候、营养状况等可能影响疗效，只有设置对照才能排除上述各种影响，以确定研究因素的真实疗效。③确定治疗的不良反应评价药物疗效的临床试验中，部分病人出现不同程度的异常反应是常有的，这些反应是疾病本身的表现，还是药物的不良反应，只有和对照组比较才能正确判断。

（2）设立对照的方法

1）标准对照　是实验性研究常用的一种对照方式，是以常规或现行的最好防治疾病的方法作对照。适用于已知有肯定防治效应的疾病。

2）安慰剂对照　安慰剂（placebo）不加任何有效成份，但外形、颜色、大小、味道与试验药物或制剂极为相近。在所研究的疾病尚无有效的防治药物或使用安慰剂后对研究对象的病情无影响时才使用。

3）自身对照　即试验前后以同一人群作对比。如评价某预防规划实施效果，在试验前需要规定一个足够的观察期限，然后将预防规划实施前后人群的疾病和健康状况进行对比。

4）交叉对照　即在试验过程中将研究对象随机分为两组。在第一阶段，一组人群给予干预措施，另一组人群为对照组，干预措施结束后，两组对换试验。这样，每个研究对象均兼作实验组和对照组成员，减少组间差异的影响。但这种对照必须有一个前提，即第一阶段的干预一定不能对第二阶段的干预效应有影响，这在许多实验中难以保证，因此，这种对照的应用受到一定限制。

此外，还有历史对照、空白对照等，由于这类对照缺乏可比性，除某种特殊情况外，一般不宜采用。

8. 确定基线数据，建立监测系统 临床试验必须确定该变量在研究人群的基线数据（baseline data）。基线资料一般包括研究人群的基本人口特征、结局指标的基线水平、其他可能影响研究结果的因素等。有了基线数据，结局变量的评价相对比较容易。调查开始和结束时确定基线数据的方法必须相同，以便正确评价干预效果。建立监测系统，就是基于结果变量制订具体的观察和记录标准，明确观察方法、观察次数、各次间隔和观察期限、记录表格和登记方法，并严格依照标准执行。监测系统必须有相对低的成本和较高的灵敏度。

9. 观察随访 试验研究属于从因素出发观察结果的研究方法，所以对不同组别的研究对象均要进行追踪观察随访。

（1）观察时限 根据实验目的、干预时间和效应（结局事件）出现的周期等，规定研究对象开始观察、终止观察的时限。对治疗方法效果一般进行 2～3 个疗程，对疾病预后的分析要 5～10 年的观察。

（2）观察方法 为了避免研究信息受到研究对象和研究者主观因素的影响，产生信息偏倚，在观察中应使用盲法（blinding）。一般可分为单盲、双盲、三盲。

1）单盲 对研究对象设盲，即研究对象不知道自己是实验组还是对照组，这种盲法的优点是研究者可以更好地观察了解研究对象，在必要时可以及时恰当地处理研究对象可能发生的意外问题，使研究对象的安全得到保障；缺点是避免不了研究者方面带来的主观因素影响。

2）双盲 研究对象和给予干预或结局评估的研究人员均不了解试验分组情况，而是由研究设计者来安排和控制全部试验。双盲的优点是可以避免研究对象和研究者的主观因素所带来的偏倚；缺点是方法复杂，较难实行，且一旦出现意外，较难及时处理。

3）三盲 不仅研究者和研究对象都不了解分组情况，对负责资料收集和分析的人员也设盲，这样可以更客观地评价试验情况。从理论上讲可以完全消除各方面的主观因素，但在临床科研的实施过程非常复杂困难。即理想化设计有高度科学性，但缺乏满意的可行性，但是科学研究仍然应该尽量将科学性放在首位。

盲法是试验研究设计的基本原则之一，但盲法不是所有研究都必须采用或都能实行。例如，如果是比较手术疗法与放射疗法治疗乳腺癌的效果，就不必采用盲法。与盲法相对应的是非盲法，又称开放试验（open trial），即研究对象和研究者均知道实验组和对照组的分组情况，试验公开进行。非盲试验适用于有客观观察指标的试验，例如，改变生活习惯（包括饮食、锻炼、吸烟等）的干预措施以客观的健康或疾病指标为评价效果的观察。

（3）随访和资料收集 在实验流行病学研究中，对所有研究对象，不论是实验组或对照组，都要同等地进行随访（follow－up），并要求对所有研究对象都坚持随防到终止期，不可中途放弃或遗漏。

如果观察期限较短，在随访终止时一次搜集资料即可，否则，往往需要在整个观察期内分几次随访，随访间隔周期的长短和次数主要视干预时间、结局变量出现时间和变异情况而定。

随访观察的内容主要有三方面：①干预措施的执行状况；②有关影响因素（预后影响

因素）的信息；③结局变量。

在随访观察和资料收集中，还要注意退出（withdraw）问题，实验对象在实验过程中，由于种种原因退出实验。如不合格（ineligibility）（研究对象不符合纳入标准）、不依从（noncompliance）（研究对象在随机分配后不遵守实验规定）、失访（loss to follow - up）（研究对象迁走、意外死亡或与本病无关死亡及本人退出实验）。总之退出资料对分析很有影响，可能使样本量不足，实验组和对照组数目不均衡产生偏倚。因此应尽量防止退出发生。

10. 临床试验的结果评价

（1）主要指标　临床试验主要是评价某种药物或治疗方法的效果，常用指标有有效率、治愈率、病死率、不良事件发生率、生存率等。

1）有效率

$$有效率 = \frac{治疗有效例数}{治疗的总例数} \times 100\% \quad (3-11)$$

2）治愈率

$$治愈率 = \frac{治愈例数}{治疗总人数} \times 100\% \quad (3-12)$$

3）病死率

$$病死率 = \frac{因某病死亡人数}{某病受治疗人数} \times 100\% \quad (3-13)$$

4）不良事件发生率

$$不良事件发生率 = \frac{发生不良事件病例数}{可供评价不良事件的总病例数} \times 100\% \quad (3-14)$$

5）生存率

$$N年生存率 = \frac{N年存活的病例数}{随访满N年的病例数} \times 100\% \quad (3-15)$$

此外还可采用卫生经济学指标进行评价，如成本效果比、成本效益比、成果效用比等。对慢性非传染性疾病常采用中间结局变量指标进行评价：①人群知识、态度、行为的改变；②行为危险因素的变化，如吸烟、膳食、体育运动等；③生存质量的变化，包括生理（身体）机能、心理机能、社会机能、疾病的症状体征、对健康总的感受和满意程度等。

（2）评价方法　临床试验效果评价就是对不同组间观察效应的分析，也就是采用统计处理方法，计算有关指标，反映数据的综合特征，阐明事物的内在联系和规律。①统计描述：用统计指标、统计表、统计图等方法，对资料的数量特征及分布规律进行测定和描述。②统计推断：主要包括参数估计、显著性检验和可信区间的计算等。③临床或公共卫生意义分析：通过干预，能否达到预期满意的效果，需要根据实际情况对实验组和对照组的差异进行评估。

（五）临床试验中应注意的问题

1. 临床依从性　病人对治疗是否有较好的依从性，对提高疗效、改善病人预后均有重要影响。良好的依从性是保证获得真实效应的重要条件之一。

2. 临床不一致性　临床医生在工作中经常发生临床意见分歧，即同一医生对同一病人连续几次检查结果，或者不同医生对同一病人的检查结果不相符，称为临床不一致性（clinical disagreement）。

3. 安慰剂效应　临床疗效试验的安慰剂效应比较明显，因此设置合理的对照很重要。

但临床试验中，使用安慰剂应当符合医学伦理道德，安慰剂对照只是在没有标准有效疗法时使用。除了药物、安慰剂还应包括其他安慰治疗，如冷安慰疗法治疗溃疡病，其手术方式、切口部位等均与真正手术一样。安慰疗法容易被病人识破，而使临床医生中断试验或改变对比的方式。

4. 向均数回归 这是临床上见到的一种现象，即一些极端的临床症状或体征有向正常回归的现象，称为向均数回归（regression to the mean）。例如血压水平处于特别高的病人中，有5%的人即使不治疗，过一段时间再测量血压时，也可能会降低一些。

5. 沾染和干扰问题 在临床试验中，要注意沾染和干扰问题发生。所谓沾染（contamination）指对照组意外地接受了实验组的处理措施，如果干预措施有效，沾染会导致实验组与对照组的差异缩小。所谓干扰（co－intervention）是指实验组额外地接受了与实验效应一致的其他处理措施，它可能会扩大实验组与对照组差异。沾染和干扰都可能歪曲研究结果的真实性。

6. 偏倚与机遇 偏倚（bias）通常包括信息偏倚、选择偏倚和混杂偏倚，这些可以通过良好的研究设计最大限度地予以控制。但机遇（chance）则不能完全消除，只能在研究中充分认识，防止因机遇而影响研究结果。

（六）不良事件观察、记录与分析

不良事件（adverse event）是受试者在接受一种干预（如药物治疗）后出现的不良医学变化，无论这些不良变化是否与试验药物有关，均视为不良事件。

每次随访时，须详细询问和观察受试者是否有不良事件的发生及已经报告的不良事件的变化。无论不良事件是否与试验药物相关，均应详细记录。受试者不良事件的记录包括：不良事件及所有相关症状的描述、不良事件发生的时间及持续时间、不良事件的严重程度、因不良事件所做的检查和治疗、不良事件的最终结果、判断不良事件是否与试验药有关。

所记录的所有不良事件，由研究者对其是否与所试药物（试验药与对照药）有关作出是与否的评价。对不良事件可按5级标准评定是否与药物有关：①与药物有关；②很可能与药物有关；③可能与药物有关；④可能与药物无关；⑤与药物无关。

判断不良反应是否与药物有关可以用Karch和Lasagna所提出的标准：①不良反应是在服药后还是在服药同时发生的；②是否符合该药物的不良反应类型；③停药后是否有所改善；④再次使用时是否重复出现和得到再次治疗；⑤反应能否用已知疾病的特征和其他治疗解释。

四、社区试验

社区试验也称社区干预试验，是指接受干预措施的基本单位是整个社区，或某一人群的各个亚人群。如某城市的街道、学校的班级、工厂的车间等，常用于对某种预防措施或方法的效果进行评价，也称作预防措施效果评价。

社区试验与临床试验均是运用实验性研究的基本原理与方法评价疾病的防治效果，解决医疗卫生工作的实际问题。二者的不同之处是：①分组方式不同，临床试验以受试者个体为单位进行随机分配，而社区试验则是按社区或团体进行分配；②干预措施的目标不同，临床试验是针对疾病二级预防措施进行干预，而社区试验的干预目标是疾病的一级预防；③受试对象不同，临床试验一般是某病病人，而社区试验受试对象一般是健康人群。

社区试验的步骤与方法基本上等同临床试验，可以看作放大的临床试验，具体差异可参考相关书籍。

（熊光轶）

扫码“学一学”

第六节　循证医学

一、概述

循证医学（Evidence Based Medicine，EBM）是20世纪后叶医学领域最瞩目的发展成果之一。循证医学就是关于如何遵循证据进行医学实践的科学，是基于现有最好的证据，兼顾现有资源以及人们的需要和价值取向，进行医学实践的科学。早期的循证医学主要应用于临床研究，经过一系列的发展，已经扩大到公共卫生、社会科学等领域。循证医学首先强调证据在决策中的重要性和必要性，但证据不是决策本身，必须兼顾和平衡证据、资源和价值取向三个方面，依据实际情况，作出合理的决定。因此，证据是循证医学的核心，资源是实践循证医学的必备条件，价值取向是循证医学的关键因素。

（一）证据的含义

循证医学与传统医学实践的核心区别在于对证据的界定和重视。循证医学的核心就是证据，正确理解和对待证据是理解循证医学的关键。

严格地讲，证据应包括医学决策需要的一切知识和信息。但是，不是所有医学决策需要的信息都需要通过科学研究才能得知，如现行有哪些治疗，费用如何。循证医学的证据主要指那些需要科学研究方能获得的知识和信息。明确区分和对待不同来源的证据是循证医学的重要特征之一，它包括两个层面，一是证据的相关性，二是证据的质量（quality of evidence）。对于证据质量分级一般遵循“证据金字塔”原则（图3－3）。

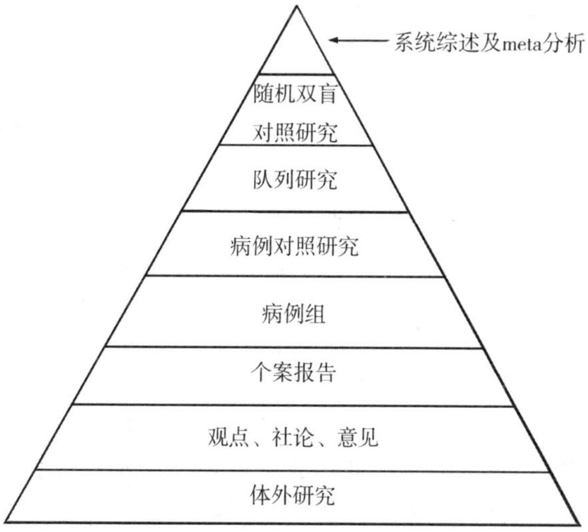

图3－3　关于干预效果研究的证据分级

证据质量分级有三个重要意义。第一，研究质量的高低是其结果可信性的前提，证据质量越高，其结果的可信性就越高，决策成功的把握就越大。第二，进行循证实践时，文献检索必须从可能的最高质量的证据开始。第三，当面对各种质量和证据时，实践和决策应基于最好的证据。

（二）系统综述和 meta 分析

系统综述（systematic review，SR）和 meta 分析（meta - analysis，MA）被认为是最高级别的研究证据，是针对某一特定问题进行评价合成研究证据的最佳手段。

系统评价是针对某个主题进行二次研究，在复习、分析、整理和综合针对该问题的全部原始文献的基础上进行，综述过程要依照一定的标准化方法。一个好的系统综述应该具备以下特征：清楚地表明题目和目的；采用综合的检索策略；明确研究入选和排除标准；列出所有入选的研究；清楚地表达每个入选研究的特点并对他们的方法学质量进行评价；阐明所有排除研究的原因；如果可能，使用 meta 分析合并合格研究的结果；如果可能，对合成的结果进行敏感性分析和亚组分析；采用统一的格式报告研究结果。

二、系统评价和 meta 分析的步骤和方法

（一）选题和研究方案的制定

1. 确定研究问题 确定选题是非常关键的步骤，选题要有比较重要的临床或公共卫生意义，而且目前没有肯定一致的结论。研究问题要宽窄适宜，研究目的简单明确。一般可采用 PICO 的格式将研究问题结构化，即对研究对象（participant）的特征、干预措施（intervention）、与什么进行比较（comparison）和观察的结局指标（outcome）进行定义。如“老年人服用 EPA + DHA，与安慰剂对照相比，是否能改善功能?”这个问题中，P 为老年人，I 为 EPA + DHA，C 为安慰剂，O 为认知功能认知。

2. 制定研究方案 选题一旦确定，就要制定研究方案，并撰写一个详细的课题计划书。以 Cochrane 系统综述为例，其计划书中要求阐明：本次系统综述和 meta 分析的背景，即选题立题的依据；系统综述的目的；纳入原始研究的标准；检索策略；系统综述的方法：选择、评价、收集数据、结果分析；其他如封面、致谢、利益冲突、参考文献；时间安排、人员、经费、结果传播等。

3. 检索和收集原始文献 根据研究问题确定检索词，将检索词进行不同组合就形成了检索策略，该策略最好在信息检索专家指导或参与下制定，以提高检索策略的灵敏度和特异度。灵敏度代表查全的能力，特异度代表查准的能力。

资料收集的原则是多途径、多渠道、最大限度地收集相关文献。通常要检索多种电子资源数据库（如中国生物医学文献数据库、中文生物医学期刊文献数据库、中国期刊全文数据库、MEDLINE@ OVID、PubMed、EMBASE、Cochrane Library 等），并辅以参考文献的追溯、手工检索等。

4. 根据入选标准选择合适的研究 通过各种途径，尤其是计算机数据库检索到的文献可能最多，必须根据本次研究的纳入、排除标准进行仔细的筛选，挑出合格的研究进行系统评价和 meta 分析。

文献的纳入和排除标准主要取决于研究目的，因此要对 P、I、C、O 四个要素做进一步的界定，如疾病的诊断标准、研究对象的特征、暴露或干预的明确定义、是否排除了伴发疾病等。

由两名评价员独立进行文献筛选。选择文献时首先要进行初筛，通过阅读题名和摘要排除不相关的、重复发表的、综述类等文章；进一步通过阅读全文排除不符合纳入标准的文章；对信息不全面的文章，应尽可能与作者联系，获取相关资料。

5. 纳入研究质量评价 当纳入研究的质量不高时，合并的结果可靠性也不高，因此，对原始研究进行质量评价十分重要，只有基于高质量的原始研究才能获得可信的结论。质量评价包括对研究的外部真实性和内部真实性。Cochrane 协作组用 Risk of bias 对随机对照试验的方法学进行评价，提出的评价标准包括：随机分配方法、隐蔽分组、盲法、不完整资料、选择性报告偏倚和其他偏倚等六个方面内容进行评价。对这 6 个条目采用“yes”、“no”和“unclear”三个等级进行判定。“yes”指方法描述清楚且正确，偏倚为低风险；“no”指方法使用不当，偏倚为高风险；“unclear”指文中未描述，情况不详，偏倚为中等。

6. 提取所需信息 由两名评价人员根据事先制定的资料摘录的信息表，提取所需信息。这些信息通常包括原始研究的一般资料、计算总效应值的有关数据、原始研究的特征和方法学质量 4 部分，然后对这些信息进一步使用专用的 meta 分析软件（如 RevMan、SPSS、Stata 等）建立数据库。需要注意的是，对计量资料必须注明单位，计数资料也要使用相同的比率来表示。

7. 汇总结果

（1）异质性检验 异质性（heterogeneity）检验，即统计量的齐性检验，是 meta 分析的重要环节，目的是检查各个独立研究是否具有可合并性。如果原来各个独立研究的结果缺乏一致性，那么，对资料合并时要慎重。另外，通过寻找异质性的来源有助于发现问题、提出问题，有助于开展新的研究。

异质性的来源有可能是：①临床异质性，如研究对象特征、诊断、干预、对照、研究地点、评价结局等不同；②方法学异质性，研究设计与质量不同；③统计异质性，不同试验中观察得到的效应，其变异性超过了机遇（随机误差）本身所致的变异性。

异质性检验的方法很多，通常采用卡方检验进行。一般 meta 分析的软件均具有自动进行异质性检验的功能，研究者只需要根据 X^2、P 值和 I^2 来评价有无异质性及其大小就可以。如果各研究间无统计学异质性（$P>0.1$，$I^2 \leqslant 25\%$），采用固定效应模型（fixed effect model）；若存在异质性（$P<0.1$，$25\% < I^2 < 50\%$ 时，但合并资料仍然具有临床上的意义），则采用随机效应模型（random effect model）进行合并。$I^2>50\%$ 时，可以认为有明显的异质性。

（2）meta 分析 在数据合并之前，应根据资料的类型及评价目的选择效应量。通常计数资料或二分类变量的效应量为危险差（risk difference，RD）、比值比（OR）、相对危险度（RR）等，计量资料的效应量为加权均数差（WMD）和标准化均数差（SMD）。用统计软件分析时，选择相应统计学模型即可。

（3）敏感性分析和亚组分析 敏感性分析（sensitivity analysis）是检查一定假设条件下所获结果的稳定性的方法，其目的是发现影响 meta 分析研究结果的主要因素，解决不同研究结果的矛盾性，发现产生不同结论的原因。敏感性分析通常是采用剔除某些特定的研究后再次进行分析的方法。亚组分析（subgroup analysis）是指针对不同研究特征进行资料的分析，例如将研究对象根据年龄、性别、不同干预措施等进行比较，主要目的是探讨临床异质性的来源。通常，在方案制定阶段就应该确定做哪些亚组分析，而不是资料分析阶段的随意分组探索。

8. 总结报告 meta 分析的结果可以使用直观的图示方法，即森林图（forest plot）表示。图中水平线代表每个研究的结果，线中间的方块代表研究结果的点估计值，方块的大小代表该研究在 meta 分析中的权重，线宽代表研究结果 95% 的可信区间；垂直线代表“无效应线”，如果一个研究水平线穿过垂直线，表明该研究的效应在比较的两组间无显著性差异；图中的菱形表示各个研究合并后的效应估计值。

最终可以参考 PRISMA（preferred reporting items for systematic reviews and meta－analysis）声明进行总结报告。PRISMA 由 27 个条目清单以及一个四阶段的流程图组成，清单中包括的条目对透明报告系统综述非常重要。

三、发表偏倚及其检查

发表偏倚（publication bias）是指具有统计学显著性意义的研究结果较无显著性意义和无效的结果被报告和发表的可能性更大。如果系统综述和 meta 分析只是基于已经发表的研究结果进行分析，可能会夸大疗效，甚至得到一个虚假的疗效。因此，采用漏斗图进行发表偏倚的检验。

漏斗图（funnel plot）是相对于样本量的效应值，是以研究的效应估计值作为横坐标，样本量作为纵坐标画出的散点图，漏斗图分析就是根据图形的不对称程度判断 meta 分析中偏倚有无的一种简单方法。如果 meta 分析中没有偏倚，图形构成一个对称的倒置“漏斗”；反之，如果图形呈现明显的不对称，表明偏倚可能存在。

但是，导致漏斗图不对称的因素很多，除了发表偏倚外，也可能因为纳入的试验总体质量较差、样本量较小、试验数较少或干预措施的变异性过大。因此在解释图形不对称原因时应综合考虑。此外，当纳入系统综述的试验数较少（如低于 10 个），进行漏斗图分析对结果的解释需谨慎。

扫码“练一练”

（樊景春）

第四章　生活环境与健康

要点导航

1. **掌握**　环境的概念，人与环境的辩证关系，环境污染的概念、种类和来源，环境污染对健康的影响及其基本特征。

2. **熟悉**　大气污染的概念和大气污染对健康的危害；介水传染病的概念，生活饮用水卫生标准与卫生防护；生物地球化学性疾病的概念及其防治要点。

3. **了解**　室内环境污染的特点及其防护。

人类同其他生物一样，生活在环境之中，和环境构成了一个不可分割的辨证整体。祖国医学在数千年前即提出了“天人合一”“人与日月相应，与天地相参”等观点，认为人类依靠天地之气和水谷精微而生存，随着四时温热寒凉、生长收藏的规律以及地理环境的变迁而生活着。人类每时每刻都在与环境进行着物质、能量和信息的交换；人类的生存与发展的历史，就是一个与环境既相互对立、相互制约又相互依存、相互转化的历史。学习研究环境、了解人类与环境的关系，是为了更好地探索、理解人类活动对环境影响的规律性，深刻认识环境污染对人类健康的巨大影响，从而对环境保持应有的敬畏，合理开发、利用环境，以达到可持续的生态文明建设目标。

第一节　人类与自然环境

扫码“学一学”

一、环境的概念

人类与环境的关系十分密切。在长期的进化过程中，环境创造了人类。环境因素与遗传因素相互作用，使得人类表现为健康或疾病状态。

（一）环境

环境是指以人类为主体的外部世界，是地球表面的物质现象与人类发生相互作用的各种自然及社会因素所构成的统一体。WHO 公共卫生专家委员会定义，环境是在特定时刻由物理、化学、生物及社会心理的各种因素构成的整体状态，这些因素可能对生命机体或人类活动直接或间接地产生现时或远期的作用。

按其因素属性和系统构成，环境可分为自然环境和社会环境；根据人类活动对其影响程度，又可分为原生环境和次生环境。原生环境（primitive environment）是天然形成的，与人类活动没有直接的关系、未受或少受人为因素影响的环境，如洁净的水和空气。次生环境（secondary environment）是由于人类的生产、生活等活动对自然界造成不同程度的改变所致，如植树造林、环境污染。社会环境又称为非物质环境，是指人类在生产、生活和社会交往等活动中形成的生产关系、阶级关系和社会关系。受社会环境因素影响的心脑血管疾病、恶性肿瘤、心理疾病、公害病等已逐渐成为危害人群健康的突出问题。

（二）生物圈

是指地球表层适宜于人和一切生物生存的一个范围，主要由气圈（aerosphere）、水圈（hydrosphere）、土壤圈（pedosphere）和岩石圈（geosphere）组成，其范围包括下至12km深的地壳、海洋，上至15km以内的大气层，为人类生命活动提供必需的物质基础。

（三）生态系统

是指人类或生物群落与周围环境相互作用，通过物质循环和能量交换所共同构成的生物与环境的结合体，它由生产者、消费者、分解者和非生物物质构成。小到一个池塘，大到一个城市，都可以构成一个生态系统。

（四）生态平衡

指在一定时间内，生态系统中的生产者、消费者和分解者、生物群落与非生物环境之间，物质和能量的输出和输入、生物性种群和数量以及各种群之间的比例，始终保持着一种动态平衡关系。生态平衡是生物生存、活动和繁衍得以正常进行的基础。

（五）食物链

在生态系统中，一种生物被另一种生物吞食，后者再被第三种生物所吞食，这种生物间以食物连接起来的链锁关系称为食物链。食物链是生态系统中物质、能量及信息流动、传递、交换和循环的一种重要方式，食物链对环境中物质的转移和蓄积有重要影响，主要通过生物转化或生物富集作用来实现。在维持生态平衡中起着重要作用。

二、环境的构成因素

（一）物理因素

如气温、气湿、气压、振动、辐射和声波等。适宜的微小气候（空气的温度、湿度、气流和热辐射等）、充足的阳光是人类生存的必要条件。但如果超过一定强度或者接触时间过长，也会导致人体健康受到损害。

（二）化学因素

大气、水和土壤等自然环境中含有各种天然或人工合成的无机和有机化学物质，其成分复杂、种类繁多。含量适宜、组成相对稳定的化学成分是保证人类生存和正常生命活动必不可少的前提条件。

（三）生物因素

整个自然环境是一个以生物体为主，由有机界和无机界构成的整体。生物体包括动植物和昆虫、微生物和寄生虫等。

（四）社会心理因素

包括了政治、经济、文化、教育、家庭和生活方式等诸多方面的内容，往往会通过对自然环境的影响及其相互作用而影响人类健康。

构成自然环境的物理因素、化学因素和生物因素，是保证人类生存和正常生命活动必不可少的前提条件。而一些自然现象和多种人为活动的影响，可以使得环境中的物质组成发生变化，甚至危害人类健康。

三、人类与环境的辩证关系

人类与环境是一个对立统一的整体。人类在不断地适应环境的基础上，也在主动地改造环境。

1. 人与环境的统一性　新陈代谢是生命活动的重要形式。人体从环境介质中摄入生命必需物质以满足自身的需要，同时又通过新陈代谢与周围环境不断地进行着物质、能量和信息的交换，保持动态平衡。两者成为不可分割的统一体，从而实现了人与环境的统一。

2. 人对环境的适应性　在人类长期进化发展过程中，各种环境条件是不断变动的，多种环境因素呈现出相加、独立、协同、拮抗或加强等联合作用。当环境条件发生对人体"有利"或"有害"的改变时，人体通过一定的调节功能以适应环境状态的变动。这种适应是一个渐进的过程，同时也是有一定限度的。如果环境条件发生剧烈的异常变化（如气象条件的剧变，自然的或人为的污染等），超越了人类正常的生理调节范围，就会引起人体某些功能、结构的异常反应，使人体产生疾病，甚至造成死亡。

3. 人改造环境的主观能动性　人类不但具有有目的、有意识地适应环境、认识环境的主观能动性，而且能够利用环境中的有利因素，避免不利因素，丰富人类生活，改善生存环境，提高生命质量。但这种主观活动也会对环境造成一些不良影响，导致环境质量下降、恶化。

因此，应在科学发展观指导下，坚持环境保护的基本国策，通过行政、法律和科技的手段与方法，在合理利用自然资源的同时注意保护自然环境，合理开发，达到人类与环境的和谐共处，实现经济、社会、资源和环境的可持续协调发展。

第二节　环境污染与人类健康

扫码"学一学"

在生物圈中，人类与其他生物以食物为纽带，保持着非常密切的联系。人类在适应环境的同时，也在努力地改造环境。在这样一个过程中，由于人类生产、生活活动的影响，可以造成环境质量的下降，甚至发生环境污染。

一、环境污染及污染物的转归

（一）环境污染、环境污染物、公害

1. 环境污染　由于人为的或各种自然的有害因素进入环境，超过了环境的自净能力，使环境的组成或状态发生改变，扰乱和破坏了生态系统和人类生产生活条件，对人群或生物的健康造成了直接、间接或潜在的有害影响，称为环境污染。

2. 环境污染物　进入环境并能够引起环境污染的物质。

3. 公害　严重的环境污染，导致环境的质量恶化以至环境被破坏，对公众的健康、安全、生命及公私财产等造成的严重危害（表4－1）。

表 4－1　20 世纪著名的公害事件

时间	名称	地点	主要污染物	后果
1930 年	马斯河谷烟雾事件	比利时	二氧化硫和粉尘	一周内近 60 人死亡，上千人发生呼吸系统疾病
1943 年	洛杉矶光化学烟雾事件	美国	汽车尾气受到强烈日照产生的光化学烟雾	大量居民出现眼睛红肿、流泪等症状，65 岁以上的老人平均每日约死亡 70～317 人
1948 年	多诺拉烟雾事件	美国	二氧化硫、氮氧化物及粉尘	4 天内 43% 的居民患病，20 余人死亡
1952 年	伦敦烟雾事件	英国	烟尘和二氧化硫	2 周内死亡 4000 人，共死亡 12000 人，死者以老年人较多，死因为呼吸系统疾病和心脏病
1961 年	四日市哮喘病事件	日本	石油冶炼产生的二氧化硫、煤尘等	500 多人患上哮喘病，30 多人死亡
1953～1961 年	水俣病	日本	甲基汞污染的鱼、贝等水生生物	造成大量居民中枢神经系统中毒，60 多人死亡
1955～1972 年	富山事件（痛痛病）	日本	镉水、镉米	食用镉污染的稻米和饮水，居民共死亡 100 多人
1968 年	米糠油事件	日本	多氯联苯	受害者超过 1 万人，16 人死亡
1984 年	异氰酸甲酯事件	印度	甲基异氰酸酯	20 多万人中毒，5 万多人失明，2500 多人死亡
1986 年	切尔诺贝利核电站事件	乌克兰	放射性物质	237 人受严重核辐射损伤，31 人死亡

（二）环境污染物的种类

1. 物理性因素　如气象灾害、极端天气、噪声、振动、热、微小气候、电离辐射、电磁辐射等物理因素，均可能造成不同程度的环境污染。

2. 化学性因素　现代社会中，人们接受化学物质的途径和机会越来越多，主要来源于化妆品、洗涤剂、消毒杀虫剂、保鲜防腐剂，尤其是各种人工合成的物质如服装、建材、药物等；主要种类包括有害气体、重金属、农药、化肥、有机或无机化学物等。目前，化学性污染物是全球环境污染的主要来源。

3. 生物性因素　主要包括细菌、真菌、病毒、衣原体、支原体、原虫、寄生虫及虫卵、有毒动植物和生物性变应原（如植物花粉、真菌孢子、尘螨和动物皮屑）等。

根据污染物是否在环境中发生变化，环境污染物可分为一次污染物和二次污染物。前者是指直接进入环境的污染物，其理化性质没有发生过任何变化，如铅、SO_2等；后者是指一次污染物在环境中发生了理化性质的变化，形成的新污染物，如有机汞、酸雨等。

（三）环境污染物的来源

1. 生产性污染　包括工业“三废”（废水、废气和废渣）、农药、化肥残留等。

2. 生活性污染　包括生活“三废”（人畜粪便、生活垃圾、生活污水）等。随着人口数量的不断增长和消费水平的提高，包括塑料制品、废旧电池等在内的生活性污染物的数量不断上升，成为城市污染的重要来源。

3. 其他污染　包括交通、医源性（如医用垃圾、医院排放废水）、电离辐射和电磁辐射，以及森林火灾、水灾、地震、火山爆发和泥石流等。

（四）环境污染物的转归

环境污染物的转归（lapse）指污染物排放到环境后，经过物理、化学和生物学作用，在环境中发生迁移、转化和降解的过程。

环境自身并不是消极被动地承受污染物，而是有净化、调节的能力，可以在一定限度内避免污染的发生。但如果污染物持续存在或大量出现，就会超过环境自净能力的限度而发生污染。环境污染物的生物性迁移主要通过食物链和食物网进行，在逐级转移的过程中，生物体内化学物质的浓度会随着营养级的提高而逐步增大，即为生物放大作用也称生物富集作用，尤其对处于高位营养级的生物，危害作用就更大。

少量的污染物进入环境，可以通过物理、化学或生物的自净作用得到稀释、分解，使环境恢复原状。在土壤的自净过程中，微生物的作用具有很重要的意义。

化学物在环境介质中，还可以通过化学或生物学作用转变成另一物质，即化学物的转化。包括以下两种主要方式。

1. 化学转化　指化学污染物通过氧化、还原、中和或水解反应发生的转化。大多数化学污染物可通过化学转化从毒性高的物质变成毒性较低的物质，如醛类可以通过还原反应生成毒性较低的醇类。但化学作用也可能出现增毒效果，如“洛杉矶光化学烟雾事件”就是一类典型的由光化学反应所引起的大气污染公害事件，其污染源是汽车所排放尾气在强烈日照作用下，经光化学反应而形成的具有强烈刺激性气味的光化学烟雾。

2. 生物转化　指环境化学物通过生物体内相应酶系统的催化作用所发生的变化。生物转化一方面可使大部分物质的毒性降低，另一方面也可以使一部分物质的毒性增强，或形成更难降解的或更容易被生物吸收和蓄积的物质。如典型化学致癌物苯并芘，需要在体内经代谢活化后才具有致癌作用。

二、环境污染对健康的影响

环境污染物作用于人体可以引起机体的应答反应和调节适应；但是，如果其持续作用超出了人类的正常生理调节范围时，机体就可能发生功能、结构以及病理上的变化。环境污染物作用于人群，但并不是所有人的反应程度均相同，呈现金字塔形分布，这与个体条件（年龄、性别、健康状况、遗传因素等）有关。

（一）急性毒性作用

机体一次性大剂量接触或在24小时内多次接触环境化学毒物引起的快速而强烈的急性中毒反应。此类毒性作用多属于突发事件，如生产车间的泄漏事故，或由于天气、地理等因素而导致的环境条件急剧变化而致。如2003年发生于重庆市开县的12.23特大天然气井喷事件，造成了附近居民中毒、死亡以及巨大的财产损失。

（二）慢性毒性作用

指低浓度环境化学物在人或动物生命周期的大部分时间，甚至终生作用于机体所引起的损害作用，表现为非特异性损害和特异损害。非特异性损害主要表现为人体抵抗力的下降，常见多发性慢性疾病发病率的升高，劳动能力的下降。常见的特异性慢性疾患如慢性支气管炎、支气管哮喘、肺气肿等，临床上统称为慢性阻塞性肺疾病（chronic obstructive pulmonary disease，COPD）。慢性毒性作用在环境污染的危害中更为常见。同时，由于污染物浓度往往较低，起病缓慢，作用不明显，因而很容易被忽视。慢性毒性作用多由于毒物本身在体内的蓄积（物质蓄积，material accumulation）或毒物对机体的微小损害的逐次累积（功能蓄积，functional accumulation）所致。

（三）特殊毒作用

包括致癌、致畸、致突变、免疫功能受损四个方面。“三致”作用，即致突变作用、致畸作用和致癌作用。

1. 致突变作用 是指突变的发生及其过程，可分为基因突变和染色体畸变。突变发生后，其遗传学后果取决于毒物所作用的靶细胞是体细胞还是生殖细胞。体细胞突变，出现异常增殖，其后果有肿瘤、衰老、动脉粥样硬化及致畸等；而生殖细胞突变则可引起遗传病和生殖毒性，表现为不孕、早产、胚胎死亡、畸胎、胚胎功能不全及生长迟缓等。

2. 致畸作用 指母体受孕后因受到外界环境的影响而导致胎儿畸形或其他缺损。环境因素对生殖细胞遗传物质的损伤、对胚胎发育过程的干扰和对胚胎的直接损害等对出生缺陷的发生也具有不可忽视的作用。

3. 致癌作用 是一个多因素、多基因参与、多阶段的综合过程。已获证明的环境致癌因素有物理因素（如电离辐射）、化学因素（如砷化物）和生物因素（如乙肝病毒）；其中化学因素的比例可以高达90%左右。

4. 免疫功能受损 是指环境污染物对机体免疫功能的损害作用，除了能引起自身免疫反应外，还可能引起机体的免疫功能抑制或变态反应性疾病。化学污染物进入人体后，可以作为抗原而与体内其他物质结合形成致敏原，从而引起机体发生变态反应性疾病。如生产车间的粉尘、染料、显影剂等。

（四）环境内分泌干扰物

指具有类似激素作用，可模拟或对抗天然激素生理、生化作用，干扰或抑制生物体内分泌、神经和免疫系统等诸多环节的功能，从而对机体或后代产生可逆或不可逆有害效应的一类天然或人工合成的外源性物质。目前认为EDCs与生殖障碍、出生缺陷、发育异常、代谢紊乱以及某些癌症（如乳腺癌、睾丸癌、卵巢癌等）的发生发展有关。已被证实或疑为EDCs的环境化学物有上百种，包括邻苯二甲酸酯类、多氯联苯类、有机氯杀虫剂、除草剂、烷基酚类、双酚化合物类、植物和真菌激素、金属类等。

环境污染物的累积和迁移转化可以衍生多种环境效应。除了上述直接作用于人体产生的危害外，还可以通过温室效应、臭氧层破坏、酸雨、生物多样性锐减等间接效应对生态系统和人类社会造成危害。

三、环境污染对健康影响的基本特征

环境污染具有多样性、广泛性和长期性的特点。其对人类健康的影响呈现出以下特征。

1. 受害人群广泛，无论老、弱、病、残、孕，整个人类都生活在环境之中，与环境发生相互作用；尤其是高危人群和高暴露人群。

2. 对健康的影响时间长。人类终身生活在环境之中，每时每刻都会与多种环境因素接触。

3. 污染物来源广，种类多。

4. 污染物对人体的作用复杂，既可以作用于局部，也可以造成全身反应；作用方式有急性作用，也有慢性作用。

5. 污染物浓度往往较低，慢性作用的因果关系不明显，且混杂因素太多，所以真正的致病因素很容易被忽视。

扫码“学一学”

第三节　大气与健康

大气是人类赖以生存的外界环境因素之一，在通常情况下，每人每日平均吸入10～15 L空气。因此，空气的清洁程度及其理化性状与人类健康关系十分密切。大气环境与健康问题已经成为关系民生的重大社会发展问题。

一、大气污染与健康

大气污染（air pollution）是指于人为或自然的原因，使一种或多种污染物混入大气中，并达到一定浓度，超过大气的自净能力，致使大气原有的正常组成或性状发生改变，对居民健康和生活条件造成了危害，对动植物产生不良影响的空气状况。

（一）大气污染的主要来源

1. 工业企业　生产过程和燃料的燃烧排出的废气是大气污染的主要来源。主要有CO_2、SO_2、NO_2、CO、SO_x、NO_x、醛类、碳粒和多环芳烃等。

2. 交通运输　主要指汽车、飞机、火车、轮船、拖拉机、摩托车等交通工具燃料燃烧产生的CO、NO_x、碳氢化合物、SO_2和颗粒物等。

3. 生活炉灶和采暖锅炉　是采暖季节大气污染的重要原因。

（二）大气污染物的种类

1. 一次污染物　指直接来源于污染源，其物理和化学性质均未发生变化的污染物。包括从各种排放源排出的气体、蒸汽和颗粒物，如SO_2、H_2S、CO、CO_2、NO、颗粒物、碳氢化合物等。

2. 二次污染物　由一次污染物在大气中与其他物质发生化学反应或在太阳辐射线作用下发生光化学反应而形成的理化性质不同于一次污染物的新的、毒性更强的污染物。如SO_2遇水形成硫酸、汽车尾气中的氮氧化物和碳氢化合物在日光紫外线的照射下，经过一系列的光化学反应生成的臭氧、醛类以及各种过氧酰基硝基酯等。

（三）大气污染物的转归

大气受到污染后，大气中的污染物在物理、化学和生物学作用下，逐渐减少到无害程度或者消失而达到自净。但大气的自净能力是有限的，如果污染超过其自净能力，将会对人类健康造成危害。

二、大气污染物对健康的主要损害

大气污染物主要通过呼吸道进入人体，小部分污染物也可以沉降至食物、水体或土壤，通过摄入食物或饮水，经消化道进入体内，儿童还可以经直接食入尘土而由消化道摄入大气污染物。

（一）大气污染物对人体健康的直接危害

1. 急性中毒 当大气污染物的浓度在短期内急剧增高，使周围人群吸入大量污染物可造成急性中毒，主要由烟雾事件和生产事故引起。烟雾事件是大气污染造成急性中毒的主要类型，根据烟雾形成的原因，又可分为光化学烟雾事件和煤烟型烟雾事件。光化学烟雾是汽车尾气中 NO_x 和烃类污染物在强烈日光作用下经过一系列光化学反应产生光化学氧化剂（photochemical oxidants），蓄积于空气中形成具有强烈刺激作用的一种浅蓝色烟雾，其主要成分是臭氧、醛类以及过氧酰基硝酸酯类。煤烟型烟雾事件是由于煤烟和工业废气大量排入大气且得不到充分扩散而引起的，主要污染物为 SO_2、烟尘以及硫酸雾。生产事故引起环境污染所致急性中毒事件较少发生，然而一旦发生，其危害往往较为严重。

2. 慢性中毒及远期危害 长期吸入大气污染物可引起眼部及呼吸系统的慢性炎症，如结膜炎、咽喉炎、气管炎等，严重的可引起慢性阻塞性肺部疾患（COPD），包括慢性支气管炎、支气管哮喘和肺气肿。

3. 变态反应 大气中某些污染物如甲醛、某些石油制品的分解产物、某些洗涤剂具有致敏作用，使机体发生变态反应。如铬可引起过敏性皮炎，轻者出现接触性皮炎、荨麻疹、过敏性鼻炎等，严重的出现支气管哮喘。

4. 致癌作用 大气污染是肺癌发生重要原因之一。空气污染物中可含有致癌物质如苯并(a)芘[B(a)P]，汽车废气中的放射性钋、石棉和砷、镍、铬等重金属颗粒物也可能含有促癌物质。

5. 非特异性疾病 由于机体免疫力下降，免疫球蛋白含量下降，使机体抵抗力降低，易患感冒等。

（二）大气污染的间接危害

1. 产生温室效应 大气层中的某些气体能吸收地表发射的热辐射，使大气增温，从而对地球起到保温作用，称为温室效应（greenhouse effect）。引起温室效应的气体主要有 CO_2、甲烷（CH_4）、氧化亚氮（N_2O）和含氯氟烃等。其主要危害：①全球气候变暖可使两极冰川融化，海平面上升，陆地和海洋生态系统受到影响，植物群落、浮游生物发生改变，土壤趋于干燥；②可加速酸雨形成；③扩大生物媒介传染病流行的程度和范围，加重对人群健康的危害；④导致人群中过敏性疾患的发病率增加；⑤可引起全球降水量变化最终导致洪水、干旱以及森林火灾发生次数的增加。

2. 形成酸雨 酸雨（acid ran）指 pH 小于 5.6 的酸性降水，包括雨、雪、雹、雾等。主要由大气中 SO_2、NO_x 等污染物溶于水汽中，经过氧化、凝结而成。其主要危害有：①使土壤酸化，农作物产量降低；②影响水生生态系统，浮游动物种类减少，鱼贝类死亡增加；③对人类健康产生影响；④酸雨可腐蚀建筑物、文物古迹、腐蚀输水管材。

3. 形成臭氧空洞 大气中如存在氯氟烃、氮氧化物时，则可破坏臭氧层，使臭氧层变薄，甚至形成空洞。其主要危害：导致人群皮肤癌、白内障等发病率将增加。

三、大气中几种常见污染物对健康的影响

（一）二氧化硫

二氧化硫是一种有刺激性的无色气体，易溶于水。大气中的 SO_2 主要来自火力发电厂、有色金属冶炼、钢铁、化工、炼油和硫酸厂等生产过程。小型取暖锅炉和民用煤炉是地面低空 SO_2 污染的主要来源。其主要危害：刺激呼吸道平滑肌内的末梢神经感受器，使气管或支气管收缩，气道阻力和分泌物增加；可影响呼吸道对颗粒物的清除能力以及呼吸道黏膜纤毛的运动；还有促癌作用，可增强 B(a)P 的致癌作用。我国《环境空气质量标准》GB3095—2012 中规定大气中 $SO_2$24 小时平均浓度限值：一类区（风景名胜等特殊保护区）为 50 μg/m^3，二类区（居住区，工业区等）为 150 μg/m^3。

（二）颗粒物

颗粒物是是我国大多数城市的首要污染物，是影响城市空气质量的主要因素。颗粒物主要来源于自然界的风沙尘土、火山爆发、森林火灾和海水喷溅等；人类的生产和生活活动中使用的各种燃料的燃烧；钢铁厂、有色金属冶炼厂、水泥厂和石油化工厂等的工业生产过程；此外，公路扬尘、建筑扬尘也是我国大城市大气中颗粒物的主要来源。

不同粒径的颗粒物在呼吸道沉积部位不同，大于 5 μm 的多沉积于上呼吸道，小于 5 μm的多沉积于细支气管和肺泡。空气动力直径≤2.5 μm 的气溶胶称为细颗粒物（fine particles matter，PM2.5），75%的 PM2.5 在肺泡内沉积，与人类健康密切相关。

PM2.5 在空气中悬浮的时间较长，易于滞留在终末细支气管和肺泡中，PM2.5 进入人体肺泡后，直接影响肺的通气功能，使机体容易处在缺氧状态。PM2.5 吸附在肺泡是不可逆的，其中某些较细的组分还可穿破肺泡进入血液。PM2.5 更易吸附各种有毒有害的重金属元素和有机物，从而加重对健康的损害，与肺癌、哮喘等疾病发生密切相关。我国《环境空气质量标准》GB3095—2012 中规定居住区大气中 PM2.5 24 小时平均浓度限值为 75 μg/m^3，PM10 24 小时平均浓度限值为 150 μg/m^3。

（三）光化学烟雾

光化学烟雾属于二次污染物，主要是由汽车尾气中的氮氧化物和碳氢化合物在太阳光紫外线的作用下发生光化学反应所形成的一种强刺激性的浅蓝色的混合烟雾，其中主要成分是臭氧（O_3）、过氧酰基硝酸酯类（peroxyacetyl nitrates，PANs）和醛类等，这些物质统称为光化学氧化物。此外，还含有少量的酮类、醇类、酸类等。在各类光化学反应产物中，O_3约占 85%以上，PANs 约占 10%，PANs 中主要是过氧乙酰硝酸酯（PAN），其次是过氧苯酰硝酸酯（PBN）和过氧丙酰硝酸酯（PPN）。

光化学烟雾是强氧化剂，主要危害是对眼睛和上呼吸道强烈的刺激作用，引起眼睛红肿、流泪，咽喉炎、气管炎，严重者可致肺水肿。美国洛杉矶曾多次发生光化学烟雾事件，纽约、东京、大阪、悉尼、孟买等城市也发生过光化学烟雾污染。

（四）多环芳烃

多环芳烃（polycyclic aromatic hydrocarbon，PAH）是指含有两个或两个以上苯环并以稠环形式联接的芳香烃类化合物的总称，又称稠环芳烃。环境中 PAH 的主要来源是各种含碳

有机物的热解和不完全燃烧，例如煤、木材、烟叶以及汽油、柴油，重油等各种石油馏分的燃烧，烹饪油烟，以及各种有机废弃物的焚烧等。

PAH 可与大气中的其他污染物反应形成二次污染物。例如，PAH 与 O_3作用生成多种具有直接致突变作用的氧化物；与大气中的 NO_2或 HNO_3形成硝基多环芳烃，后者有直接致突变作用。PAH 中有强致癌性的多为四到七环的稠环化合物。由于 B(a)P 是第一个被发现的环境化学致癌物，而且致癌性很强，故经常以 B(a)P 作为 PAH 的代表。研究表明，一些 PAH 还有免疫毒性、生殖和发育毒性。我国《环境空气质量标准》GB3095—2012 中规定居住区大气中 B(a)P 24 小时平均浓度限值为 0.0025 $\mu g/m^3$。

（五）二噁英

二噁英是一类有机氯化合物，包括多氯二苯并 - 对 - 二噁英（PCDD）和多氯二苯并呋喃（PCDF），共 200 余种。二噁英的毒性因氯原子的取代位置不同而有差异。二噁英中以 2，3，7，8 - 四氯 - 二苯并 - 对 - 二噁英（TCDD）的毒性最强，研究也最多。大气环境中二噁英类的主要来源：城市和工业垃圾焚烧；含铅汽油、煤、防腐处理过的木材以及石油产品；各种废弃物特别是医用废弃物；某些农药的合成、聚氯乙烯塑料的生产、造纸厂漂白过程、氯气生产、钢铁冶炼、催化剂高温氯气活化等。二噁英是典型的环境内分泌干扰物，它能干扰机体的内分泌，产生广泛的健康影响。如能引起雌性动物卵巢功能障碍，抑制雌激素的作用，使雌性动物不孕、流产、胎仔减少、胎鼠畸形等；二噁英还有明显的免疫毒性，可引起动物胸腺萎缩、细胞免疫与体液免疫功能降低等；二噁英还能引起皮肤损害，在暴露的实验动物和人群中可观察到皮肤过度角化、色素沉着以及氯痤疮等的发生；二噁英染毒动物可出现肝脏肿大、实质细胞增生与肥大、严重时发生变性和坏死。TCDD 对动物有极强的致癌性。

扫码“学一学”

第四节　水环境与健康

水不仅为人的生理功能所必需，还与人们的日常生活关系密切，水在保持个人卫生、改善生活居住环境和促进人体健康等方面起着重要作用。成人每日的生理需水量约为 2.5 ~ 3.0 L，通过饮水摄入的水量约占 1/2。我国水资源地区分布不均，人均占有量远低于世界平均水平，一些重点流域、海域水污染严重，农村环境污染加剧，重金属、化学品、持久性有机污染物导致的水环境污染问题凸显。如水环境污染得不到治理，将严重影响经济发展和人民生活。

一、水体污染

水体污染（water pollution）是指人类活动排放的污染物进入水体，其数量超过了水体的自净能力，使水和水体底质的理化特性和水环境中的生物特性、组成等发生改变，从而影响水的使用价值，造成水质恶化，乃至危害人体健康或破坏生态环境的现象。

（一）水体污染的主要来源

1. 工业废水　是世界范围内水污染的主要原因。工业废水的水质和水量因生产品种、工艺和生产规模等的不同而有很大差别。对水体污染影响较大的工业废水主要来自冶金、化工、电镀、造纸、印染、制革等企业。

2. 生活污水　是人们日常生活的洗涤废水和粪尿污水等，水中含有大量有机物及微生物。生活污水中也含有大量无机物质如氯化物，硫酸盐、磷酸盐、铵盐、亚硝酸盐、硝酸盐等。近年来由于大量使用合成洗涤剂，其中磷酸盐含量高达 30% ~60%，使污水中磷含量显著增加。水体受含磷、氮等污水污染是造成湖泊水质富营养化的主要原因。

3. 农业污水　指农牧业生产排出的污水及降水或灌溉水流过农田或经农田渗漏排出的水。随着大规模农业生产，特别是现代化工业化肥、农药的使用，氮、磷、钾肥引起的水质富营养化，高残留、高毒性农药引起的水质污染，逐渐形成了农业污水污染全球水质的惊人状况。

4. 其他　工业生产过程中产生的固体废弃物，城市垃圾等随工业发展日益增多，这些废物中常含有大量易溶于水的无机物和有机物及致病微生物等，受雨水淋洗后进入地面径流而造成水体污染。海上石油开采、大型运油船只泄漏事故及航海船只产生的废弃物等则是海洋污染的重要来源。

（二）水体污染物

1. 生物性污染物　生活污水、医院污水、畜牧和屠宰场的废水等，以及垃圾和地面径流都可能带有大量病原体和其他微生物。此外，由于磷、氮等污染物引起水体富营养化而导致藻类污染也属于生物性污染。

（1）介水传染病　指通过饮用或接触受病原体污染的水，或食用被水污染的食物而传播的疾病。主要经皮肤接触、摄入、呼吸道吸入或间接接触等途径传播。其流行特点：①水源一次严重污染后，可出现暴发流行，绝大多数病例发病日期集中在最短和最长潜伏期之间，若水源经常受污染，则发病者可终年不断；②病例的分布与供水范围一致，绝大多数病人都有饮用同一水源的历史；③一旦对污染源采取治理措施，并加强饮用水的净化和消毒后，流行能迅速得到控制。引起介水传染病的病原体主要有三大类：细菌类，如伤寒杆菌、副伤寒杆菌、霍乱弧菌和痢疾杆菌等；病毒类，如甲型肝炎病毒、脊髓灰质炎病毒和腺病毒等；原虫类，如贾第氏虫和溶组织阿米巴原虫等。

（2）水体富营养化　是指含有大量氮、磷等营养物质的污水进入湖泊、河流、海湾等缓流水体，引起藻类及其他浮游生物迅速繁殖，水体溶解氧量下降，水质恶化，鱼类及其他生物大量死亡的现象。这种现象出现在江河湖泊中称为水华，出现在海湾中称为赤潮。在富营养化水体中藻类大量繁殖聚集在一起，浮于水面可影响水的感观性状，使水质出现异臭异味。藻类的黏液可黏附于水生动物的腮上导致水生动物窒息死亡。有些藻类能产生毒素如麻痹性毒素、腹泻性毒素、神经性毒素等，而贝类（蛤、蚶、蚌等）能富集此等毒素，人食用毒化了的贝类后可发生中毒甚至死亡。

2. 化学性污染物　当今水污染最显著的特点是化学性污染。水体污染的化学物质包括无机物和有机物两大类。最常见的无机污染物有铅、汞、镉、铬、砷、氮、磷、氰化物及酸、碱、盐等；有机污染物有苯、酚、石油及其制品等。据统计从全球水体中已鉴别出有机化学物达 2200 余种。随着检测技术水平的不断提高，将会在全球水体中发现更多种类的有机污染物。由于化学性污染物可引起人体急、慢性中毒及致癌等严重危害，我国《生活饮用水卫生标准》（GB 5749—2006）中对化学物质汞，砷和酚类等均有明确的限值。

3. 物理性污染物 主要是指热污染和放射性污染。水体热污染主要来源于工业冷却水，以动力工业为主。水中放射性物质主要来源于以下几个方面：天然放射性核素，核试验沉降物，核工业的废水、废气、废渣，核研究和核医疗等单位排放的废水。

二、生活饮用水水质卫生标准与卫生防护

生活饮用水水质标准是保证饮用水安全，保护公众身体健康的一项具有法律效应的准则性文件，也是卫生部门开展饮水卫生工作、监测和评价饮用水水质的依据和标准。我国现行的水质卫生标准为《生活饮用水卫生标准》（GB 5749—2006），规定生活饮用水水质卫生应符合九条基本要求，以保证用户饮用安全。其中前 5 条为原则性要求，它们分别是：①不得含有病原微生物；②化学物质不得危害人体健康；③放射性物质不得危害人体健康；④感官性状良好；⑤应经消毒处理。《生活饮用水卫生标准》（GB 5749—2006）的 106 项指标包括 42 项常规指标和 64 项非常规指标，常规指标是指能反映生活饮用水水质基本状况的水质指标，是各地生活饮用水、集中式供水和出厂水均统一要求必须检定的项目（农村小型集中式供水和分散式供水部分指标除外）。非常规指标是指根据地区、时间或特殊情况需要的生活饮用水水质指标，各地可根据需要进行选择。当发生影响水质的突发性公共事件时，经市级以上人民政府批准，感官性状和一般化学指标可适当放宽。

三、水的净化和消毒

生活饮用水的水源水，不论取自何处，都不同程度地含有各种各样的杂质，水质不经净化和消毒处理往往达不到生活饮用水卫生标准的要求。生活饮用水的净化处理有常规净化、深度净化、特殊净化三种。常规净化工艺过程包括混凝沉淀和过滤，目的是除去原水中的悬浮物质、胶体颗粒，使水的浊度和色度符合饮用水卫生标准，并消除水中可能存在的原虫包囊，以及大量降低水中微生物的含量，从而为其后续的消毒创造条件。若原水中含铁、锰、氟等，则需特殊处理。为了发展优质饮用水，有些地区或城市对常规水厂的水质进行深度净化处理。水质净化处理后，再进行消毒才能供给居民使用。

（一）混凝沉淀

天然水中的细小颗粒，特别是胶体微粒，难于自然沉淀，是水混浊的主要根源。因此需加混凝剂进行混凝沉淀，才能加以去除，此过程称为混凝沉淀。常用的混凝剂有铝盐如明矾、三氯化铝，铁盐如三氯化铁，聚合氯化铝、聚丙烯酰胺等。

（二）过滤

过滤是指浑水通过石英砂等滤料层，以截留水中悬浮杂质和微生物等的净水过程。其原理为筛除作用和接触凝聚作用。

（三）水的消毒

消毒是指杀灭外环境中病原微生物的方法。目的是使水质符合饮用水各项细菌学指标的要求，确保防止介水传染病的发生和传播。目前我国用于饮用水消毒的方法主要有氯化消毒、二氧化氯消毒、紫外线消毒和臭氧消毒等。

氯化消毒指用氯或含氯制剂进行饮用水消毒，是我国沿用多年且目前仍然普遍采用的自来水消毒法。

1. 消毒原理　氯溶于水后能水解成次氯酸（HOCl），次氯酸体积小，电荷中性，易穿过细胞壁；同时，它又是一种强氧化剂，能损害细胞膜，使蛋白质、RNA 和 DNA 等物质释出，并影响多种酶系统，从而使细菌死亡。氯对病毒的作用在于对核酸的致死性损害。含氯化合物中氯的价数大于 −1 者均为有效氯，具有杀菌作用。供饮用水消毒的氯制剂主要有液氯、漂白粉、漂白粉精和有机氯制剂。

2. 影响消毒效果的因素

（1）加氯量和接触时间　一般要求氯加入水中后，接触 30 分钟，有 0.3 ~ 0.5 mg/L 的游离性余氯。

（2）水的 pH　次氯酸是弱电解质，其解离程度与水温和 pH 相关。当 pH < 5.0 时，HOCl 呈 100% 形式存在于水中；随着 pH 的增高，HOCl 逐渐减少，而 OCl^- 逐渐增多，但 HOCl 的杀菌效果明显优于 OCl^-，因此消毒时应该注意控制水的 pH，不宜过高。

（3）水温　水温每提高 10℃，病菌杀灭率提高 2 ~ 3 倍。

（4）水的浑浊度　如水的浑浊度越高，悬浮物质越多，细菌则附着于悬浮物质上，氯的作用达不到细菌本身，杀菌效果越差。

（5）水中微生物的种类和数量　不同微生物对氯的耐受不同，一般而言，大肠杆菌抵抗力较低，病毒次之，原虫包囊抵抗力最强。如水中微生物的数量过多，则消毒后水质往往较难达到卫生标准的要求。

3. 饮水氯化消毒副产物　在氯化消毒过程中，氯会与在水中的有机前体物如腐殖酸、富里酸和藻类等发生反应，产生一系列卤代烃类消毒副产物，其中大部分对人体健康构成潜在威胁。动物实验表明，许多氯化消毒副产物具有致突变和（或）致癌性，有的还有神经毒性和（或）致畸性。鉴于氯化消毒是我国常用的饮用水消毒方法，虽然目前尚不能明确饮用水氯化消毒副产物与人群癌症发生率之间的因果关系，但从保护人群健康出发，在氯化消毒时应尽量降低 DBPs 的生成。

第五节　地质环境与健康

扫码“学一学”

生物与其所在环境是在相互适应的条件下发展起来的，生物体与地质环境中的一些元素保持动态平衡。在自然界中，目前已知天然存在的化学元素有 92 种，在人体内已发现 81 种。人体的化学元素组成，在种类和含量上都与地壳表层的元素组成密切相关。某些元素具有明显的营养作用及生理功能，是维持机体健康所必需的；而有些元素是有害的，机体摄入过多会引起疾病。

一、生物地球化学性疾病

由于自然的或者人为的原因，地球的地质化学条件存在着区域性差异，如地壳表面元素分布的不均一性、局部地区的气候差异。这种地区差异，一定程度上控制着当地人类、动植物的发展，造成了生物的地区性差异。如果这种区域性的差异超出了人类和其他生物所能适应的范围，就可能使当地的动物、植物及人群中发生特有的疾病，称为生物地球化学性疾病（biogeochemical disease），或称为地方病（endemic disease）。其特点为：①疾病的发生有明显的地区性；②疾病的发生与地质中某种化学元素之间有明显的剂量—反应关系；③上述相关性，可以用现代医学理论加以解释。我国常见的生物地球化学性疾病有碘缺乏病、地方性氟中毒和地方性砷中毒。此外，克山病、大骨节病等病因虽尚未完全肯定，但都有明显的地区性，也列入生物地球化学性疾病的范围。

二、碘缺乏病

碘缺乏病（iodine deficiency disorders，IDD）是指从胚胎发育至成人期由于碘摄入量不足而引起的一系列病症。它包括地方性甲状腺肿、地方性克汀病、地方性亚临床克汀病、流产、早产、死产等。这些疾病形式实际上是不同程度碘缺乏在人类不同发育期所造成的损伤，而甲状腺肿和克汀病则是碘缺乏病最明显的表现形式。

（一）流行特征

1. 明显的地区性 主要流行在山区、丘陵以及远离海洋的内陆，但平原甚至沿海也有散在的病区。过去全世界除冰岛外，各国都有程度不同的流行。亚洲的喜马拉雅山区、拉丁美洲的安第斯山区、非洲的刚果河流域等都是有名的重病区。我国除上海市外，各省、市、自治区都有不同程度的流行。

2. 人群分布 发病年龄一般在青春期，女性早于男性；碘缺乏病流行越严重的地区发病年龄越早。成年人的患病率，女性高于男性，但在严重流行地区，男女患病率差别不明显。

3. 时间趋势 采取补碘干预后，可以迅速改变碘缺乏病的流行状况。

（二）影响其流行的因素

1. 自然地理 容易造成流行的自然地理因素有远离海洋、山高坡陡、土地贫瘠、植被稀少、降雨集中和水土流失等。

2. 水碘含量 水碘含量不仅反映了环境中碘的水平，而且反映了人体碘的摄入水平，水碘含量与碘缺乏病的流行有着密切的关系。

3. 协同作用 环境严重缺碘的同时致甲状腺物质含量也很高，二者就会产生强大的协同作用，成为形成重病区的主要原因。

4. 经济状况 现今地方性甲状腺肿主要分布在发展中国家，而且越贫穷的国家流行越严重。

5. 营养不良 蛋白质和热能不足以及维生素缺乏，会增强碘缺乏和致甲状腺肿物质的效应，促进地方性甲状腺肿的流行。

（三）地方性甲状腺肿

地方性甲状腺肿（endemic goiter）是一种主要由于地区性环境缺碘引起的地方病，是碘缺乏病的主要表现形式之一，其主要症状是甲状腺肿大。

1. 发病原因

（1）缺碘　缺碘是引起本病流行的主要原因，当碘摄入量低于 40 μg/d 或水中含碘量低于 10 μg/L 时，可能发生地方性甲状腺肿的流行。

（2）致甲状腺肿物质　致甲状腺肿物质（指除碘缺乏外，干扰甲状腺激素的合成，引起甲状腺肿大的所有物质），如硫葡萄糖甙、邻苯二甲酸、硝酸盐等。

2. 发病机制 当环境缺碘，机体摄入碘不足时，甲状腺激素合成下降，可反馈性地促使垂体前叶分泌 TSH 增加，使甲状腺组织出现代偿性增生，腺体肿大。

3. 临床表现　主要为甲状腺肿大，早期无明显不适，随着腺体增大，可出现周围组织的压迫症状如憋气、呼吸不畅、呼吸困难甚至诱发肺气肿及支气管扩张、吞咽困难、声音嘶哑，颈交感神经受压使同侧瞳孔扩大，严重者出现 Horner 综合征（眼球下陷、瞳孔变小、眼睑下垂）。

4. 诊断标准　①居住在地方性甲状腺肿病区；②甲状腺肿大超过本人拇指末节，或小于拇指末节而有结节；③排除甲亢、甲状腺炎、甲状腺癌等其他甲状腺疾病；④尿碘低于 50 μg/g肌酐，甲状腺吸^{131}I 率呈“饥饿曲线”可作为参考指标。

（四）地方性克汀病

地方性克汀病（endemic cretinism）是指在碘缺乏地区出现的一种比较严重的碘缺乏的表现形式。患病后即有不同程度的智力低下，体格矮小，听力障碍，神经运动障碍和甲状腺功能低下，伴有甲状腺肿。可概括为呆、小、聋、哑、瘫，每年有近千万婴儿因缺碘导致智力损伤。

（五）碘缺乏病的预防措施

1. 碘盐　食盐加碘是预防碘缺乏病的首选方法，该法简便、经济、安全、可靠易坚持。WHO 推荐碘和盐的比例为 1/10 万。我国《食盐加碘防治地方性甲状腺肿办法》中规定为 1/5 万到 1/2 万。由于碘缺乏和过多都可引起地方性甲状腺肿的发生，因此 WHO/UNICEF/ICCIDD（国际控制碘缺乏病理事会）建议正常人每日碘摄入量在 1000 μg 以下是安全的。2000 年中国营养学会制定的《中国居民膳食营养素参考摄入量》，成人碘推荐摄入量为 150 μg，可耐受最高摄入量为 1000 μg。根据我国高碘性甲状腺肿的发病情况，当人群（儿童）尿碘达 800 μg/L，则可造成高碘性甲状腺肿的流行。由于碘缺乏效应与剂量水平的双向性特点，因此补碘时碘摄入量不宜过高，不宜过快提高剂量，补碘后其尿碘水平应低于 300 μg/L。

2. 碘油　是以植物油如核桃油或豆油为原料加碘化合物制成的。碘油分肌肉注射和口服两种。1 周岁以内的婴儿注射 0. 5 ml（含量 237 μg），1 ~45 岁注射 1. 0 ml，每 3 年注射 1 次，注射后半年至 1 年随访 1 次，观察有无甲状腺功能亢进或低下。口服碘油的剂量一般为注射量的 1. 5 倍左右，每两年重复给药一次。尽管碘油是防治碘缺乏病的有效措施，但不能代替碘盐。

三、地方性氟中毒

地方性氟中毒（endemic fluorosis）是由于一定地区的环境中氟元素过多，而致生活在该环境中的居民经饮水、食物和空气等途径长期摄入过量氟所引起的以氟骨症（skeletal fluorosis）和氟斑牙（dental fluorosis）为主要特征的一种慢性全身性疾病，又称地方性氟病。

（一）流行病学特征

主要病因是饮水污染、燃煤污染和砖茶污染。氟斑牙主要发生在正在生长发育中的恒牙，乳牙一般不发生。而氟骨症发病主要在成年人，发生率随着年龄增长而升高，且病情严重；一般无明显性别差异；在病区居住年限越长，氟骨症患病率越高，病情越重；饮食营养因素如蛋白质、维生素类、钙、硒和抗氧化物具有拮抗氟毒性作用。

（二）发病机制

与过量的氟破坏了钙磷的正常代谢、抑制某些酶的活性、损害细胞原生质以及抑制胶原蛋白合成等有关。

1. 对骨组织和钙磷代谢的影响 氟进入骨组织后，骨骼中的羟基磷灰石[$Ca_{10}(PO_4)_6(OH)_2$]的羟基可被氟置换形成氟磷灰石[$Ca_{10}(PO_4)_6F_2$]，氟进一步取代其磷酸根最终形成难溶性氟化钙（CaF_2）而沉积于骨、软骨、关节面、韧带和肌腱附着点等部位，造成骨质硬化、骨密度增加，并可使骨膜、韧带及肌腱等发生硬化；过量氟可消耗大量的钙，使血钙水平降低，血钙减少和甲状旁腺激素的分泌增多，抑制肾小管对磷的重吸收，使磷排出增多，继而导致了磷代谢的紊乱。血钙减少和甲状旁腺激素分泌增加反过来又刺激钙从骨组织中不断释放入血，造成骨质脱钙或者溶骨，临床上表现为骨质疏松及骨软化甚至骨变形。氟对骨的双向作用使氟中毒时出现骨质硬化、骨质疏松或两者同时并存。

2. 对牙齿的影响 过量的氟进入体内，可使大量的氟化钙沉积于正在发育的牙组织中，致使牙釉质不能形成正常的棱晶结构，而产生不规则的球形结构，局部呈粗糙、白垩状斑点、条纹或斑块，重者牙釉质松脆易出现继发性缺损。

（三）临床表现

1. 氟斑牙 釉面失去光泽，不透明，可见白垩样线条、斑点、斑块，白垩样变化；釉面着色呈现浅黄、黄褐乃至深褐色或黑色；釉面缺损出现针尖或鸟啄样凹痕乃至深层釉质较大面积的剥脱。

2. 骨症 疼痛是最常见的自觉症状，通常由腰背部开始，逐渐累及四肢大关节，一直到足跟，呈持续性，多为酸痛，无游走性，局部也无红、肿、发热现象，活动后可缓解，受天气变化影响不明显。神经症状如肢体麻木、蚁走感、知觉减退等，肌肉松弛，有脱力感，握物无力，下肢支持躯干的力量减弱。肢体变形如脊柱生理弯曲消失，活动范围受限。体征可表现为硬化型（以骨质硬化为主）和混合型（骨质硬化和骨质疏松并存）。

3. 诊断

（1）氟斑牙 出生或幼年在氟中毒病区生活，或幼年有长期摄氟过量者，牙齿釉质出现不同程度的白垩样变，伴不同程度缺损和棕黄、棕黑色色素沉着，排除其他非氟性改变者即可诊断为氟斑牙。

（2）氟骨症 ①生活在高氟地区，并有饮高氟水，食用被氟污染的粮食或吸入被氟污染的空气者；②临床表现有氟斑牙，同时伴有骨关节痛，肢体或躯干运动障碍即变形者；③骨及骨周软组织具有氟骨症 X 线表现者（X 线诊断按照国家卫生部《氟骨症 X 线诊断》（WS192—1999））；④实验室资料，尿氟含量多超过正常值。

4. 预防措施

（1）饮水型氟中毒 改换水源包括打低氟深井水、引用低氟地面水、收集降水等；饮水除氟如电渗析、反渗透、活性氧化铝吸附法、铝盐或磷酸盐混凝沉淀法、骨炭吸附法等。

（2）燃煤污染型氟中毒 改良炉灶、减少食物氟污染、不用或少用高氟劣质煤。

（3）饮茶型氟中毒 研制低氟砖茶和降低砖茶中氟含量，并在具有饮砖茶习惯病区增加其他低氟茶种代替砖茶。

扫码“学一学”

第六节　室内环境与健康

“室内”主要指住宅居室内部环境，但从广义上已经包括了各种室内公共场所和室内办公场所。房屋装修在给人们带来安逸享受的同时，也给人们的健康带来潜在的危险。导致室内污染的物质种类繁多、成分复杂，目前已知的有几千种。其中最主要的化学物质污染，已确定的有毒有害物就有500多种，很多具有致癌性和致突变性，如氡可致肺癌，甲醛可引起鼻咽癌、皮肤和消化道癌变，苯及其同系物可致白血病。目前我国每年由于室内空气污染引起的死亡人数已达11.1万人，直接和间接经济损失高达107亿美元。随着科学技术的发展和人民生活水平的提高，室内环境污染物的来源和种类日益增多（新型建筑材料、装饰材料、日用化学品如驱蚊剂、香水、空气清新剂等），室内污染问题日趋突出。人们在经历了“煤烟型污染”“光化学污染”后，正进入以“室内空气污染”为标志的第三污染时期。室内空气污染问题已成为环境卫生学领域中的重要部分，如何评估室内环境污染物对人类健康的潜在危害也是世界各国关注的重要问题。

一、室内空气污染的来源和特点

（一）室外来源

1. 室外空气　常见的有二氧化硫、氮氧化物、一氧化碳、铅、颗粒物等。

2. 建筑物自身　建筑施工过程中加入了化学物质，如北方冬季施工加入的防冻剂，渗出有毒气体氨；或是地基的地层和建筑物石材、地砖、瓷砖中的放射性氡及其子体。

3. 人为带入室内　主要有大气颗粒物和工作环境中的苯、铅、石棉等。

4. 相邻住宅污染　如从邻居家排烟道进入室内的有害毒物或熏蒸杀虫剂等。

（二）室内来源

1. 室内燃烧或加热　主要指各种染料的燃烧，排放的污染物包括二氧化硫、氮氧化物、一氧化碳、二氧化碳、烃类以及悬浮颗粒物等。

2. 人类的活动　人体排出大量代谢废弃物以及谈话时喷出的飞沫等都是室内空气污染物的来源。吸烟更是一项重要的有害物来源。

3. 室内建筑装饰材料　建筑装饰材料是目前造成室内空气污染的主要来源，如油漆、涂料、胶合板、刨花板、泡沫填料、塑料贴面等材料中均含有甲醛、苯、甲苯、乙醇、氯仿等挥发性有机物；建筑材料砖块、石板等本身成分中含有镭、钍等氡母元素较高时，室内氡的浓度会明显增高。

4. 室内生物性污染　居室密闭性好，室内小气候稳定，湿度大，通风差都为真菌和尘螨等生物性变态反应原提供了良好的滋生环境，可引起人体的过敏性反应。螨是家庭室内传播疾病的重要媒介之一，常隐藏在床铺、家具和地毯等处。此外，以肺部感染为主的军团菌病也属于室内生物性污染，且随着我国高层住宅、宾馆中空调系统的广泛应用，军团菌病的发病率还在继续升高，值得重视。

5. 家用电器　电视机、组合音响、微波炉、电热毯、空调机等多种家用电器进入室内，由此产生的空气污染、噪音污染、电磁波及静电干扰等。

二、室内空气主要污染物的种类及危害

室内空气污染物的种类很多，包括化学性、物理性、生物性三大类。这三大类污染物往往相互有关、共同存在。例如，室内烹调时，即可产生化学性污染物，又可使室温升高或产生电磁波（使用微波炉或电炉时）引起物理性污染。烹调用的食物和水，以及烹调时使用空调等过程中还可给室内引入生物性污染物。常见室内空气污染物和污染源及其危害见表4－2。

表4－2　常见室内空气污染物及其危害

污染物	污染物来源	健康危害	标准*
二氧化碳	燃料的燃烧、吸烟、人体自身代谢活动等	呼吸中枢、全身	0.1%（日平均值）
一氧化碳	燃料的燃烧、吸烟等	中枢神经、心血管系统、全身	10 mg/m^3（1小时均值）
二氧化氮	燃料的高温燃烧，吸烟以及室外空气污染的渗入等	呼吸道、全身	0.24 mg/m^3（1小时均值）
二氧化硫	含硫燃料的燃烧、吸烟等	黏膜刺激、呼吸道的影响；致敏、促癌等	0.50 mg/m^3（1小时均值）
可吸入颗粒 PM_{10}	木材和煤球燃烧、吸烟等以及室外空气污染和渗入等	黏膜刺激、呼吸道的影响等	0.15 mg/m^3（日平均值）
甲醛	燃料的燃烧、吸烟、建筑装修材料、家用化工产品等	嗅觉、皮肤、黏膜刺激、呼吸道刺激、全身	0.10 mg/m^3（1小时均值）
总挥发性有机物（TVOC）	建筑材料、装饰材料、家用有机化工产品、燃料燃烧、油烟、吸烟等	嗅觉、刺痛感、黏膜刺激、过敏、呼吸道症状、神经毒性作用、全身	0.60 mg/m^3（8小时均值）
微生物	气悬灰尘中的尘螨、真菌、花粉及人和动物的皮、毛、屑等	过敏、呼吸道症状等	–
氡	房屋地基及建筑材料等	肺癌等	400 Bq/m^3

注：*《室内空气质量标准》（GB/T18883—2002）

三、室内空气污染引起的疾病

（一）不良建筑物综合征

不良建筑物综合征（sick building syndrome，SBS）是现代住宅室内多种环境因素（如物理因素、化学因素）联合作用对健康产生影响所引起的一种综合征，其明确原因至今还不十分清楚。这种综合征是由于建筑物内空气污染、空气交换率低，以至在该建筑物内活动的人群产生一系列非特异症状。美国环境保护署归纳出30多种症状，主要包括眼、鼻和咽喉、上呼吸道刺激症、头痛、疲劳、精力不足、健忘、嗜睡、全身不适和工作效率低下等。SBS的特点：发病快；患病人数多；病因很难鉴别确认；病人一旦离开污染的建筑物后症状即可缓解或消失。

（二）建筑物相关疾病

建筑物相关疾病（building related illness，BRI）是由于人体暴露于建筑物内的有害因素（如细菌、真菌、尘螨、氡、一氧化碳、甲醛等）引起的疾病。这类疾病包括呼吸道感染、

哮喘、过敏性皮炎、军团菌病、心血管病、肺癌等。BRI 的特点：①病人的症状在临床上可以明确诊断；②病因可以鉴别确认，可以直接找到致病的空气污染物，乃至污染源；③病人即使离开发病现场，症状也不会很快消失，必须进行治疗才能恢复健康。嗜肺军团菌引起的军团菌病、氡及其子体引起的肺癌、室内变应原引起的哮喘等，均属于 BRI。尽管 BRI 和 SBS 从临床表现、发病原因等方面可以鉴别开来，但是在出现某种 BRI 典型的临床表现之前，常常变现出多种与 SBS 类似的非特异性症状，应注意鉴别。

（三）化学物质过敏症

化学物质过敏症（multiple chemical sensitivity，MCS）是由于多种化学物质作用于人体多种器官系统，引起多种症状的疾病。在室内，即使仅有微量的化学污染存在，人们长期生活工作在这样的环境中，也可能出现神经系统、呼吸系统、消化系统、循环系统、生殖系统和免疫系统的障碍，出现眼刺激感、鼻咽喉痛、易疲劳、运动失调、失眠、恶心、哮喘、皮炎等症状。MCS 特点：①由低浓度化学污染物质引发，复发性，症状呈慢性过程；②病人对多种化学物质产生过敏，很难找到具体单一的对应致病源，多种器官同时发病，在致病因素排除后症状将会改善或消退；③家庭中不同成员虽然居住于同一环境中，其症状轻重程度却可以有明显差异，如有的可很快发病，症状很重，而有的却需很长时间才会出现轻度不适。

四、室内空气污染的控制对策

为防治室内空气污染，我国目前已基本形成控制室内环境污染的技术标准体系，如《公共场所卫生标准》《室内空气中污染物卫生标准》《室内装饰装修材料有害物质限量标准》《室内空气质量卫生规范》《民用建筑工程室内环境污染控制规范》以及《室内空气质量标准（GB/T 18883—2002）》等。同时还应该加强建筑施工工程室内环境质量管理和加强能源利用管理。此外，合理使用各种电器设备，并做好对居民的卫生宣传教育等工作。

扫码“练一练”

（刘蜀坤）

第五章　职业环境与健康

要点导航

1. **掌握**　职业性有害因素的分类，职业病的特点及诊断原则。

2. **熟悉**　职业病的发病条件、职业病的分类及报告；铅中毒、汞中毒、一氧化碳中毒、苯中毒及矽肺的接触机会、临床表现及预防；职业病的三级预防原则及工作内容。

3. **了解**　基本职业卫生服务的功能及职业人群健康监护的基本内容。

职业是人类生存和发展的必需手段，职业与健康本质上是和谐统一、相辅相成、相互促进的。在工作环境中，良好的劳动条件促进健康；反之，不良的劳动条件导致健康损害，甚至引起职业性损害。

第一节　职业性有害因素

扫码“学一学”

在生产环境中存在的各种可能危害职业人群健康和影响劳动能力的不良因素统称为职业性有害因素。职业性有害因素按其来源可分为以下三大类。

一、生产工艺过程中的有害因素

生产工艺过程，指用特定的方法将各种原材料制成各种成品的全过程，包括原材料的生产、运输和保管、生产准备工作、毛坯制造、零件加工、产品装配、调试、检验和包装等。其主要有害因素如下。

1. 化学因素　常见的化学性有害因素包括生产性毒物和生产性粉尘。生产性毒物主要包括金属及类金属（如铅、汞等）、有机溶剂（如苯及苯系物、正己烷等）、刺激性气体（如氯、氨等）、窒息性气体（如一氧化碳、硫化氢等）、苯的氨基和硝基化合物（如苯胺、硝基苯等）、高分子化合物（如氯乙烯、丙烯腈等）和农药（如有机磷农药、拟除虫菊酯类农药等）。生产性粉尘主要包括无机粉尘（如金属性粉尘、矿物性粉尘等）、有机粉尘（如动物性粉尘、植物性粉尘等）和混合性粉尘（如煤矽尘等）。它们以多种形态（固体、液体、气体、蒸气、粉尘、烟尘或雾）存在，可来源于生产原料、中间产品、辅助材料、成品、副产品及废弃物等。大多数有毒物质主要经呼吸道进入体内，还可以经皮肤、消化道进入体内。

2. 物理因素　在生产过程中若产生大量热能和水蒸气，可形成高温、高湿环境，如纺织和印染车间等；潜涵、高压氧舱作业可致异常气压环境；另外还包括生产作业过程产生的噪声、振动、电离辐射（如X射线、γ射线等）及非电离辐射（如可见光、紫外线、红外线、射频辐射、激光等）。这些不良的物理因素可对人体产生危害。

3. 生物因素　生产原料和作业环境中存在的致病微生物或寄生虫，如炭疽杆菌、森林脑炎病毒，以及生物病原物对医务工作者的职业性传染等。

二、劳动过程中的有害因素

劳动过程，指人类通过有目的的活动，使用劳动资料改变劳动对象，创造使用价值的过程。涉及劳动组织、生产设备布局、作业者操作体位和劳动方式，以及智力劳动、体力劳动及其比例等。其主要有害因素如下。

1. 劳动强度过大　劳动负荷超过劳动者承受能力，造成机体的损伤及精神心理紧张。

2. 劳动组织和制度不合理　如劳动时间过长，易造成生产性事故。

3. 个别器官或系统过度紧张　如视屏作业者的视觉紧张和腰背肌肉紧张，钢琴演奏家和计算机操作人员的手指痉挛和腱鞘炎等。

4. 长时间处于某种不良体位、姿势或使用不合理的工具　如计算机操作人员、流水线工作人员因座椅不舒适产生颈、肩、腕损伤；长期站立、行走引起下肢静脉曲张和扁平足。

5. 不良的生活方式　如吸烟或过量饮酒；缺乏体育锻炼；违反安全操作规范和忽视自我保健。

三、生产环境中的有害因素

生产环境，指生产作业的环境条件，包括室内作业环境和周围大气环境，以及户外作业的自然环境。其常见的有害因素如下。

1. 自然环境中因素　如炎热季节的太阳辐射、高原环境的低气压、深井的高温高湿等。

2. 厂房建筑或布置不合理、不符合职业卫生标准要求　如厂房面积不足、机器设备安放过密、通风不良、采光照明不足等。

3. 缺乏应有的卫生防护措施　生产环境中缺乏必要的防尘、防毒、防暑降温等设备，造成生产过程中有害因素对生产环境污染。

在实际劳动生产中，多种职业性有害因素往往同时存在，如金属冶炼工人同时接触高温、噪声、一氧化碳和金属烟尘等，这些有害因素对职业人群健康产生联合作用，加剧了对劳动者的健康损害程度。

第二节　职业性病损及预防策略

扫码“学一学”

一、职业性病损

职业性病损（occupational disorders），指职业性有害因素引起的各种职业损伤统称职业性病损。它可以是轻微的健康影响，也可以是严重的损害，甚至导致严重的伤残或死亡。包括工伤、职业病、工作有关疾病和早期健康损害。

（一）工伤

工伤（occupational injuries）又称为职业性外伤，指从事生产劳动过程中，由于外部因素直接作用，引起机体组织的突发性意外损伤。根据直接引起职工伤害的因素，可分为机械伤、温度伤、化学伤及电伤等。引起工伤事故的主要原因包括：生产设备存在质量缺陷或维修不善；个人防护设备缺乏或不全；违反操作规程、缺乏安全操作知识以及必要的防护措施；身体患有疾病；生产环境过于拥挤，照明不良等。工伤性质的确定与病人劳动能力和劳动保险待遇有关。

（二）职业病

职业病（occupational disease）是指职业性有害因素作用于人体的强度与时间超过一定限度，人体不能代偿其所造成的功能性或器质性病理改变，从而出现相应的临床征象，影响劳动能力。2017 年 11 月 4 日第三次修正的《中华人民共和国职业病防治法》（以下简称《职业病防治法》）中，职业病是指企业、事业单位和个体经济组织等用人单位的劳动者在职业活动中，因接触粉尘、放射性物质和其他有毒、有害因素而引起的疾病。

1. 职业病的发病条件 劳动者直接或间接接触职业性有害因素时，不一定会发生职业病。当职业性有害因素、作用条件和接触者个体特征三者联合在一起时，对人体造成职业性病损。

（1）职业性有害因素 主要指接触职业性有害因素的性质、浓度和强度等。职业性有害因素的性质主要指其基本结构和理化性质；在确诊大多数职业病时，必须要对职业性有害因素作用的浓度或强度进行估计。在不影响产品质量前提下应用低毒代替高毒，用危害小的代替危害大的，并尽可能降低职业性有害因素的浓度或强度。

（2）作用条件 对职业性有害因素的接触机会、接触工龄、接触时间、接触方式等的了解，对职业病诊断具有重要的实用价值。

（3）个体易感性 在同一生产环境从事同样作业的工人，个体发生职业性病损的机会和程度可有很大差别，即存在个体易感性，主要包括遗传、年龄、性别、营养、文化水平和生活方式等因素。

充分识别和评价各种职业性有害因素及其作用条件以及个体特征，掌握三者之间的内在关联，采取措施，阻断其因果链，对预防职业性病损的发生意义重大。

2. 职业病的特点

（1）病因明确，即为相应的职业性有害因素，在控制病因或作用条件后，可以减少或消除发病。

（2）所接触的职业性有害因素大多是可以检测和识别的，且其强度或浓度需达到一定程度才能致病，一般存在剂量 - 反应关系。

（3）在接触同样职业性有害因素的人群中常有一定数量的人发病，很少出现个别病例。

（4）大多数职业病如能早期发现、早期诊断、及时治疗、妥善处理，预后较好。

（5）大多数职业病目前尚缺乏特效治疗，发现愈晚，疗效愈差，应着眼于保护职业人群健康的预防措施。

从职业病的特点看，可以说职业病是一种人为的疾病，其发生率与患病率的高低，反映着国家生产工艺技术、防护措施、自我防护意识和医疗预防工作的水平。所以世界各国对职业病，除医学含义外，还赋予立法意义，即由国家所规定的“法定职业病”（statutory occupational diseases）。

3. 职业病的分类　2001年10月27日第九届全国人大常委会第二十四次会议正式通过了《职业病防治法》，2002年4月18日，国家卫生部和劳动保障部联合印发了《关于印发<职业病目录>的通知》（卫法监发〔2002〕108号）。《职业病目录》对保障劳动者健康权益、预防控制职业病起到了积极作用。2017年11月4日第十二届全国人民代表大会常务委员会第三十次会议通过了《全国人民代表大会常务委员会关于修改〈中华人民共和国职业病防治法〉的决定》（第三次修正）。其中规定"职业病的分类和目录由国务院卫生行政部门会同国务院安全生产监督管理部门、劳动保障行政部门制定、调整并发布。工会组织依法对职业病防治工作进行监督，维护劳动者的合法权益"。为了保持与《职业病防治法》中关于职业病分类和目录表述一致，将原《职业病目录》修改为《职业病分类和目录》。根据《职业病防治法》的有关规定，为切实保障劳动者健康及其相关权益，2013年12月，国家卫生计生委、国家安全监管总局、人力资源社会保障部和全国总工会联合对《职业病分类和目录》进行了调整。

调整后的《职业病分类和目录》分为10大类132种，包括：①职业性尘肺病（13种）及其他呼吸系统疾病（6种）；②职业性皮肤病（9种）；③职业性眼病（3种）；④职业性耳鼻喉口腔疾病（4种）；⑤职业性化学中毒（60种）；⑥物理因素所致职业病（7种）；⑦职业性放射性疾病（11种）；⑧职业性传染病（5种）；⑨职业性肿瘤（11种）；⑩其他职业病（3种）。对于其他可能与职业暴露相关疾病，国家卫生和计划生育委员会、国家安全生产监督管理总局、人力资源社会保障部和全国总工会四部门将根据《职业病分类和目录》调整的原则和职业病的遴选原则做进一步研究，符合条件的，通过动态调整机制逐步列入《职业病分类和目录》。为正确诊断，已对部分职业病制订了国家《职业病诊断标准》并公布实施。

4. 职业病的诊断　新修正的《职业病防治法》中规定，医疗卫生机构承担职业病诊断，应当经省、自治区、直辖市人民政府卫生行政部门批准；省、自治区、直辖市人民政府卫生行政部门应当向社会公布本行政区域内承担职业病诊断的医疗卫生机构的名单；承担职业病诊断的医疗卫生机构不得拒绝劳动者进行职业病诊断的要求；没有证据否定职业病危害因素与病人临床表现之间的必然联系的，应当诊断为职业病；职业病诊断证明书应当由参与诊断的取得职业病诊断资格的执业医师签署，并经承担职业病诊断的医疗卫生机构审核盖章。

职业病的诊断具有很强的政策性和科学性，直接关系到职业从事者的健康和国家劳动保护政策的贯彻执行。新修正的《职业病防治法》规定，职业病诊断，应当综合分析下列因素：病人的职业史；职业病危害接触史和工作场所职业病危害因素情况；临床表现以及辅助检查结果等。

（1）病人的职业史　是职业病诊断的重要前提。详细询问、仔细核对职业史，内容包括：①全面、系统地了解病人全部职业的工种和工龄；②接触职业性有害因素的种类、时间和强度，接触方式及防护措施实施情况；③既往工作经历，包括部队服役史、再就业史、兼职史等；④排除可引起类似职业中毒征象的非职业性接触，如家庭使用农药、有机溶剂，服药史等，以初步判断病人接触职业性有害因素的可能性和严重程度。

（2）现场调查　是诊断职业病的重要依据。应深入作业现场，进一步了解病人所在岗位的生产工艺过程、劳动过程、职业性有害因素的强度、预防措施；同一或相似接触条件下的其他作业人员有无类似发病情况等，进一步判断病人在该条件下，引起职业病的可能性。新修正的《职业病防治法》中指出，职业病诊断、鉴定机构需要了解工作场所职业病危害因素情况时，可以对工作场所进行现场调查，也可以向安全生产监督管理部门提出，安全生产监督管理部门应当在十日内组织现场调查。

（3）症状与体征　职业病临床表现复杂多样，同一职业性有害因素在不同致病条件下可导致性质和程度截然不同的临床表现；不同职业性有害因素又可引起同一症状或体征；非职业因素也可导致与职业因素损害完全相同或相似的临床症状和体征。因此，在临床资料收集与分析时既要注意不同职业病的共同点，又要考虑到各种特殊的和非典型的临床表现；不仅要排除其他职业性有害因素所致类似疾病，还要考虑职业病与非职业病的鉴别诊断。诊断分析应注意其临床表现与所接触职业性有害因素毒作用性质是否相符，职业病的程度与其接触强度是否相符，尤应注意各种症状体征发生的时间顺序及与接触职业性有害因素的关系。

（4）实验室检查　对职业病的诊断具有重要意义。生物标志物主要包括三大类：接触生物标志物、效应生物标志物和易感性生物标志物。接触生物标志物指机体内可测量的外源性物质、其代谢产物、外源性物质或其代谢产物与靶分子或靶细胞相互作用的产物，如：铅作业工人的尿铅、血铅等作为铅的暴露标志物。效应生物标志物指机体内可测量的生化、生理、行为或其他改变，这些改变可引起确定的或潜在的健康损害或疾病，包括：①反映毒作用的指标，如铅中毒者检测尿δ-氨基-γ-酮戊酸（δ-ALA）、有机磷农药中毒者检测血液胆碱酯酶活性等效应生物标志物；②反映职业性有害因素所致组织器官病损的指标，包括血、尿常规检测及肝、肾功能试验等，例如镉致肾小管损伤可测定尿低分子蛋白（β_2-微球蛋白）以及其他相关指标。易感性生物标志物指能使个体易受职业性有害因素影响的个体特征，主要为一些关键的代谢酶和 DNA 损伤修复基因，基因多态性常作为易感性生物标志物。

上述各项诊断原则，要全面、综合分析，才能做出切合实际的诊断。对有些暂时不能明确诊断的病人，应先作对症处理、动态观察、逐步深化认识，再作出正确的诊断，否则可能引起误诊误治，如将铅中毒所致急性腹绞痛误诊为急性阑尾炎而行阑尾切除术等。

5. 职业病报告　为了及时掌握职业病的发病情况，以便采取预防措施，我国在 2002 年 5 月正式开始实施《职业病防治法》，并于 2011 年、2016 年、2017 年进行了三次修正。该法要求，用人单位和医疗卫生机构发现职业病病人或者疑似职业病病人时，应当及时向所在地卫生行政部门和安全生产监督管理部门报告。确诊为职业病的，用人单位还应当向所在地劳动保障行政部门报告。县级以上地方人民政府卫生行政部门负责本行政区域内的职业病统计报告的管理工作，并按照规定上报。卫生部还修订并重新颁发《职业病诊断与鉴定管理办法》（卫生部令第 91 号，2013 年 2 月 19 日发布）及职业病报告办法（88 卫防字第 70 号），主要要求有：①急性职业中毒和急性职业病应在诊断后 24 小时以内报告，卫生监督部门应会同有关单位下厂进行调查，提出报告，以便督促厂矿企业做好预防职业病工作，防止中毒事故再次发生；②慢性职业中毒和慢性职业病在 15 天内会同有关部门进行调查，提出报告并进行登记，以便及时掌握和研究职业中毒和职业病的动态，制订预防措施。

（三）工作有关疾病

由于在工作过程中受职业性有害因素的影响，导致机体抵抗力下降，造成职业人群某些常见病发病率升高、潜伏的疾病发作或现患疾病病情加重、病程延长等，这类疾病统称为工作有关疾病（work－related disease）。工作有关疾病并非由职业性有害因素直接引起，但多见于某种职业人群，有时也称为职业性多发病。其共同特点是：①工作有关疾病的病因是多因素的，职业性有害因素虽是该病发生发展中的许多因素之一，但并不是直接的唯一病因。如慢性非特异性呼吸系统疾病的危险因素有吸烟、环境空气污染、个体敏感性及呼吸道反复感染等，即使车间空气中有害物浓度在卫生标准限值以下，患病者仍可发生较重的慢性非特异性呼吸道疾患。②职业性有害因素使机体的抵抗力下降，促使潜在的疾病显露或已患的疾病加重，接触人群中某些常见病的发病率增加。如患有病毒性肝炎的病人暴露于四氯化碳等有机溶剂，可能会加重病情。③通过改善劳动条件，减少对职业性有害因素的暴露，可使所患疾病得到控制或缓解。

（四）早期健康损害

职业性有害因素对人体的作用可以在分子、细胞、组织、器官、个体及人群水平上表现出来，而职业性有害因素对机体内的生物大分子（如DNA、蛋白质等）的影响是导致健康损害的早期效应。职业性有害因素所导致的早期健康损害依据对待的方式不同可发展成健康或疾病这两种完全相反的结局。如果采取积极的、正确的职业健康监护等预防措施，其早期健康损害则多恢复为健康，反之，则发展为疾病，因此，对职业性有害因素所致早期健康损害的定期检测和制定科学预防策略，在我国和谐社会的构建和促进经济快速可持续性发展等方面具有战略意义和前瞻性。

二、职业病的三级预防

新修正的《职业病防治法》第一章总则第三条中指出，职业病防治工作坚持预防为主、防治结合的方针，建立用人单位负责、行政机关监管、行业自律、职工参与和社会监督的机制，实行分类管理、综合治理。应按三级预防措施加以控制，以保护和促进职业人群的健康。

1. 第一级预防　第一级预防又称病因预防，是从根本上消除或控制职业性有害因素对人的作用和损害，即改进生产工艺和生产设备，合理利用防护设施及个人防护用品，以减少或消除工人接触的机会。主要有如下几个方面：①改进生产工艺和生产设备，使其符合我国工业企业设计卫生标准；②职业卫生立法和有关标准、法规制定；③个人防护用品的合理使用和职业禁忌证的筛检；④控制已明确能增加发病危险的社会经济、健康行为和生活方式等个体危险因素，如禁烟可预防多种慢性病、职业病或肿瘤。

2. 第二级预防　第二级预防是早期检测和诊断人体受到职业性有害因素所致的健康损害，也称临床前期预防。其主要手段是定期进行职业性有害因素的监测和对接触者的定期体格检查，以早期发现病损和诊断，特别是早期健康损害的发现，及时预防、处理。

3. 第三级预防　第三级预防是指在患病以后，给予积极治疗和促进康复的措施，也称临床预防。其原则主要包括：①对已有健康损害的接触者应调离原有工作岗位，并结合合理的治疗；②根据接触者受到健康损害的原因，对生产环境和工艺过程进行改进，既治病人，又加强一级预防；③促进病人康复，预防并发症的发生和发展。除极少数职业中毒有特殊的解毒治疗外，大多数职业病主要依据受损的靶器官或系统，采用临床治疗原则，给予对症治疗。

三级预防体系相辅相成。第一级预防针对整个人群，是最重要的；第二级和第三级是第一级预防的延伸和补充。全面贯彻和落实三级预防措施，做到源头预防、早期检测、早期处理、对促进职业人群康复、预防并发症、改善生活质量有重要意义。

扫码“学一学”

第三节　常见职业病危害与控制

一、铅及其化合物中毒

1. 理化特性　铅（lead，Pb），灰白色重金属，当加热至400～500℃时，即有大量铅蒸气逸出，在空气中迅速氧化成氧化亚铅（Pb_2O），并凝集为铅烟。铅的化合物多为粉末状，大多不溶于水，但可溶于酸；但醋酸铅、硝酸铅则易溶于水。

2. 接触机会

（1）职业性接触　铅矿开采及冶炼；熔铅作业，如制造铅丝、铅皮、铅管，印刷业的铸版、铸字等均可接触铅烟、铅尘或铅蒸气。铅氧化物常用于制造蓄电池、玻璃、搪瓷、景泰蓝、铅丹、铅白、油漆、颜料、釉料、防锈剂、橡胶硫化促进剂等的生产中。

（2）生活性接触　日常生活中接触铅的机会也很多，如爆米花、皮蛋、部分玩具、滥用含铅的药物治疗慢性疾病等。

3. 毒理作用　生产环境中，铅及其化合物主要以粉尘、烟和蒸气的形态经呼吸道进入人体，少量经消化道摄入。进入血液的铅约90%与红细胞结合，其余在血浆中。血循环中的铅早期主要分布于肝、肾、脑、皮肤和骨骼肌中，数周后，由软组织转移到骨，并以难溶性的磷酸铅[$Pb_3(PO_4)_2$]形式沉积下来。人体内90%～95%的铅储存于骨内，比较稳定。当缺钙或因感染、饮酒、饥饿、外伤、服用酸性药物等造成体内酸碱平衡紊乱或骨疾病（如骨质疏松、骨折）时，均可导致骨内储存的不溶性磷酸铅转化为溶解度增大100倍的可溶性磷酸氢铅（$PbHPO_4$）进入血液，引起铅中毒症状发作或使其症状加重。体内的铅排出缓慢，主要通过肾脏随尿液排出。铅作用于全身各系统和器官，主要累及血液及造血系统、神经系统、消化系统、血管及肾脏等。到目前为止，铅中毒的机制尚未完全阐明，但研究最为深入的是导致卟啉代谢紊乱和影响血红素合成，并认为出现卟啉代谢紊乱是铅中毒重要和较早的变化之一。

4. 临床表现　工业生产中急性中毒极为少见，急性中毒多因误服大量铅化合物所致。职业性铅中毒多为慢性中毒，早期表现为乏力、关节肌肉酸痛、胃肠道症状等。随着病情的进展，主要表现为神经、消化和血液等系统症状。

（1）神经系统　主要表现为类神经征、周围神经病，严重者可出现中毒性脑病。类神经征表现为头昏、头痛、乏力、失眠、多梦、记忆力减退等。随着病情进展，可出现周围神经病，分为感觉型、运动型和混合型。感觉型表现为肢端麻木，四肢末端呈手套、袜套样感觉障碍；运动型表现为握力下降，进一步发展为伸肌无力和麻痹，甚至出现“腕下垂”或“足下垂”。中毒性脑病表现为头痛、恶心、呕吐、高热、烦躁、抽搐、嗜睡、精神障碍、昏迷等症状，在职业性中毒中已极其少见。

（2）消化系统　主要表现为食欲不振、恶心、隐性腹痛、腹胀、腹泻或便秘。严重者可出现腹绞痛（也称铅绞痛，是慢性铅中毒急性发作的典型症状），多为突然发作，部位常在脐周，少数在上腹部或下腹部，发作时病人面色苍白、烦躁不安、出冷汗、体位卷曲，一般止痛药不易缓解，发作可持续数分钟以上。检查腹部常平坦柔软，可有轻度压痛，但无固定压痛点，肠鸣音减弱，常伴有暂时性血压升高和眼底动脉痉挛。口腔卫生不好者，在齿龈与牙齿交界边缘上可出现暗蓝色线，即“铅线（lead line）”。

（3）血液及造血系统　可有轻度贫血，多呈低色素正常细胞型贫血；外周血可有网织红细胞、点彩红细胞和碱粒红细胞增多等。

（4）其他　部分病人可出现肾脏损害。铅可使男工精子数目减少、活动力减弱和畸形率增加；还可导致女工月经失调、流产、早产等。

5. 诊断　急性铅中毒一般不难作出诊断。慢性职业性铅中毒主要依据我国现行《职业性慢性铅中毒的诊断》（GBZ37—2015），密切结合职业接触史、参考职业卫生现场调查资料和临床表现及实验室检查结果，进行综合分析诊断。

6. 治疗原则

（1）驱铅疗法　首选药物为金属络合剂依地酸二钠钙（$CaNa_2-EDTA$），每日 1.0 g 静脉注射或加于 25% 葡萄糖液静脉滴注；还可使用副作用小的二巯基丁二酸胶囊（DMSA），口服，剂量为 0.5 g，每日 3 次。

（2）对症疗法　如有类神经征者给以镇静剂，腹绞痛发作时可静脉注射葡萄糖酸钙或皮下注射阿托品。

（3）支持疗法　适当休息、合理营养和补充维生素等。

7. 预防　关键在于控制生产环境中的铅浓度，用无毒或低毒物代替铅，改革生产工艺；加强通风；控制熔铅温度，减少铅蒸气逸出；加强个人防护，做好就业前及上岗后定期体检等健康监护工作。

8. 职业禁忌证　贫血、卟啉病、多发性周围神经病，心血管器质性疾患。

二、汞中毒

1. 理化特性　汞（mercury，Hg）俗称水银，为银白色液态金属。汞在常温下即能蒸发，气温愈高蒸发愈快，空气流动时蒸发更多。汞不溶于水和有机溶剂，可溶于热浓硫酸、硝酸和类脂质。汞可与金银等金属生成汞合金。

2. 接触机会　汞在生活和工业中广泛应用，主要有汞矿开采及冶炼，电工器材、仪器仪表制造和维修，生产含汞药物及试剂，口腔科用银汞填补龋齿等。除此之外，还严重污染空气、土壤和水源。

3. 毒理作用　生产过程中，金属汞主要以蒸气形式经呼吸道进入体内，透过肺泡壁被吸收，吸收率可达 70% 以上。金属汞很难经消化道吸收，但汞盐及有机汞化合物易被消化道吸收。汞及其化合物进入机体后，最初分布于红细胞及血浆中，并集中在肝脏，随后转移至肾脏，分布在肾皮质。体内的汞主要通过肾脏随尿液排出，在未产生肾损害时，尿汞的排出量约占总排出量的 70%，但排出不规律且比较缓慢。汞中毒机制尚不完全清楚。汞作用于全身各系统和器官，主要累及血液及造血系统、神经系统及肾脏。汞可通过血－脑屏障进入脑组织，并在脑中长期蓄积。汞也易通过胎盘进入胎儿体内，影响胎儿发育。

4. 临床表现

（1）急性中毒　短时间吸入高浓度汞蒸气或摄入可溶性汞盐可致急性中毒。一般起病急，有发热、咳嗽、呼吸困难、口腔炎和胃肠道症状，继之可发生化学性肺炎伴有发绀、气促、肺水肿等。急性汞中毒常出现皮疹、肾损伤，急性期恢复后可出现类似慢性中毒的神经系统症状。

（2）慢性中毒　慢性汞中毒较常见，其典型临床表现为易兴奋症、震颤和口腔炎。

1）易兴奋症　早期主要表现为中毒性神经衰弱样症状，如乏力、头昏、头痛、记忆力下降、多梦等。继之可出现情绪和性格改变，表现为易激动、焦躁不安、失眠、易发怒，或呈抑郁状态，表现为爱哭、胆怯、害羞、感情脆弱、忧虑、沉默等。

2）震颤　是神经毒性的早期症状，开始时表现为手指、舌尖、眼睑的细小震颤，多在休息时发生；进一步发展成前臂、上臂粗大震颤，也可伴有头部震颤和运动失调。震颤特点为意向性，即震颤开始于动作时，在动作过程中加重，动作完成后停止，被别人注意、紧张或欲加以控制时，震颤程度常更明显加重。震颤、步态失调、动作迟缓等症候群，类似帕金森病，后期可出现幻觉和痴呆。部分病人出现周围神经病，表现为双下肢沉重、四肢麻木、烧灼感，四肢呈手套、袜套样感觉减退。慢性中毒性脑病以小脑共济失调表现多见，还可表现为中毒性精神病。

3）口腔－牙龈炎　早期多有流涎、糜烂、溃疡、牙龈肿胀、酸痛、易出血；继而可发展为牙龈萎缩、牙齿松动，甚至脱落；口腔卫生不良者，可在龈缘出现蓝黑色汞线。

4）肾脏损害　少数病人可有肾脏损害。随着病情加重，肾小球的通透性改变，尿中出现高分子蛋白、管型尿甚至血尿，可见水肿。

5）其他　胃肠功能紊乱、脱发、皮炎、免疫功能障碍，生殖功能异常，如月经紊乱、不育、异常生育、性欲降低、精子畸形等。

5. 诊断　慢性职业性汞中毒主要依据我国现行《职业性汞中毒诊断标准》（GBZ89—2007），结合职业接触史，参考职业卫生现场调查资料和临床表现及实验室检查结果，进行综合性分析诊断。

6. 治疗　主要应尽早尽快进行驱汞治疗，药物为二巯基丙磺酸钠或二巯丁二钠、二巯基丁二酸。需要注意口服汞盐病人不应该洗胃，应尽快口服蛋清、牛奶或豆浆等，以使汞与蛋白质结合，保护被腐蚀的胃壁。汞中毒对症处理和内科相同。

7. 预防　改革工艺及生产设备，控制工作场所空气汞浓度，用无毒原料代替汞，加强通风排毒，实现生产过程自动化、密闭化；同时加强个人防护，做好就业前及上岗后定期体检等健康监护工作。

8. 职业禁忌证　中枢神经系统器质性疾病，慢性肾脏疾病等。

9. 职业性健康检查　内科常规检查，牙龈检查，血、尿常规，尿汞，肝功能，尿蛋白定量等。

三、一氧化碳中毒

1. 理化特性　一氧化碳（carbon monoxide，CO），为无色、无味、无臭、无刺激性的气体。微溶于水，易溶于氨水。易燃、易爆，在空气中爆炸极限为 12.5%～74.2%。不易为活性炭吸附。

2. 接触机会 含碳物质的不完全燃烧过程均可产生CO。主要包括：①冶金工业中的炼焦、炼钢、炼铁等；②机械制造工业中的铸造、锻造车间；③化学工业中用CO作原料制造光气、甲醇、甲醛、甲酸、丙酮、合成氨等；④燃气的制取，如煤气；⑤耐火材料、玻璃、陶瓷、建筑材料等工业使用的窑炉、煤气发生炉等；⑥汽车发动机尾气；⑦家庭用煤炉、煤气灶和燃气热水器等。

3. 毒理作用 CO经呼吸道进入血液循环，入血后80%~90%与血红蛋白（Hb）发生紧密而可逆性结合，形成碳氧血红蛋白（HbCO），失去携氧功能。CO与Hb的亲和力比O_2与Hb的亲和力大300倍，而HbCO的解离速度比氧合血红蛋白（HbO_2）的解离速度慢3600倍，而且HbCO不仅本身无携带氧的功能，还影响HbO_2的解离，阻碍氧的释放和传递。由于组织受到双重缺氧作用，导致低氧血症，引起组织缺氧。进入机体的CO绝大部分以原形随呼气排出。中枢神经系统对缺氧最为敏感。

4. 临床表现 吸入CO气体可引起急性中毒、急性一氧化碳中毒迟发脑病和慢性损害。

（1）急性中毒 起病急骤、潜伏期短，主要表现为急性脑缺氧所致的中枢神经损伤。中毒程度与血中HbCO浓度有关。

1）轻度中毒 以脑缺氧反应为主要表现，出现剧烈的头痛、头昏、恶心、呕吐、四肢无力等症状；可有意识障碍，但无昏迷；血液HbCO浓度可高于10%。经治疗，症状可迅速消失。

2）中度中毒 在轻度中毒的基础上出现面色潮红、多汗、烦躁、心率加速、口唇和皮肤黏膜呈樱桃红色；意识障碍表现为浅至中度昏迷；血液HbCO浓度可高于30%。经抢救可较快清醒，恢复后一般无并发症和后遗症。

3）重度中毒 中毒症状进一步加重，因脑水肿而迅速进入深度昏迷或去大脑皮层状态，常见瞳孔缩小、对光反射迟钝、四肢肌张力增高、大小便失禁等；血液HbCO浓度可高于50%。

（2）急性一氧化碳中毒迟发脑病 指少数急性一氧化碳中毒意识恢复后，经2~60天的"假愈期"，又出现严重的神经精神和意识障碍症状。包括痴呆、谵妄或去大脑皮质状态；锥体外系障碍，出现帕金森综合征表现；锥体系损害，出现偏瘫、病理反射阳性或大小便失禁等；有人也称"急性一氧化碳中毒神经精神后发症"。

（3）慢性损害 CO是否可引起慢性中毒尚有争论。有人认为长期反复接触低浓度的CO可引起类神经征和对心脑血管系统有不良影响。

5. 诊断 职业性一氧化碳急性中毒的诊断必须依据职业史、职业卫生现场调查资料、临床表现及实验室辅助检查结果，同时排除非职业性疾病的可能性，并参照我国《职业性急性一氧化碳中毒诊断标准》（GBZ23—2002），进行综合分析诊断。

6. 治疗原则

（1）脱离接触 迅速将中毒病人移至通风处，保持呼吸道通畅，注意保暖，密切观察意识状态。

（2）纠正缺氧 轻度中毒者，给予氧气吸入及对症治疗；中度及重度中毒者积极给予常压口罩吸氧治疗，有条件时应尽早给予高压氧疗。

（3）对症支持治疗 视病情给予消除脑水肿；纠正水、电解质平衡紊乱；给予足够营养；加强护理；积极防治并发症和后遗症。

7. 预防 加强预防CO中毒的卫生宣传，普及自救、互救知识；装置CO自动报警器；生产场所加强通风；加强个人防护，进入高浓度CO的环境工作时，要佩戴特制的CO防毒面具。

8. 职业禁忌证 各种中枢神经和周围神经器质性疾患、器质性心血管疾患。

四、苯中毒

1. 理化特性 苯（benzene）常温下为带特殊芳香味的无色液体，极易挥发，易着火，微溶于水，易溶于乙醇、乙醚、汽油等有机溶剂。

2. 接触机会 苯在工农业生产中被广泛使用，接触机会很多，包括：作为有机化学合成的常用原料制造苯乙烯、苯酚、药物、农药、合成橡胶、塑料、洗涤剂、染料、炸药等；作为溶剂、萃取剂或稀释剂，用于生药的浸渍、提取、重结晶以及油漆、油墨、树脂、人造革、粘胶和喷漆制造；用作燃料，如工业汽油中苯的含量可高达10%以上；苯的制造，如焦炉气和煤焦油的分馏、石油的裂化重整与乙炔合成苯。

3. 毒理作用 苯在生产环境中主要以蒸气形式由呼吸道进入人体，皮肤仅能吸收少量。进入体内的苯，主要分布在含类脂质较多的组织和器官中，如骨髓、脑等；约50%的苯以原形由呼吸道排出，约10%以原形贮存于体内，40%左右被肝脏等器官代谢，代谢产物（主要是酚类物质）随尿排出。

急性中毒是因苯的亲脂性，附于神经细胞表面，抑制生物氧化，影响神经递质，麻醉中枢神经系统。慢性毒作用主要是苯代谢产物被转运到骨髓或其他器官，可能表现为骨髓毒性和致白血病作用。迄今，苯的毒作用机制尚未完全阐明。目前认为慢性毒作用机制主要涉及：干扰细胞因子对骨髓造血干细胞的生长和分化的调节作用；氢醌与纺锤体纤维蛋白共价结合，抑制细胞增殖；损伤DNA，诱发基因突变或染色体损伤；癌基因的激活。

4. 临床表现

（1）急性中毒 主要表现为中枢神经系统的麻醉作用，轻者可出现头晕、头痛、恶心、呕吐、兴奋、步态蹒跚等酒醉样状态，严重者可出现神志模糊、抽搐甚至呼吸、心跳停止。

（2）慢性中毒

1）神经系统 病人常有头痛、头晕、失眠、记忆力减退等类神经征，有的伴有自主神经系统功能紊乱，个别病例有肢端麻木和痛觉减退表现。

2）造血系统 造血系统的损害是慢性苯中毒的主要特征，有近5%的轻度中毒者无自觉症状，但血象检查发现异常，以白细胞计数减少最常见，主要是中性粒细胞减少。此外，血小板亦出现降低，皮下及黏膜有出血倾向。重度中毒可出现全血细胞减少，引起再生障碍性贫血。

3）其他 长期直接接触苯，皮肤可因脱脂而变干燥、脱屑以至皲裂，有的出现过敏性湿疹、脱脂性皮炎。苯还可损伤生殖系统，苯接触女工月经量增多、经期延长，流产和胎儿畸形发生率增高。

苯是国际癌症研究中心（International Agency for Research on Cancer，IARC）已确认的人类致癌物。

5. 诊断

（1）急性苯中毒的诊断 根据短期内吸入大量高浓度苯蒸气，临床表现有意识障碍，并排除其他疾病引起的中枢神经功能改变，可诊断为急性苯中毒。

（2）慢性苯中毒的诊断　应根据较长时间密切接触苯的职业史，以造血系统损害为主的临床表现，参考作业环境空气中苯浓度的测定资料，同时排除其他原因引起的血象改变，并按我国《职业性苯中毒的诊断》（GBZ68—2013），进行综合分析诊断。

6. 治疗原则

（1）急性中毒　应迅速将中毒者移至空气新鲜处，立即脱去被污染的衣服，用肥皂水清洗被污染的皮肤，注意保暖和卧床休息。可静脉注射葡萄糖醛酸和维生素 C，忌用肾上腺素。

（2）慢性中毒　无特效解毒药，治疗根据造血系统损害所致血液疾病对症处理。可采用中西医结合疗法，给以多种维生素、核苷酸类药物以及皮质激素、丙酸睾酮等。

7. 预防措施　以无毒或低毒的物质代替苯；改革生产工艺过程和通风排毒；对苯作业现场进行定期劳动卫生学调查，监测空气中苯的浓度。注意个人防护，佩戴防苯口罩或使用送风式面罩；做好就业前及上岗后定期体检等健康监护工作。女工怀孕期及哺乳期必须调离苯作业，以免对胎儿和乳儿产生不良影响。

8. 职业禁忌证　血象指标低于或接近正常值下限者，各种血液病，严重的全身性皮肤病，月经过多或功能性子宫出血。

五、尘肺

（一）尘肺及其分类

尘肺（pneumoconiosis）是由于在生产环境中长期吸入生产性粉尘而引起的以肺组织纤维化为主的疾病。是职业性疾病中影响面最广、危害最严重的一类疾病。据统计，尘肺病例约占我国职业病总人数的 80% 以上。

根据多年临床观察、X 射线胸片检查、病理解剖和实验研究的资料，我国按病因将尘肺病分为五类。

1. 矽肺　由于长期吸入游离二氧化硅含量较高的粉尘引起。

2. 硅酸盐肺　由于长期吸入含有结合二氧化硅的粉尘如石棉、滑石、云母等引起。

3. 炭尘肺　由于长期吸入煤、石墨、炭黑、活性炭等粉尘引起。

4. 混合性尘肺　由于长期吸入含游离二氧化硅粉尘和其他粉尘如煤尘等引起。

5. 金属尘肺　由于长期吸入某些致纤维化的金属粉尘如铝尘引起。

（二）矽肺

矽肺（silicosis）是由于在生产过程中长期吸入游离二氧化硅含量较高的粉尘而引起的以肺组织弥漫性纤维化为主，伴有矽结节形成为特征的全身性疾病。矽肺是尘肺中危害最严重的一种，约占尘肺总病例数的 50%。自然界中 95% 以上的矿石均含有游离二氧化硅。石英中的游离二氧化硅含量可达 99%，所以常以石英尘作为矽尘代表。

1. 主要的矽尘作业　矽尘作业指接触含游离二氧化硅 10% 以上的粉尘作业。如各种矿山采掘、筑路、水利工程等隧道的开挖等；石粉厂、玻璃厂、陶瓷厂以及耐火材料厂生产过程中的原料破碎、研磨等；机械制造业中铸造工段的砂型调制、清砂、喷砂等。

2. 影响矽肺发病的因素　矽肺的发病与粉尘中游离二氧化硅含量、二氧化硅类型、粉尘浓度、分散度、接尘时间、防护措施以及接尘者个体因素等有关。其中肺内粉尘蓄积量是矽肺发病的决定性因素，其大小主要取决于生产环境中粉尘浓度、分散度、接尘时间、劳动强度和防护措施等。

3. 发病类型 矽肺的发病较缓慢，一般在持续性吸入矽尘5～10年后发病，有的可长达15～20年以上。由于持续吸入高浓度、高游离二氧化硅含量的粉尘，经1～2年即可发病，称为速发型矽肺（acute silicosis）。有的工人较短时间接触高浓度矽尘后便脱离矽尘作业，当时X射线胸片未发现明显异常，尚不能诊断为矽肺，若干年后才诊断为矽肺，称为晚发型矽肺（delayed silicosis）。

4. 病理改变 矽肺病理改变包括四型：结节型、弥漫性间质纤维化型、矽性蛋白沉积型和团块型。其中矽结节（silicotic nodule）和弥漫性间质纤维化是矽肺的基本病理改变。矽结节是矽肺的特异性病理改变。

5. 临床表现

（1）症状和体征 ①症状：肺有很强的代偿功能，即使X射线胸片上已呈现典型的矽肺影像，病人也可能在相当长的时间内无明显自觉症状。随着病情进展，或有并发症时，会出现胸闷、胸痛、气短、咳嗽、咳痰、心悸等症状，无特异性，并逐渐加重，但症状的多少和轻重与X射线胸片表现的严重程度并不一定呈平行关系。②体征：早期无明显体征，偶可闻及干性啰音，合并感染时可闻及湿性啰音，并发肺气肿时，可出现叩诊过清音等。

（2）X射线胸片 表现矽肺X射线胸片影像是矽肺病理改变在X射线胸片的反映。其诊断依据为小阴影（直径小于10mm）和大阴影（直径超过10mm）。小阴影按其形态可分为圆形和不规则形两类。圆形小阴影病理基础以结节型矽肺为主。不规则形小阴影病理基础主要是肺间质弥漫性纤维化。大阴影是晚期矽肺的主要表现，其病理基础是团块状纤维化。X射线胸片的肺门、肺纹理和胸膜改变以及肺气肿等影像对矽肺的诊断也有重要参考价值。

（3）肺功能改变 矽肺早期即有肺功能损害，但由于肺脏的代偿功能很强，临床肺功能检查指标多属正常。随着病变进展，肺组织纤维化进一步加重，肺弹性下降，可出现肺活量等肺功能指标降低；伴肺气肿和慢性炎症时，时间肺活量降低，最大通气量减少，故矽肺病人的肺功能以混合性通气功能障碍多见。

（4）并发症 主要并发症有肺结核、肺部感染、肺源性心脏病以及自发性气胸等，其中最为常见和危害最大的是肺结核。矽肺如果合并肺结核，可加速矽肺病情恶化，且结核难以控制，矽肺合并肺结核是病人死亡的最常见原因。

6. 诊断 据可靠的生产性粉尘接触史、职业卫生现场调查资料，以技术质量合格的X射线高仟伏后前位胸片表现作为主要依据，参考动态系列胸片及流行病学调查资料和职业健康监护资料，结合临床表现和实验室检查，排除其他类似肺部疾病，并按我国《职业性尘肺病的诊断》（GBZ70—2015），进行综合性分析诊断。

7. 治疗与处理 目前尚无特效治疗方法。矽肺病人应及时脱离接尘作业环境，根据病情需要进行综合治疗，注意增强营养，生活规律化，坚持体育锻炼，积极预防并发症和对症治疗，以改善症状、延缓病情进展、延长病人寿命、提高生命质量。

8. 预防措施 在多年实践的基础上，结合我国国情总结出八字综合防尘措施，即“革、水、密、风、护、管、教、查”。“革”即进行生产工艺和设备的技术革新和技术改造；“水”即采用湿式作业；“密”是密闭尘源；“风”是加强作业场所的抽风除尘；“护”即加强个人防护；“管”是加强管理，建立完善管理制度和防尘设备的维护、维修制度；“教”是进行宣传教育，增强自我保护意识；“查”即对接触粉尘的作业人员进行健康检查，监测生产环境中粉尘的浓度，加强执法监督的力度，督促用人单位采取防尘措施，改善劳动条件。

9. 职业禁忌证　凡不满 18 周岁，有活动性肺结核、严重的慢性呼吸道疾病、严重影响肺功能的胸部疾病、严重的心血管系统疾病者不得从事接尘作业。

10. 职业性健康检查　内科检查、胸部 X 射线摄片和肺功能检查等。

（齐宝宁）

扫码“练一练”

第六章　食物与健康

要点导航

1. 掌握　营养素的种类，三大产热营养素的生理功能，必需氨基酸，蛋白质的互补作用，必需脂肪酸和膳食纤维的生理功能，食品安全的概念，食物中毒的概念、特征和分类，食品添加剂的概念和特征。

2. 熟悉　三大产热营养素的供给量，维生素缺乏相关疾病，评价食物蛋白质营养价值的指标，中国居民膳食指南，临床营养的概念，病人的膳食管理，特医食品，安全食品的种类，食品常见的污染物及其危害。

3. 了解　各种营养素的来源，能量和植物化学物，特殊人群营养，肠内营养方式，肠外营养方式，食品添加剂的使用原则。

食物（food）是人类赖以生存的基本条件。人体需要不断从食物中获得营养成分以保持人体和外界环境的能量和物质代谢的平衡，以维持人体的健康。营养（nutrition）是指人体摄入、消化、吸收和利用食物中营养物质以满足机体生理需要并排出废物的生物学过程。营养是人类维持生命、生长发育和健康的重要物质基础，合理营养可以保证机体正常的生理功能，促进生长发育，提高机体的抵抗力和免疫力，有利于预防疾病，增进健康。国民营养事关国民素质提高和经济社会发展。为贯彻落实《“健康中国2030”规划纲要》，国务院办公厅制定并发布了《国民营养计划（2017—2030年）》，要求以人民健康为中心，以普及营养健康知识、优化营养健康服务、完善营养健康制度、建设营养健康环境、发展营养健康产业为重点，关注国民生命全周期、健康全过程的营养健康，将营养融入所有健康政策，提高国民营养健康水平。

第一节　食物营养成分及能量

扫码“学一学”

营养素（nutrient）是指通过食物获取并能在人体内被利用、具有供给能量、构成组织及调节生理功能的物质，包括蛋白质、脂类、碳水化合物、矿物质、维生素和水六大类，由于蛋白质、脂类和碳水化合物的摄入量较大，称为宏量营养素（macronutrient），且这三类营养素在机体内经过氧化分解释放出一定能量，满足人体的需要，又称为三大产能营养素。

一、蛋白质

蛋白质（protein，pro）是一切生命的基础，是构成人体组织、调节各种生理功能不可缺少的物质，可促进机体生长发育，参与许多重要物质的转运，并供给热能。体内的蛋白质始终处于不断分解和合成的动态平衡之中，借此可达到组织蛋白不断地更新和修复的目的，故每天供应足够的蛋白质是非常重要的。缺乏可能会导致生长发育迟缓、贫血、易感染、病后恢复缓慢等；严重缺乏时可致营养不良。

1. 与蛋白质相关的概念

（1）必需氨基酸（essential amino acid，EAA）　蛋白质的基本构成单位是氨基酸，构成人体蛋白质的氨基酸有 20 种，分为必需氨基酸、半必需氨基酸和非必需氨基酸三种。必需氨基酸是指人体自身不能合成或合成速度不能适应机体需要，必须由食物供给的氨基酸，共有 8 种：亮氨酸、异亮氨酸、赖氨酸、蛋氨酸、苯丙氨酸、苏氨酸、色氨酸、缬氨酸，对于婴幼儿，组氨酸也是必需氨基酸。半胱氨酸和酪氨酸在体内分别由蛋氨酸和苯丙氨酸转变而成，如果膳食中能直接提供这两种氨基酸，则人体对蛋氨酸和苯丙氨酸的需要可分别减少 30% 和 50%，所以半胱氨酸和酪氨酸这类可减少人体对某些必需氨基酸需要量的氨基酸称为半必需氨基酸，或条件必需氨基酸。其余 9 种氨基酸人体自身可以合成满足机体需要，故称非必需氨基酸。

（2）氨基酸模式（amino acid pattern，AAP）　指食物蛋白质中各种必需氨基酸的相互比值。人体对各种必需氨基酸的需求有固定模式，而不同食物蛋白质所含必需氨基酸的种类和数量各异，任何必需氨基酸的缺乏或过剩都将影响其在体内的利用，因此当食物蛋白质氨基酸模式与人体蛋白质氨基酸模式越接近，必需氨基酸被机体利用的程度就越高，食物蛋白质的营养学价值也就越高。鸡蛋蛋白质与人体蛋白质氨基酸模式最接近，在实验中常以它作为参考蛋白（reference protein），它是可以用于测量其他蛋白质质量的标准蛋白。

（3）限制氨基酸（limiting amino acid，LAA）　指将某种食物蛋白质的氨基酸构成与人体所需要的氨基酸模式相比较，其中含量不足的一种或几种必需氨基酸。植物性蛋白往往缺少赖氨酸、色氨酸、苏氨酸和蛋氨酸等必需氨基酸，所以其营养价值相对较低。为了提高植物性蛋白质的营养价值，往往将两种或者两种以上的食物混合食用，而达到互补的目的，如肉类和大豆类蛋白可以用于弥补粮谷类蛋白质中赖氨酸的不足。这种不同食物间相互补充其必需氨基酸不足的作用叫蛋白质的互补作用（complementary action）。混合食物的蛋白质生物价见表 6－1。

表 6－1 混合蛋白质的生物价

蛋白质来源	混合食物中所占比例/%	蛋白质的生物价		
		单独食用	混合食用	近似动物蛋白质
玉米	23	60	73	猪肉（74）
小麦	25	67		
大豆	52	64		
小麦	39	67	89	超过牛奶（85）
小米	13	57		
牛肉	26	69		
大豆	22	64		
豆腐干	42	65	77	鱼（76）
面筋	58	67		牛肉（76）
大豆	70	64	77	牛肝、牛肾（77）
鸡蛋	30	94		

（4）完全蛋白质、半完全蛋白质和不完全蛋白质　是根据蛋白质所含必需氨基酸的种

类和比值对蛋白质的分类。①完全蛋白质（优质蛋白质）所含必需氨基酸种类齐全、数量充足、比例适当，不但能维持成人的健康，并能促进儿童生长发育，如乳类中的酪蛋白，蛋类中的卵磷蛋白，肉类中的肌蛋白，大豆中的大豆蛋白等。②半完全蛋白质（半优质蛋白质）所含必需氨基酸中有限制性氨基酸，若作为蛋白质的唯一来源，只可维持生命，不能促进生长发育，如小麦中的麦胶蛋白等。③不完全蛋白质（非优质蛋白质），蛋白质中缺乏数种必需氨基酸，若作为蛋白质的唯一来源，既不能维持生命，更不能促进生长发育，如玉米中的玉米胶蛋白，豌豆中的豆球蛋白等。

2. 生理功能

（1）人体组织的构成成分　人体的内脏、骨骼、肌肉，甚至指甲和头发，无一不以蛋白质作为重要的组成成分。细胞中，除水分外，蛋白质约占细胞内物质的80%，因此构成机体组织、器官的成分是蛋白质最重要的生理功能；机体蛋白质处于不断分解和合成的动态平衡过程中，成人体内每天有大约3%的蛋白质被更新。

（2）调节机体生理过程　机体生命活动之所以能够有条不紊的进行，有赖于多种生命活性物质的调节。而蛋白质在体内是构成多种重要生理活性物质的成分，参与调节生理功能。如核蛋白构成细胞核并影响细胞功能；酶蛋白具有促进食物消化、吸收和利用的作用；由蛋白质或蛋白质衍生物构成的某些激素，如垂体激素、甲状腺激素、胰岛素及肾上腺素等都是机体的重要调节物质。

（3）供给机体能量　当机体需要时，蛋白质可以被代谢分解释放能量，1 g食物蛋白质在体内完全氧化可供给机体16.7 kJ（4.0 kcal）的热能。

3. 食物来源　蛋白质的主要来源分为动物性蛋白质、植物性蛋白质。其中鸡、鸭、鱼、肉、蛋、奶及其制品等动物性食品以及植物性食品中的豆类是优质蛋白质的来源。

4. 供给量　蛋白质的供给量是根据机体的生理需要量决定的，而生理需要量一般是通过观察机体摄入氮与排泄氮的平衡状态确定的，营养学把这一平衡状态称为氮平衡（nitrogen balance，NB），其关系式如下：

氮平衡 = 摄入氮 -（粪氮 + 尿氮 + 皮肤排泄氮）

能维持机体氮代谢平衡状态（最好增加5%）的蛋白质量即为蛋白质生理需要量。每克蛋白质在体内完全氧化可供机体16.736 kJ的能量，成人每日所需能量约10%~15%来自蛋白质。我国的推荐摄入量：成人每千克体重1.16 g/d；要求优质蛋白质摄入比例要大于1/3，对于老人、儿童、病人等特殊人群要求达到1/2。

5. 评价食物蛋白质营养价值的指标　评价食物蛋白质的营养学价值对于食物品质的鉴定、指导人群膳食等许多方面都是十分必要的。可以通过对食物蛋白质含量、消化率、生物价、净利用率、氨基酸评分、蛋白质功效比值等指标评价其蛋白质营养价值。

（1）蛋白质含量　蛋白质的含量通常采用凯氏定氮法间接测定，具体操作是通过凯氏定氮法测定食物的含氮量再乘以换算系数6.25获得，这一指标是评价食物蛋白营养价值的基础。但这一方法不能区分所测的含氮量是否是由真正的蛋白质提供的，某些非蛋白质物质在用这种方法进行测量时也可以显示得到含氮量，如三聚氰胺。

（2）蛋白质生物价（protein biological value，PBV）　是反映食物蛋白质在体内消化吸收后，被机体利用程度的指标。用被机体利用的蛋白质量与消化吸收的食物蛋白质量的比值的100倍来表示，其值越高，表明被机体利用程度越高。

（3）消化吸收率（digestibility）　反映蛋白质在消化道内被消化酶分解以及氨基酸和肽被收收的程度。分为真消化吸收率（true/net digestibility）和表观消化吸收率（apparent digestibility）。在实际应用中往往用表观消化吸收率以简化实验，并使所得消化吸收率具有一定的安全性。

（4）蛋白质净利用率（net protein utilization，NPU）　反映食物蛋白质被利用的程度，即机体利用的蛋白质占食物中蛋白质的百分比，是将食物蛋白质的生物价和消化率结合起来评定蛋白质营养学价值的一个指标。

（5）氨基酸评分（amino acid score，AAS）　亦称蛋白质化学评分，是被测食物蛋白质中必需氨基酸和理想模式或参考蛋白中相应必需氨基酸的比值，反映蛋白质构成和利用率的关系，该评价方法比较简单，但是没有考虑到食物蛋白质的消化率。

（6）蛋白质功效比值（protein efficiency ratio，PER）　该指标是用处于生长阶段中的幼年动物在实验期内，其体重增加量和蛋白质的摄入量的比值来反映蛋白质的营养价值，评价婴幼儿食品中蛋白质常用该指标。

二、脂类

脂类（lipids）是人体必需的宏量营养素，包括中性脂肪和类脂，前者主要是甘油三脂及脂肪酸，后者包括磷脂、糖脂和类固醇等。食物中的脂类95%是甘油三脂。脂肪酸可按其饱和程度分为饱和脂肪酸、单不饱和脂肪酸和多不饱和脂肪酸；也可按其空间结构不同分为顺式脂肪酸和反式脂肪酸。

1. 生理功能　①构成人体的重要成分；②储存和供给能量、维持体温以及节约蛋白质；③改善食物感官性状、增进食欲和增加饱腹感；④为机体提供必需脂肪酸；⑤促进脂溶性维生素吸收；⑥组成机体细胞特定结构并赋予细胞特定生理功能。

2. 必需脂肪酸（essential fatty acid，EFA）　人体可以利用糖、脂肪和蛋白质来合成所需的绝大部分脂肪酸。但有两种不饱和脂肪酸是人体必需的，体内不能合成，必须由食物供给，即亚油酸和 α - 亚麻酸。EFA 的主要生理功能为：①合成前列腺素、白三烯等活性物质的原料；②参与脂质代谢：胆固醇代谢；③参与构成生物膜；④与视力、行为和神经的发育有关。但过量摄入可在体内形成过氧化物，对机体造成危害。

3. 反式脂肪酸（trans fatty acids，TFA）　又称反式脂肪、反式酸，是所有含有反式双键的不饱和脂肪酸的总称。人类使用的反式脂肪主要来自经过部分氢化的植物油。“氢化”是20世纪初发明的食品工业技术，氢化植物油与普通植物油相比更加稳定，成固体状态，可以使食品外观更好看，口感松软；与动物油相比价格更低廉，而且在20世纪早期，人们认为植物油比动物油更健康，用便宜而且“健康”的氢化植物油代替动物油脂在当时被认为是一种进步。20世纪80年代以后，欧美国家发现长期使用反式脂肪酸可能会导致冠心病等心脏疾病，与天然动物油脂相比，对健康的有害程度一点也不小。

反式脂肪酸的危害是：①升高血液中LDL - C，同时降低HDL - C，导致动脉硬化和血栓形成；②增加糖尿病危险；③胎儿、婴儿及新生儿会因母亲摄入反式脂肪酸而被动摄入，从而影响生长发育，对中枢神经系统的发育产生不良影响，抑制前列腺素的合成，干扰生长发育；④可能会诱发肿瘤；⑤减少男性激素分泌，对精子产生负面影响，中断精子在身体中的反应；⑥降低记忆力等。

反式脂肪酸在现实生活中主要是人造奶油或人造黄油，在天然食品中如乳制品、牛肉等反刍动物肉类也存在微量。如今联合国粮农组织和世界卫生组织都建议每人每天摄取的反式脂肪酸不超过摄取的总热量的1%，大约相当于2 g（一份炸薯条的反式脂肪酸含量大约5 g）。

4. 供给量 每克脂肪可产生37.656 kJ（9 kcal）能量。中国营养学会按照年龄分别制定了适宜摄入量，正常成人膳食脂肪供给量以其所供能量占每日所需总能量的20%~30%为宜，其中饱和脂肪酸、单不饱和脂肪酸和多不饱和脂肪酸的最佳比例是1∶1∶1，EFA供热应占总热量的2%以上。

5. 食物来源 人类膳食脂类的植物性来源主要是植物油和坚果类食物，动物性来源主要是动物油脂和蛋奶类等食品。植物性脂类富含必需脂肪酸和维生素E，动物性脂类中饱和脂肪酸含量较高，蛋黄、坚果类食物等含有丰富的磷脂，蛋黄、动物内脏及奶油等含有较高的胆固醇。

三、碳水化合物

1. 分类 碳水化合物（carbohydrate）也称糖类，是由碳、氢、氧3种元素组成的一类化合物，其分类详见表6-2。

表6-2 膳食碳水化合物分类

分类（聚合度）	亚类	组成
糖（1~2）	单糖	葡萄糖、果糖、半乳糖
	双糖	蔗糖、乳糖、麦芽糖、海藻糖
	糖醇	山梨醇、甘露醇
寡糖（3~9）	麦芽低聚寡糖	麦芽糊精
	其他寡糖	棉籽糖、水苏糖、低聚果糖
多糖（>9）	淀粉	直链淀粉、支链淀粉、变性淀粉
	非淀粉多糖	纤维素、半纤维素、果胶、水状胶体、木质素

2. 生理功能

（1）构成机体的成分 碳水化合物同样是机体重要的构成成分，如在遗传信息传递中起重要作用的核糖，构成细胞的糖脂、糖蛋白和蛋白多糖等。

（2）提供能量 1g葡萄糖在体内代谢可以提供16.736 kJ（4 kcal）的能量，它也能快速的提供能量，也是机体最主要最经济的能量来源。

（3）节约蛋白质作用 碳水化合物供给不足时，机体为了维持血糖的稳定，则动用蛋白质通过糖原异生作用产生葡萄糖，长期下去将因蛋白质过度分解而对机体器官造成损害，因此摄入足量的碳水化合物能防止体内蛋白质被过多的消耗。

（4）抗生酮作用 碳水化合物供应不足时，体内草酰乙酸不足，乙酰基不能进入三羧酸循环被彻底氧化，而是会产生酮体，当产生的酮体超过了肌肉等外周组织的分解能力时，会发生酮症酸中毒。反之，当碳水化合物供应充足则可防止酮症酸中毒的发生，这种作用称为抗生酮作用。

3. 膳食纤维（dietary fiber，DF） 是不能被人体所利用的多糖类的总称。它们虽然不能为人体所消化吸收，却在消化道内发挥重要的生理功能。主要来自植物细胞壁的复合碳水化合物，包括纤维素、半纤维素、果胶、亲水胶体物质及木质素等。

膳食纤维的主要功能是：①增强肠道功能，减少肠道疾病；②影响机体脂质代谢，降低血浆胆固醇，有利于防止动脉粥样硬化症的发生；③调节血糖代谢，改善空腹血糖和餐后血糖，有助于防治糖尿病；④控制体重，预防和治疗肥胖症；⑤预防大肠癌。

4. 供给量　每克碳水化合物在体内氧化可供给 16.736 kJ（4 kcal）能量。中国营养学会建议除 2 岁以下的婴幼儿外，碳水化合物适宜摄入量为其供能占每日所需总能量的55%～65%，WHO 建议每人膳食纤维摄入量为 27～40 g/d。

5. 食物来源　主要食物来源是粮谷类、薯类、根茎类、豆类和其他植物性食物，如大米、面粉、玉米、土豆、黄豆和红薯等，其中以粮谷类含碳水化合物比例最高，可达70%～80%。动物性食物除肌肉等含有糖原以外，只有乳类可以提供乳糖。

四、维生素

维生素（vitamin）是人和动物维持正常的生理功能的一类微量有机物质，在人体生长、代谢、发育过程中发挥着重要的作用，在人体内不能合成或合成数量不能满足生理需要，必须由食物供给。机体对它们的生理需要量很小，常以 mg 或 μg 计。其命名可按字母，也可按化学结构或功能。通常根据其溶解性的不同分为两大类：①脂溶性维生素，包括维生素 A、维生素 D、维生素 E 和维生素 K，它们在体内的排泄效率低，可在体内储存，过量摄入可引起中毒。②水溶性维生素，主要为 B 族维生素和维生素 C，它们的排泄效率高，在体内无过多储存，当机体达到饱和时就从尿中排出，通常不会引起中毒，但需经常经食物补充。

已知许多维生素是酶的辅酶或者是辅酶的组成部分。因此，维生素是维持和调节机体正常代谢的重要物质。可以认为，最好的维生素是以“生物活性物质”的形式存在于人体组织中。如果长期缺乏某种维生素，就会引起生理机能障碍而发生相应的疾病。维生素缺乏的主要原因是：①摄取不足；②消化吸收障碍；③需要量增加。

1. 维生素 A 与胡萝卜素　维生素 A 的化学名为视黄醇，是最早被发现的维生素。维生素 A 有两种：一种是维生素 A，是最初的维生素 A 形态（只存在于动物性食物中）；另一种是维生素 A 前体（β-胡萝卜素），它在人体肝脏和肠黏膜中可转化为维生素 A（可从植物性及动物性食物中摄取）。综合考虑两种来源，提出了视黄醇当量（retinol equivalent，RE）的概念：

视黄醇当量（μg）＝维生素 A（IU）×0.3＋β-胡萝卜素（μg）×1/6

1 μgβ-胡萝卜素＝0.167 μgRE，1 μg 类胡萝卜素＝0.084 μgRE，1IU 维生素 A＝0.3 μgRE

维生素 A 的生理功能主要包括：①维持正常视觉功能；②维护上皮组织细胞的健康；③维持骨骼正常生长发育；④促进生长与生殖；⑤延缓或阻止癌前病变；⑥抗氧化作用，防止脂质过氧化。

我国居民维生素 A 摄入量的绝大多数由植物性食物中的胡萝卜素提供，质量较差，吸收利用率不稳定，因此中国营养学会建议总供给量中至少应有 1/3 的维生素 A 来自于动物性食品。但是需要注意的是：由于维生素 A 是脂溶性维生素，可在体内蓄积引起中毒，故应避免摄入过量。成人1次摄入剂量>90~300 mg（30万~100万IU），儿童一次摄入剂量>90 mg（30万IU）可发生急性中毒，出现嗜睡或过度兴奋、头痛、呕吐、肌肉无力等高颅压症状。慢性中毒表现为体重下降、皮肤干燥、皮疹、脱屑、毛发干枯、脱发、口唇干裂、鼻出血、皮肤黏膜损伤及贫血、肝脾肿大等。

2. 维生素D 为固醇类衍生物，维生素D家族成员中最重要的成员是维生素D_2和维生素D_3。维生素D的主要生理功能是促进钙磷吸收，调节钙磷代谢，促进骨骼和牙齿的生长和发育。儿童缺乏时可导致佝偻病；成年人可发生骨质软化症和骨质疏松；血清钙水平降低可出现手足抽搐症。过量摄入维生素D可引起高钙血症和高钙尿症，严重者可致死亡。

我国居民膳食维生素D的RNI为成人10 μg/d。经常晒太阳是人体获得充足有效维生素D_3的最经济来源。富含维生素D食物有海水鱼（如沙丁鱼）、肝、蛋黄等动物性食品和鱼肝油制剂。奶类含维生素D不高，以奶类为主食的婴儿应及时补充维生素D制剂。

3. 维生素E 又称生育酚，包括生育酚和三烯生育酚两类共8种化合物，以α-生育酚的活性最高。其主要生理功能是：抗氧化作用；维持动物的生殖功能；预防衰老；调节血小板的粘附力和聚集作用；增强机体免疫功能和抑制肿瘤发生。

维生素E缺乏时会导致红细胞脆性增加；尿中肌酸排出增多；新生儿溶血性贫血；癌症、动脉粥样硬化等病变的危险性增加。我国居民14岁以上人群的适宜摄入量为14 mgα-TE/d（α-TE：α-生育酚当量）。富含维生素E的食物有植物油、麦胚、坚果、豆类和谷类。

4. 维生素B_1 又称为硫胺素，以焦磷酸硫胺素（TPP）的形式在机体内参与物质代谢和能量代谢；还可以抑制胆碱酯酶的活性，可促进肠道蠕动和消化液的分泌，维持正常食欲。

维生素B_1缺乏可导致脚气病，根据临床症状分为干性脚气病、湿性脚气病和混合型；另外，当其缺乏时，胆碱酯酶活性增强，乙酰胆碱分解加速导致胃肠蠕动变慢，消化液分泌减少，出现消化不良，因此临床上将维生素B_1作为辅助消化药。我国人民以粮谷类为主食，通常不会发生维生素B_1的摄入缺乏，但需注意其在烹调加工过程中的损失，如粮谷类加工精度过高、过度淘洗、烹调加碱和高温油炸等。

我国成年人膳食维生素B_1的推荐摄入量为男性1.4 mg/d，女性1.2 mg/d。富含维生素B_1的食物有谷物，如杂粮、豆类和坚果。此外，动物内脏、瘦肉含有一定量的维生素B_1。

5. 维生素B_2 亦称核黄素。维生素B_2的体内活性形式为黄素腺嘌呤二核苷酸（FAD）和黄素单核苷酸（FMN）。FAD和FMN为黄素酶的辅酶，如琥珀酸脱氢酶、谷胱甘肽还原酶、葡萄糖氧化酶和氨基酸氧化酶等，直接参与机体组织呼吸及氧化还原过程。

维生素B_2缺乏主要表现为"口腔-生殖综合征"，即眼、口腔、生殖器官和皮肤的非特异性炎症，可致口角炎、唇炎、舌炎、脂溢性皮炎、睑缘炎、角膜炎和阴囊皮炎等症状。长期缺乏还可导致儿童生长迟缓、缺铁性贫血，妊娠期缺乏可导致胎儿骨骼畸形。

我国成年人膳食维生素B_2的推荐摄入量为男性1.4 mg/d，女性1.2 mg/d。富含维生素B_2的食物有动物内脏、蛋黄、乳类。另外植物性食品也含有一定量维生素B_2，其中绿色蔬菜、豆类含量较高，谷类含量较少。

6. 维生素C 又称抗坏血酸，具有较强的还原性，加热或在溶液中易氧化分解，在碱性条件下更易被氧化，在酸性水溶液中较为稳定。

维生素 C 的主要生理功能是：参与机体羟化反应，促进胶原的合成；作为重要的还原剂保护巯基，促进铁的吸收和利用；增强机体免疫功能，促进排毒等。

中国成人维生素 C 的推荐摄入量为 100 mg/d。维生素 C 主要存在于蔬菜和水果中，蔬菜中的柿子椒、菜花及各种深色叶菜含量较高，水果中的柠檬、山楂、柑橘、猕猴桃含量较丰富，动物性食品中含量较少。

7. 叶酸　叶酸是机体内的一碳单位转移所必需的，通过参与一碳单位转移，对蛋白质、核酸的合成，各种氨基酸代谢有重要作用，另外，叶酸还是骨髓红细胞、白细胞形成和成熟所必需的。

叶酸缺乏可导致红细胞中核酸合成受阻，使红细胞发育和成熟受影响，造成巨幼红细胞性贫血；孕妇早期缺乏叶酸导致胎儿神经管畸形，妇女在孕前及孕早期及时补充叶酸可有效地预防胎儿神经管畸形的发生；叶酸缺乏还可出现精神萎靡、健忘、失眠、阵发性欣快症、胃肠道功能紊乱和舌炎等。

目前我国成人叶酸推荐摄入量为 400 μgDFE（叶酸当量）/d，孕妇为 600 μgDFE/d。叶酸广泛存在于动植物性食物中，含量丰富的食物有动物肝脏、肾脏、蛋、鱼等，豆类、绿叶蔬菜、水果和坚果含量也较高。

五、矿物质

体内各种元素，除碳、氢、氧、氮主要以有机化合物形式存在外，其余无机元素同有机物质一样不断更新，必须从食物补给，这一类营养素无论含量多少统称为无机盐或矿物质。矿物质分为两类，占人体重量 0.01% 以上的钾、钠、钙、镁、磷、硫和氯七种为常量元素，占体重 0.01% 以下的铁、锌、铜、碘、硒、锰、钴、氟、钼、铬、镍、锡、硅和钒等 14 种为微量元素。

1. 钙　钙是构成人体的重要成分，是人体内含量最多的矿物元素，人体中 99% 的钙集中于骨骼和牙齿，其余的则以游离或结合的形式存在于体液和软组织当中。其主要生理功能是：形成和维持骨骼和牙齿的结构，维持神经和肌肉活动，参与血液凝固过程等。在婴幼儿期缺钙可导致佝偻病，成年人缺钙可导致骨质软化症和骨质疏松症，血清钙水平降低可发生手足抽搐症。钙摄入过量会增加患肾结石的危险；还可明显抑制铁、镁、磷的吸收。我国人群缺钙现象较普遍，尤其是婴幼儿、孕妇、乳母和老年人等特殊人群，因为膳食中很多因素都会影响钙的吸收，如维生素 D、乳糖、氨基酸能促进钙的吸收，而谷物中植酸、菠菜、竹笋中的酸性物质等都会同钙形成植酸钙和草酸钙不能吸收。因此，选择供钙食物不能单纯考虑钙的绝对含量，还需同时考虑其吸收率。

我国成人钙的适宜摄入量为 800 mg/d，孕妇、乳母 1000 mg/d。我国人民膳食钙的主要来源是奶及奶制品，其含钙丰富，而且吸收率高，是最理想的钙来源；豆及豆制品含钙较高；蔬菜及油料种子含钙也较高，但吸收率较低；小虾皮、芝麻酱、发菜和海带等含钙亦很丰富。对儿童、孕妇、乳母可食用含钙制剂补充钙的不足。

2. 铁　铁是人体含量最多的必需微量元素之一，在机体内的铁可分为功能性和储存性两种，功能性铁大约占 2/3，存在于血红蛋白、肌红蛋白和含铁酶中；其余约 1/3 的为储存铁，以铁蛋白和含铁血黄素形式存在于肝、脾和骨髓中。其主要生理功能是：构成血红蛋白和肌红蛋白，参与体内氧气及二氧化碳的转运和交换；铁也是细胞色素氧化酶、过氧化物酶、过氧化氢酶等的组成成分，在组织呼吸、生物氧化过程中作为电子载体起重要作用；维持正常的免疫功能；参与催化β-胡萝卜素转化成维生素A、嘌呤与胶原的合成、脂类在血液中转运以及药物在肝脏的解毒。机体长期缺铁将导致缺铁性贫血，这是目前全世界范围内最常见的营养缺乏病之一。

食物中铁的吸收同样受多方面因素的影响：维生素C、肉、鱼、海产品和有机酸等可以促进铁的吸收，膳食中抑制铁吸收的物质有植酸、草酸、多酚类物质等。由动物性食物提供的血红素铁不受膳食因素影响，吸收率较高，非血红素铁以$Fe(OH)_3$络合物的形式存在于植物性食物中，受膳食中很多因素的影响，吸收率很低。我国人民膳食中铁主要来自吸收率很低的植物性食物，故易造成缺乏，尤其在婴幼儿、孕妇、老人等特殊人群。故应该增加动物性铁的摄入比例。

我国成人铁的适宜摄入量，男性为12 mg/d；女性为20 mg/d；孕妇、乳母为24 mg/d。动物肝脏、全血、肉类、鱼类等铁含量丰富，某些蔬菜，如香菇、黑木耳、海带和绿色蔬菜等含铁也较丰富，但吸收率低，与肉类食物和维生素C同食可提高其吸收率。奶类属贫铁食物，故对婴儿应及时增加含铁丰富的辅食，防止缺铁性贫血发生。

3. 锌 锌在人体分布广泛但不均匀，主要存在于骨骼，其次在皮肤、肌肉和牙齿等器官中，在内脏器官中也有一定含量的锌。其主要生理功能是：是体内许多酶的组成成分或激活剂；促进生长发育和组织再生；维持正常味觉、促进食欲；促进性器官和性功能的正常发育、促进维生素A的代谢和生理功能。儿童缺锌主要表现为食欲减退或出现异食癖、生长发育停滞、男孩性腺小，严重时可致侏儒症；孕妇缺锌可导致胎儿畸形；成人长期缺锌导致男性性功能减退、精子数减少、皮肤粗糙和免疫功能降低等。

我国18岁以上居民锌的推荐摄入量，男性为12.5 mg/d，女性为7.5 mg/d。食物来源：贝壳类海产品（如牡蛎、海蛎肉、蛏干、扇贝）、红色肉类及其内脏均是锌的良好来源，蛋类、豆类、谷类胚芽、燕麦、花生等也富含锌。蔬菜、水果锌含量较低。

六、能量

体内的能量主要由三大产能营养素提供，国际上通用的能量单位是焦耳，营养学中常以千卡（kcal）、千焦（kJ）为能量单位，1 kcal=4.18 kJ。

1. 人体的热能消耗 成人的能量消耗主要用于基础代谢、食物热效应、体力活动三个方面的需要，婴幼儿和青少年还将能量用于生长发育。其中，食物热效应又称食物特殊动力作用，指人体在摄食过程中，需要额外消耗能量，用于对食物中营养素进行消化、吸收、代谢转化等，同时可引起体温升高和散发能量。

2. 供给量 能量的供给量应与其消耗量平衡，确定各类人群或每个人的能量供给量对于指导人们改善自身的膳食结构、膳食规律、维持能量平衡和提高健康水平是非常重要的。能量摄入过量易引起肥胖，并由此引发一系列营养过剩性和代谢性疾病，应予避免。正常情况下，人体能量的需要与食欲相适应，食欲得到满足，体重又维持在正常水平，即说明所摄入的能量是恰当的。中国营养学会考虑了不同年龄、性别、劳动强度和特殊生理状态对能量需要的影响，制定了各人群的能量推荐摄入量，轻体力劳动男性为2250 kcal/d，女性为1800 kcal/d。

3. 食物来源 富含蛋白质、脂类和碳水化合物的食物均可给机体提供能量，酒中的乙醇也能提供较高的能量。每克蛋白质、脂类和碳水化合物在体内氧化所产生的能量值称为产能系数，分别为16.7 kJ（4 kcal）、36.7 kJ（9 kcal）和16.7 kJ（4 kcal）。

七、植物化学物

植物化学物指植物中存在一类不属于已知营养素的物质，它们有调节植物生长、代谢、防御病虫害等作用，对人体也有促进生长发育、调节代谢、抵御危害，改善保健功能的作用。

植物化学物种类繁多，目前为止，天然存在的植物化学物的总数量还不清楚，估计可能有6万~10万种，对其分类主要倾向于按照化学结构，结合膳食来源和生物活性，粗略地分为类胡萝卜素、植物固醇、皂苷、芥子油苷、多酚、蛋白酶抑制剂、植物雌激素、硫化物、植物多糖和植物凝血素等。

植物化学物的种类繁多，生物活性成分各异，但对人类健康的影响主要表现在以下几个方面。通过清除自由基、螯合金属离子、抑制自由基生成相关酶活性和保护增强机体内源性抗氧化系统等机制在体内发挥着抗氧化的作用；通过抑制致癌物的代谢活化、防止DNA损伤等抗癌和抑制肿瘤；还有调节免疫、降低胆固醇、降血压以及抗菌等作用。植物化学物的分类、分布与作用可参见表6-3。

表6-3　几种主要植物化学物及其分布

植物化学	分布	生物学作用									
		A	B	C	D	E	F	G	H	I	J
类胡萝卜素	红色、黄色蔬菜和水果	+	-	+	-	+	-	-	+	-	-
植物固醇	植物的种子及其油料	+	-	-		-	-	-	+	-	-
皂苷	豆科植物	+	+	-	-	+	-	-	+	-	-
芥子油苷	十字花科植物	+	+	-	-	-	-	-	+	-	-
多酚	蔬菜、水果及整粒的谷物	+	+	+	+	+	+	+	-	+	-
蛋白酶抑制剂	所有植物、特别是豆类、谷类等种子	+	-	+	-	-	-	-	-	-	-
单萜类	调料类植物（薄荷、葛缕子种子、柑橘油）	+	+	-	-	-	-	-	-	-	-
植物雌激素	大豆、大豆制品、亚麻种子和粮食制品	+	+	-	-	-	-	-	-	-	-
硫化物	大蒜及其他球根状植物	+	+	+	+	+	+	+	+	-	+
植酸	谷物、粮食食物	+	-	+	-	+	-	-	-	+	-

注：A=抗癌作用；B=抗微生物作用；C=抗氧化作用；D=抗血栓作用；E=免疫调节作用；F=抑制炎症过程；G=影响血压；H=降低胆固醇；I=调节血糖；J=促进消化作用

扫码“学一学”

第二节　合理营养

一、合理营养的概念与要求

合理营养（rational nutrition）即全面而平衡的营养，指通过平衡膳食（balance diet）提供给机体种类齐全，数量充足，相互之间比例合适的能量和各种营养素，能充分满足人体需要并达到平衡。不仅要求所摄入膳食满足机体对各种营养素及能量的需要；而且各营养素之间比例要适宜，并合理分配到一日三餐中。

合理营养和平衡膳食的基本要求是：①选择食物要多样，合理配餐；②满足能量和各种营养素供给量及合理比例；③食物的储存、加工、烹调手段合理，减少营养素的损失；④合理的膳食制度和良好的饮食习惯；⑤食物感官性状良好，对人体无毒无害，不含致病性微生物和有毒化学物质等。

二、膳食营养素参考摄入量

膳食营养素参考摄入量（dietary reference intakes，DRIs）指一组每日平均膳食营养素摄入量的参考值。发生营养素摄入不足和过多均可导致一定的危险性。DRIs 包括以下 4 个指标。

1. 平均需要量（estimatedaverage requirements，EAR）　指根据某些指标判断可以满足特定性别、年龄及生理状况群体中 50% 个体需要量的摄入水平，是制定 RNI 的基础。

2. 推荐摄入量（recommended nutrient intakes，RNI）　相当于传统使用的推荐膳食营养素供给量（RDA），是指满足某一特定性别、年龄及生理状况群体中 97%～98% 个体需要量的摄入水平，RNI 的主要用途是作为个体每日摄入该营养素的目标值。RNI 是以 EAR 为基础制定的，当人群营养素需要量的分布为近似正态分布时，RNI = EAR + 2SD。而能量与其他营养素不同，能量的推荐摄入量（RNI）就是人群的能量平均需要量（EAR）。

3. 适宜摄入量（adequate intakes，AI）　指通过观察或实验获得的健康人群对某种营养素的摄入量。在个体需要量的研究资料不足，不能计算 EAR，因而不能求得 RNI 时，可设定 AI 来代替 RNI。AI 值可能超过 RNI，其准确性不如 RNI。

4. 可耐受最高摄入量（tolerable upper intake levels，UL）　指平均每日摄入营养素的最高限量，是针对一般人群中的几乎所有个体健康都无任何副作用和危险的摄入量。当摄入量超过 UL 时，可能会导致不良反应。

三、中国居民膳食指南与平衡膳食宝塔

为了指导居民合理选择食物，科学搭配食物，增强体质，预防疾病，我国于 1989 年首次发布了中国居民膳食指南，之后于 1997 年和 2007 年进行了两次修订。为了更加切合当前我国居民营养状况和健康需求，2014 年起，国家卫生计生委疾控局委托中国营养学会再次启动指南修订工作。修订过程中，根据《中国居民营养与慢性病状况报告（2015）》中指出的我国居民面临营养缺乏和营养过剩双重挑战的情况，结合中华民族饮食习惯以及不同地区食物可及性等多方面因素，参考其他国家膳食指南制定的科学依据和研究成果，对

部分食物日摄入量进行调整，最终形成了《中国居民膳食指南（2016）》。

《中国居民膳食指南（2016）》由一般人群膳食指南、特定人群膳食指南和中国居民平衡膳食实践三个部分组成。

（一）一般人群膳食指南

一般人群膳食指南包含6条核心推荐，适用于2岁以上所有健康人群。

1. 食物多样，谷类为主　平衡膳食模式是最大程度上保障人体营养需要和健康的基础，食物多样是平衡膳食模式的基本原则。每天的膳食应包括谷薯类、蔬菜水果类、畜禽鱼蛋奶类、大豆坚果类等食物。建议平均每天摄入12种以上食物，每周25种以上。

2. 吃动平衡，健康体重　体重是评价人体营养和健康状况的重要指标，吃和动是保持健康体重的关键。各个年龄段人群都应该坚持天天运动、维持能量平衡、保持健康体重。体重过低和过高均易增加疾病的发生风险。

3. 多吃蔬果、奶类、大豆　蔬菜、水果、奶类和大豆及制品是平衡膳食的重要组成部分，坚果是膳食的有益补充。蔬菜和水果是维生素、矿物质、膳食纤维和植物化学物的重要来源，奶类和大豆类富含钙、优质蛋白质和B族维生素，对降低慢性病的发病风险具有重要作用。

4. 适量吃鱼、禽、蛋、瘦肉　鱼、禽、蛋和瘦肉可提供人体所需要的优质蛋白质、维生素A、B族维生素等，有些也含有较高的脂肪和胆固醇。动物性食物优选鱼和禽类，鱼和禽类脂肪含量相对较低，鱼类含有较多的不饱和脂肪酸；蛋类各种营养成分齐全；吃畜肉应选择瘦肉，瘦肉脂肪含量较低。过多食用烟熏和腌制肉类可增加肿瘤的发生风险，应当少吃。

5. 少盐少油，控糖限酒　我国多数居民目前食盐、烹调油和脂肪摄入过多，这是高血压、肥胖和心脑血管疾病等慢性病发病率居高不下的重要因素，因此应当培养清淡饮食习惯。过多摄入添加糖可增加龋齿和超重发生的风险，推荐每天摄入糖不超过50 g，最好控制在25 g以下。水在生命活动中发挥重要作用，应当足量饮水。儿童少年、孕妇、乳母不应饮酒，成人如饮酒，一天饮酒的酒精量男性不超过25 g，女性不超过15 g。

6. 杜绝浪费，新兴食尚　勤俭节约，珍惜食物，杜绝浪费是中华民族的美德。按需选购食物、按需备餐，提倡分餐不浪费。选择新鲜卫生的食物和适宜的烹调方式，保障饮食卫生。学会阅读食品标签，合理选择食品。

（二）特殊人群膳食指南

特殊人群膳食指南是根据各人群的生理特点及其对膳食营养需要而制定的。特殊人群包括孕妇、乳母、婴幼儿、学龄前儿童、儿童青少年、老年人和素食人群。0～2岁的婴幼儿喂养指南全面地给出了核心推荐和喂养指导，其他各特殊人群的膳食指南均是在一般人群膳食指南的基础上做出了补充指导形成的。

（三）中国居民平衡膳食宝塔

中国居民平衡膳食宝塔（Chinese Food Guide Pagoda）由中国营养学会推出，根据中国居民膳食指南，结合中国居民的膳食把平衡膳食的原则转化成各类食物的重量，便于大家在日常生活中实行。平衡膳食宝塔提出了一个营养上比较理想的膳食模式。平衡膳食宝塔共分五层，包含我们每天应吃的主要食物种类（图6－1）。

在宝塔的应用上建议：①确定适合自己的能量水平。膳食宝塔中建议的每人每日各类食物适宜摄入量范围适用于一般健康成人，在实际应用时要根据个人年龄、性别、身高、体重、劳动强度、季节等情况适当调整。②根据自己的能量水平确定食物需要。③食物同类互换，调配丰富多样的膳食。④要因地制宜充分利用当地资源。我国幅员辽阔，各地的饮食习惯及物产不尽相同，只有因地制宜充分利用当地资源才能有效地应用膳食宝塔。⑤要养成习惯，长期坚持，才能体现膳食对健康的影响。⑥各食物所需所占百分比要恰当：在每日摄入的总能量中，早、中、晚餐的能量应当分别占30%、40%和30%左右；谷类占33%左右，蔬菜水果类占31%左右，鱼、禽、肉、蛋类占20%左右，奶豆类占12%左右，油脂类占4%左右。

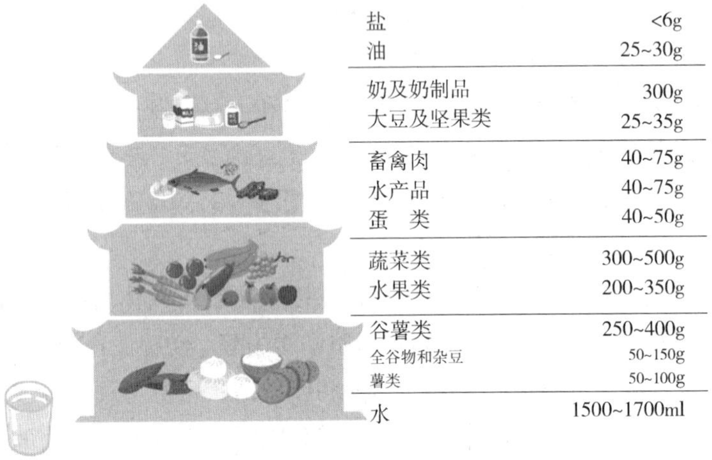

图6-1 中国居民平衡膳食宝塔

为了不同层次的居民能够更好地理解中国居民膳食指南，除了中国居民平衡膳食宝塔外，还同时推出了中国居民平衡膳食餐盘（2016）和儿童平衡膳食算盘等可视化图形，形象化地推广了平衡膳食知识。

第三节 特殊人群营养

扫码“学一学”

一、孕妇营养

妊娠期女性机体生理代谢发生一系列的改变，以适应胎儿生长发育的需要，孕妇还需为分娩和泌乳储备营养物质。孕期营养关系到两代人的健康，必须对孕期的营养与膳食作适当调整，以利于母婴健康。

（一）妊娠期生理特点

孕期基础代谢率增加，尤其在孕晚期可提升15%～20%；对某些营养素吸收率增加，如铁、钙、叶酸、维生素B_{12}等的吸收都较妊娠前增加。故针对孕妇其营养需要主要体现在如下几个方面。

（二）孕妇营养需要

1. 能量 为了满足胎儿生长发育、母体组织增长、母体蛋白质和脂肪储存及代谢增加的能量需要，妊娠期间能量需要量增加。中国营养学会建议妊娠中、晚期妇女膳食能量RNI应在非孕妇女能量RNI的基础上分别增加300 kcald、450 kcald。

2. 蛋白质　整个孕期约需储存大量蛋白质满足胎儿的迅速发育同时维持母体的氮平衡。妊娠各期蛋白质的储存不均衡，故增加量不同。中国营养学会建议孕妇蛋白质推荐摄入量为在非孕妇基础上孕中、晚期分别增加15 g、30 g，孕妇膳食中优质蛋白质宜占蛋白质总量的50%。

3. 脂类　脂类是胎儿神经系统的重要组成部分，构成其固体物质的1/2以上。因此，为保证胎儿和自身的需要，孕妇膳食中应有适量的脂肪，但脂肪摄入量不宜过多，一般认为脂肪提供的能量以占总能量的20%~30%为宜。

4. 矿物质　因孕期生理变化、血浆容量和肾小球滤过率增加，使得血浆矿物质含量随妊娠进展逐渐降低。孕期饮食可能缺乏的矿物质主要为钙、铁、锌、碘等。中国营养学会建议妊娠期妇女膳食中上述几种矿物质的参考摄入量如下。①钙适宜摄入量：孕早期800 mg/d，孕中期1000 mg/d，孕晚期每日为1000 mg。②铁适宜摄入量：孕早期为20 mg/d，孕中期24 mg/d，孕晚期29 mg/d。③锌推荐摄入量：9.5 mg/d。④碘推荐摄入量：230 μg/d。

5. 维生素

（1）脂溶性维生素　①维生素A可维持胎儿正常生长及母体健康，中国营养学会建议的孕妇每日维生素A的推荐摄入量为孕早期700 μg RE/d，孕中、晚期为770μg RE/d。②维生素D可促进胎儿骨骼发育和母体钙平衡，中国营养学会建议的孕妇每日维生素D的推荐摄入量为10 μg/d。但是，孕妇补充脂溶性维生素制剂需慎重，过量可引起中毒，过量的维生素A易导致先天畸形。

（2）水溶性维生素　孕早期因妊娠反应和代谢改变，宜摄入充足的水溶性维生素，如维生素B_1能促使胎儿生长和维持孕妇良好的食欲及正常的肠蠕动；维生素B_2和烟酸与胎儿生长发育有关，缺铁性贫血也与维生素B_2缺乏有关；维生素B_6可抑制妊娠呕吐，维生素B_6、叶酸和维生素B_{12}可预防妊高征。孕妇叶酸摄入不足与新生儿神经管畸形存在关联，孕前和孕早期补充叶酸（400 μg/d）可有效预防大多数神经管畸形的发生。中国营养学会建议的孕妇每日叶酸的推荐摄入量为：600 μgDFE/d，最高可耐受摄入量为1000 μgDFE /d。

（三）孕妇合理膳食

孕期的营养需求应通过合理调整膳食来满足。中国营养学会在《中国居民膳食指南》中对孕妇的膳食有特别提示。

（1）备孕妇女膳食指南　健康的身体状况、合理膳食、均衡营养是孕育新生命必需的物质基础。备孕妇女膳食指南在一般人群膳食指南基础上特别补充3条关键推荐。①调整孕前体重到适宜水平。肥胖或低体重的育龄妇女是发生不良妊娠结局的高危人群，备孕妇女应该通过平衡膳食和适量运动来调整体重，使体重指数（BMI）达到18.5~23.9 kg/m^2范围。②常吃含铁丰富的食物，选用碘盐，孕前3个月开始补充叶酸。③禁烟酒，保持健康生活方式。

（2）孕期妇女膳食指南　妊娠期是生命早期1000天机遇的起始阶段，营养作为最重要的环境因素，对母子双方近期和远期健康都将产生至关重要的影响。孕期妇女膳食指南在一般人群膳食指南基础上特别补充5条关键推荐。①补充叶酸，常吃含铁丰富的食物，选用碘盐；②孕吐严重者，可少量多餐，保证摄入含必要量碳水化合物的食物；③孕晚期适量增加奶、鱼、禽、蛋、瘦肉的摄入；④适量身体活动，维持适宜增重；⑤禁烟酒，愉快孕育新生命，积极准备母乳喂养。

二、乳母营养

（一）泌乳生理

母乳是婴儿最理想的食物，能满足婴儿生长发育的需要并与其消化能力相适应。乳母每天约分泌600～800 mL的乳汁，乳汁中的各种营养成分全部来自母体，所以为了保证分泌乳汁的需要，必须供给乳母充足的营养。

（二）乳母营养需要

1. 能量 乳母对能量需要量增加，一方面满足母体自身对能量的需要，另外一方面要供给乳汁所含的能量和乳汁分泌过程本身消耗的能量。中国营养学会推荐的乳母每日能量推荐摄入量应在非孕妇基础上每日增加500 kcal。

2. 蛋白质 乳母膳食中蛋白质的质和量影响乳汁中蛋白质的质和量，乳母每天摄食蛋白质不仅应该足量，而且应尽量选用优质蛋白质。中国营养学会建议的乳母蛋白质推荐摄入量应在非孕妇基础上每日增加25 g，并建议乳母多吃蛋类、乳类、瘦肉类、肝、肾、豆类及其制品，以保证蛋白质的质量。

3. 脂肪 膳食脂肪的种类与乳汁脂肪的成分关系密切，必需脂肪酸可促进乳汁分泌，且必需脂肪酸促进婴儿中枢神经系统的发育和脂溶性维生素的吸收。因此，乳母每日膳食中必须有适量脂肪，尤其是多不饱和脂肪酸，每日膳食脂肪供给量以其能量占总能量摄入的20%～25%为宜。

4. 矿物质 人乳中主要矿物质（钙、磷、镁、钾、钠）的浓度一般不受膳食的影响。乳母需要充足的钙质为其本身及乳汁钙含量的需要；铁不能通过乳腺进入乳汁，故母乳中铁的含量极少，因此母乳膳食中仍应增加富含铁的食物，以满足自身的需要。乳汁中碘和锌的含量受乳母膳食的影响，这两种微量元素与婴儿神经系统的生长发育和免疫功能关系密切。因此，中国营养学会推荐乳母的摄入量：钙为1000 mg/d，铁为24 mg/d，碘为240 μg/d，锌为12 mg/d。

5. 维生素 乳母膳食中各种维生素都应适量增加。

（1）脂溶性维生素 维生素A能部分通过乳腺，乳母膳食维生素A含量丰富时，乳汁中维生素A含量也较高；维生素D几乎不能通过乳腺，故母乳中维生素D含量很低，婴儿必须多晒太阳或补充鱼肝油等维生素D制剂；维生素E具有促进乳汁分泌作用。中国营养学会推荐乳母的维生素A、维生素D和维生素E的推荐摄入量分别为1300 μgRE/d，10 μg/d和17 mgα－TE/d。

（2）水溶性维生素 水溶性维生素大多可自由通过乳腺，但乳腺可调控其进入乳汁的含量，达一定水平时不再增高。中国营养学会推荐乳母的维生素B_1、维生素B_2、烟酸和维生素C的推荐摄入量分别为1.5 mg/d，1.5 mg/d，15 mg/d和150 mg/d。

6. 水 乳母摄入的水量与乳汁分泌量有密切关系，水分不足将直接影响乳汁的分泌量，故乳母每日应从食物及饮水中比常态下的妇女多摄入约 1 L 水。乳母一部分食物以汤的形式进食是有利的，尽可能应用鲜汤、肉汁和各种乳母喜爱的汤，包括鱼汤、骨头汤或以蔬菜、水果混合煮的肉汤以及豆汤等。

（三）乳母的合理营养

乳母膳食应增加各类食物的摄入，摄入量应不低于妊娠后期的孕妇，做到食物种类多样，数量足够，并具有较高的营养价值，对于富含优质蛋白质和钙质的食物更应注意选用。新鲜蔬菜水果中有多种维生素、矿物质、膳食纤维，海产品如海带、紫菜、虾米等富含钙和碘，以保证婴儿和乳母获得足够的营养。乳母的营养状况是泌乳的基础，如果哺乳期营养不足，将会减少乳汁分泌量，降低乳汁质量，并影响母体健康。另外，产后情绪、心理、睡眠等也会影响乳汁分泌。

鉴于此，哺乳期妇女膳食指南在一般人群膳食指南基础上增加 5 条关键推荐：①增加富含优质蛋白质及维生素 A 的动物性食品和海产品，选用碘盐；②产褥期食物多样不过量，重视整个哺乳期营养；③愉悦心情，充足睡眠，促进乳汁分泌；④坚持哺乳，适度运动，逐步恢复适宜体重；⑤忌烟酒，避免浓茶和咖啡。

三、婴幼儿、儿童及青少年营养

（一）婴幼儿期营养

婴儿期指从出生至一周岁，幼儿期是一周岁到三周岁，这个时期孩子的生长发育较快，要充分满足能量和营养素的需要，才能保证其生长发育和身体健康。出生后母乳是婴儿唯一理想的均衡食物，而且独具免疫物质，有利于婴儿的正常生长发育。WHO 建议应纯母乳喂养 4 ~6 个月，如母亲因客观原因不能哺乳，应为婴儿选择合适的配方奶制品或其他代乳品。为确保婴儿发育的需要与预防佝偻病的发生，应在出生一个月后哺乳的同时，补充安全量的维生素 A 和维生素 D（或鱼肝油），但应避免过多。在母乳喂哺 4 ~6 个月至一岁断奶之间，是一个长达 6 ~8 个月的断奶过渡期。此时应在坚持母乳喂哺的条件下，有步骤地为婴儿添加辅食，过早或过迟补充辅助食品都会影响婴儿发育。辅食添加原则应该由少量到适量，由 1 种到多种，由稀到稠，由简单到复杂。往往从谷类，如大米、面粉的糊或汤开始，以后逐步添加菜泥、果泥、蛋黄、肝泥等。

《中国居民膳食指南（2016）》中专门提出了 0 ~6 月龄婴儿喂养指南和 7 ~24 月龄婴幼儿喂养指南。6 月龄内婴幼儿母乳喂养指南核心推荐以下 6 条。①产后尽早开奶，坚持新生儿第一口食物是母乳；②坚持 6 月龄内纯母乳喂养；③顺应喂养，建立良好生活规律；④生后数日开始补充维生素 D，不需补钙；⑤婴幼儿配方奶是不能纯母乳喂养的无奈选择；⑥监测体格指标，保持健康生长。7 ~24 月龄婴幼儿喂养指南推荐以下 6 条：①继续母乳喂养，满 6 月龄起添加辅食；②从富含铁的泥糊状食物开始，逐步添加达到食物多样；③提倡顺应喂养，鼓励但不强迫进食；④辅食不加调味品，尽量减少糖和盐的摄入；⑤注重饮食卫生和进食安全；⑥定期监测体格指标，追求健康成长。

（二）儿童与青少年

这一群体的孩子身体发育迅速，肌肉系统发育最快，需要摄入许多营养物质，加之活动量大，学习负担重，其对能量和营养素的需求超过成人。所以需供给足量且营养丰富的食品，谷类是我国膳食中主要的能量和蛋白质的来源，应多吃谷类；蛋白质摄入应有一半以上为优质蛋白质；钙是骨骼的重要组成成分，为此儿童青少年应每日摄入一定量的富含钙质的奶类和豆类食品；膳食应增加维生素 C 的摄入以促进铁的吸收。

1. 学龄前儿童膳食指南 学龄前儿童是指 2 ~ 5 岁的儿童，这个时期是培养儿童良好饮食习惯的关键时期，也是生长发育的关键时期，基于 2 ~ 5 岁儿童生理和营养特点，在一般人群膳食指南基础上增加以下 5 条关键推荐。①规律就餐，自主进食不挑食，培养良好饮食习惯；②每天饮奶，足量饮水，正确选择零食；③食物应合理烹调，易于消化，少调料、少油炸；④参与食物选择和制作，增进对食物的认知和喜爱；⑤经常户外运动，保障健康生长。

2. 学龄儿童膳食指南 学龄儿童是指从 6 岁到不满 18 岁的未成年人，学龄儿童期是学习营养健康知识、养成健康生活方式、提高营养健康素养的关键时期。在一般人群膳食指南的基础上增加以下 5 条推荐。①认识食物，学会烹饪，提高营养科学素养；②三餐合理，规律就餐，培养健康饮食行为；③合理选择零食，足量饮水，不喝含糖饮料；④不偏食节食，不暴饮暴食，保持适宜体重增长；⑤保证每天至少活动 60 分钟，增加户外活动时间。

四、老年人营养

（一）老年人的生理代谢特点

随着年龄的增长，人进入老年后，身体会逐渐出现衰退的现象，老年人各系统器官的生理机能都可能发生改变，如代谢功能降低；体成分改变，主要表现为细胞量下降、体水分减少、骨组织矿物质减少；器官功能改变，主要表现为消化系统消化液、消化酶及胃酸分泌量的减少；心脏功能的降低及脑功能、肾功能及肝代谢能力均随年龄增高而有不同程度的下降。这些改变会直接影响到营养的需要。

（二）老年人的营养需要

1. 能量 无论是超重、肥胖、体重减轻或消瘦的老年人，其各种疾病的发生率都高于正常体重者，因此，老年人应经常关注自己的体重，以便及时调整热能的摄入，随着年龄的增长应适当减少能量的摄入量，一般 50 岁以上每增加 10 岁减少能量摄入 10%。能量的摄入应以摄入与消耗相平衡为原则，重视合理调整进食量和体力活动的平衡关系，以能保持恒定理想体重为标准。

2. 蛋白质 老年人组织蛋白质以分解代谢占优势，对蛋白质的吸收利用能力也降低，易于出现负氮平衡，故老年人蛋白质供给量不应低于一般成年人。同时，由于老年人肝肾器官功能减退，过量的蛋白质摄入会加重肝肾负担。故老年人的蛋白质摄入应以足量优质为原则，优质蛋白质尽量占总蛋白摄入量的 50%。老年人每天蛋白质摄入以达到每千克体重 1.0 ~ 1.2 g，蛋白质提供热能占总热能的 12% ~ 14% 为宜。除了有选择性地食用动物性食品，如奶、蛋、鱼、瘦肉等外，还应充分利用豆类及其制品，以避免同时摄入过多的动物性脂肪。

3. 脂肪 老年人不宜进食过多的脂肪，脂肪的供热比以 20% 为宜，尤其应控制动物脂肪以及含胆固醇高的食品，如动物油脂和动物内脏类的摄入。以富含不饱和脂肪酸的植物油为主，多不饱和脂肪酸/饱和脂肪酸比值（P/S）以 1.0 ~ 2.0 为宜。但是为了保证必需脂肪酸和脂溶性维生素的供给，也不应完全放弃动物性食品的摄入。

4. 碳水化合物 老年人胰岛素对血糖的调节作用减弱，糖耐量低，易发生血糖增高；而且过多的糖在体内还可以转变为脂肪，引起高血脂和高胆固醇血症。所以，老年人应该控制精制糖的摄入量。果糖比较容易被老年人吸收利用，能比较迅速地转化为氨基酸，而转化为脂肪的可能性小于葡萄糖，故可以多吃水果、蜂蜜等含果糖的食物。糖类摄入提供热能以占总热能的55%~60%为宜。

另外，膳食纤维对老年人有着重要作用，它可以给胃肠提供机械刺激，促进胃肠蠕动，这对消化系统功能减弱，胃肠蠕动缓慢的老年人是非常有益的。还促进老年人对食物的充分消化、吸收和顺利排便。此外，膳食纤维还有降低血清胆固醇和防止肠癌发生的作用。因此，老年人需要在膳食中多安排含膳食纤维多的食物，如蔬菜、水果、粗粮、杂粮、果胶等。

5. 矿物质与维生素 老年人对矿物质和维生素吸收利用下降，故老年人的膳食中矿物质和维生素的供给量都应比中壮年多。老年人骨质疏松和缺铁性贫血的发病相当普遍，故应注意多食用含钙、铁丰富的食品，如牛奶、豆类、肝脏和动物血等食品。维生素E、维生素C、硒有抗氧化作用。老年人抗氧化能力下降，使非传染性慢性病的危险性增加，故从膳食中摄入足够量抗氧化营养素十分必要。另外某些微量元素，如锌、铬对维护正常糖代谢有重要作用，老年人也需要适量补充。

（三）老年人膳食指南

为了让老年人获得合理营养，达到平衡饮食，应提供符合老年人需要的膳食，满足他们的营养需求。因此，老年人在膳食及运动方面更需要特别关注。在一般人群膳食指南的基础上，有以下4条关键推荐。①少量多餐细软，预防营养缺乏；②主动足量饮水，积极户外运动；③延缓肌肉衰减，维持适宜体重；④摄入充足食物，鼓励陪伴就餐。

第四节 临床营养

扫码“学一学”

临床营养（clinical nutrition）是营养学的特定领域，也是临床医学的组成部分，近年已逐渐分化为一个交叉学科。它主要研究人体处于各种病理状态下的营养需求和营养输注途径，基于营养学原理，根据疾病的种类、病情、病人的营养状况等，通过合理的饮食安排，治疗或缓解疾病，增强其他治疗措施的临床效果，加速病人康复以及提高预后生活质量。临床营养主要包括肠内营养（营养配餐、病人的膳食管理）、肠外营养（静脉营养）、营养门诊等几个部分。目前在我国各大医院临床营养医师主要负责营养门诊和肠内营养，肠外营养大多数是由临床一线医生使用和管理。临床营养在治疗疾病的过程中起着重要作用，病人营养状况的好坏直接影响着创伤的愈合与疾病的恢复。疾病的营养治疗已经成为现代综合治疗的重要组成部分。

一、病人的营养状况评价和膳食管理

（一）病人的营养状况评价

营养评估（nutritional assessment）是了解病人营养状况的基本方法，是指在大量临床

资料中收集一般状况、饮食情况、身体测量指标和生化指标等相关资料，按营养状态将病人分为营养良好或营养不良，并评估病人营养不良的程度，从而进行相应的营养治疗。目前常用的工具包括营养风险筛查2002、主观综合评估、微型营养评估、营养不良通用筛查工具及营养风险指数等。而主观综合评估是目前临床营养状况评估的“金标准”，其信度和效度已经得到充分检验，评估的内容包括详细的病史与身体评估的参数。

对病人的营养状况进行膳食调查是营养状况评价的基础，通过膳食调查可以了解病人膳食能量和营养素摄入的数量和质量，判断其营养需要的满足程度。膳食摄入量可以通过回顾性和前瞻性方法获得。入院前摄食情况可以通过病人及家属的回忆，收集入院前3天病人的实际食物摄入情况和日常饮食行为特点。入院后摄食情况可建立病人食物摄入量卡或档案，详细记录3天各种食物摄入量和种类。根据调查结果计算病人每日能量及各种营养素摄入量，并与膳食营养素参考摄入量比较，分析其营养素摄入情况。

（二）病人的膳食管理

按照病人的基本营养需求和疾病种类来进行病人的膳食管理，病人的膳食主要可分为基本膳食、治疗膳食、诊断膳食和代谢膳食、特殊治疗膳食、儿科膳食等。

二、肠内与肠外营养

肠内营养和肠外营养是临床营养支持的两大方法。在胃肠道还有一定消化吸收功能应首选肠内营养的方式；但在肠内营养无法满足机体营养需求时，肠外营养可作为补充。在需要大量营养素补充或需要在较短的时间内改善营养状况时，宜选用肠外营养。

（一）肠内营养

肠内营养是利用口服或管饲等方式给予要素膳制剂，经胃肠道消化吸收，提供能量和营养素的一种营养支持疗法，常用于具有消化吸收能的病人。此法较符合生理状态，费用较低，使用较安全，监护较易。应作为病人机体功能允许条件下首选的营养方式。但肠道梗阻是肠内营养的绝对禁忌证。

1. 肠内营养分类 肠内营养按照供给方式可分为口服和管饲。口服营养是指通过口服各种营养液增加营养素摄入，是一个简单、有效而安全的给予方式，适用于意识清楚、吞咽功能和消化功能正常者。管饲营养是指经鼻－胃、鼻－十二指肠、鼻－空肠置管，或经食管、胃、空肠造瘘置管，输注营养制剂的营养支持方法。适用上消化道通过障碍者。

2. 肠内营养制剂 肠内营养膳食应是营养素齐全、配比合理、残渣极少、易消化或不需消化、化学成分明确、使用方便的肠内营养制剂。以往根据组成成分分为4类，包括要素膳、非要素膳、组件膳和特殊营养膳食，目前统称为特殊医学用途配方食品（food for special medical purpose，FSMP）。现制定有两项国家标准进行管理，分别是《特殊医学用途配方食品通则》（GB 29922—2013）和《特殊医学用途配方食品良好生产规范》（GB 29923—2013）。

特殊医学用途配方食品是指为了满足进食受限、消化吸收障碍、代谢紊乱或特定疾病状态人群对营养素或膳食的特殊需要，专门加工配制而成的配方食品。该类产品必须在医生或临床营养师指导下，单独食用或与其他食品配合食用。特殊医学用途配方食品按年龄分为两类：适用于0～12月龄和适用于1岁以上人群。适用于1岁以上人群的特殊医学用途配方食品包括全营养配方食品、特定全营养配方食品、非全营养配方食品3类。全营养配方食品适用于需要全面营养补充和（或）营养支持的人群，如体弱、长期营养不良、长期卧床等病人；特定全营养配方食品适用于特定疾病或医学状况下需对营养素进行全面补充的人群；非全营养配方食品适用于需要补充单一或部分营养素的人群，按照病人个体的医学状况或特殊需求而使用。目前我国特殊医学用途配方食品工作处于刚起步阶段，仍需大量临床和科研工作来为国内特殊医学用途配方食品实践工作的规范化和标准化提供参考意见。

（二）肠外营养

肠外营养是指通过肠道以外的通路即静脉途径输注能量和各种营养素，以达到纠正或预防营养不良、维持营养平衡目的的营养补充方式。肠外营养通过中心静脉导管或周围静脉输入营养物质，大部分情况下可满足病人的营养需求，在危重病人抢救工作中，肠外营养起到了非常重要的作用。肠外营养的基本适应证是胃肠道功能障碍或衰竭的病人，当病人存在营养不良，或预计2周内无法正常饮食者也可使用肠外营养。其禁忌证有严重循环、呼吸功能衰竭，严重水、电解质平衡紊乱，肝肾衰竭等。

第五节 食源性疾病

扫码“学一学”

食源性疾病是指通过摄食而进入人体的有毒有害物质等致病因子所造成的疾病。一般可分为感染性和中毒性，包括常见的食物中毒、肠道传染病、人畜共患传染病、寄生虫病以及化学性有毒有害物质所引起的疾病。食源性疾患的发病率居各类疾病总发病率的前列，是当前世界上最突出的卫生问题。

一、食源性疾病概述

（一）食源性疾病的概念

WHO 认为：凡是通过摄食进入人体的致病因素，使人体患感染性或中毒性的疾病，都称之为食源性疾病。根据这一定义，可知食源性疾病包括三要素：食物、致病因子和急性中毒性或感染性表现。

（二）食源性疾病的分类

按照致病因子可将食源性疾病分为细菌性食源性疾病、食源性病毒感染、食源性寄生虫感染、食源性化学性中毒、食源性真菌毒素中毒、动物性毒素中毒和植物性毒素中毒7类；按照发病机制可以将食源性疾病分为食源性感染和食源性中毒两类。

二、食物中毒

（一）食物中毒的概念

食物中毒是指食用了被有毒有害物质污染的食品或者食用了含有毒有害物质的食品后出现的非传染性的急性、亚急性疾病。不包括因暴饮暴食引起的胃肠炎、食源性肠道寄生虫病和传染病，也不包括一次大量或长期少量多次摄入某些有毒有害物质引起的以慢性损害为主要特征的疾病。

（二）食物中毒的特征

尽管有很多的原因可致食物中毒，呈现出的临床表现也不尽相同，但其发病通常具有以下共同的特征。①发病呈暴发性，潜伏期短，来势急剧，短时间内可能有多数人发病，发病曲线呈突然上升的趋势；②中毒病人一般具有相似的临床症状，常常出现恶心、呕吐、腹痛、腹泻等消化道症状；③发病者均与某种食物有明确的关系，病人在近期内都食用过同样的食物，发病范围局限在食用该类有毒食物的人群，停止食用该食物后发病很快停止，发病曲线在突然上升之后呈突然下降趋势；④一般在人与人之间不传染，发病曲线呈现骤升骤降的趋势。

（三）食物中毒分类

按照病原物质的不同，通常将食物中毒分为5类。

1. 细菌性食物中毒　是指人们摄入含有细菌或细菌毒素的食品而引起的食物中毒。引起食物中毒的原因有很多，其中最主要、最常见的原因就是食物被细菌污染。据中国近年食物中毒统计资料表明，细菌性食物中毒占食物中毒总数的50%左右，而动物性食品是引起细菌性食物中毒的主要食品，其中肉类及熟肉制品居首位，其次有变质禽肉、病死畜肉以及鱼、奶、剩饭等。细菌性食物中毒按照其发病机制可分为感染型和毒素性，前者指食用含有病原菌的食物引起消化道感染而造成的疾病；后者是由于食用由细菌大量繁殖产生毒素而污染的食品所造成的疾病。

细菌性食物中毒的发生与不同区域人群的饮食习惯有密切关系。引起细菌性食物中毒的主要细菌有沙门菌、葡萄球菌、大肠杆菌、肉毒杆菌、肝炎病毒等。这些细菌、病毒可直接生长在食物当中，也可经过食品操作人员的手或容器污染其他食物。当人们食用这些被污染过的食物，有害菌或其所产生的毒素就可引起中毒。我国食用畜禽肉、禽蛋类较多，多年来一直以沙门氏菌食物中毒居首位。

细菌性食物中毒发病急、短时间同时发病，来势凶猛，呈暴发流行；往往为同时用餐者一起发病，中毒者有相似的饮食习惯；每至夏天，各种微生物生长繁殖旺盛，食品中的细菌数量较多，加速了其腐败变质；加之人们贪凉，常食用未经充分加热的食物，所以中毒的发生多为夏秋季节。常见的细菌性食物中毒致病菌、临床表现及中毒食品详见表6-4。

表6-4 常见的细菌性食物中毒

类型	名称	病原	引起中毒的食品	临床表现
感染性食物中毒	沙门菌属食物中毒	沙门菌，革兰阴性杆菌，不耐热，100℃立即死亡。20~37℃条件下可迅速繁殖，在外界生存力强，水中可生存2~3周，在粪便中可存活1~2个月，在土壤中可过冬	主要是畜、禽肉类，其次是蛋类、奶类及其他动物性食品	潜伏期12~36小时。主要症状为发热（38~40℃）、恶心、呕吐、腹痛、腹泻，大便为黄绿色水样便、恶臭、偶带脓血。病程3~5天，大多数病人预后良好。除上述胃肠炎型外，还可表现为类霍乱型、类伤寒型、类感冒型、败血症型，病程3~5天，预后良好
	副溶血性弧菌食物中毒	副溶血弧菌为嗜盐性细菌，革兰阴性，有鞭毛，需氧或兼性厌氧，不耐热，90℃1分钟即可杀灭，对酸敏感，对低温抵抗力弱	主要是海产食品和盐渍食品，其次是肉类、咸菜及凉拌菜	潜伏期一般在6~10小时，发病急，主要症状为恶心、呕吐、频繁腹泻、阵发性剧烈腹绞痛、发热（37~40℃），腹泻多为洗肉水样便，重者为粘液便和粘血便，失水过多者可引起虚脱并伴有血压下降。病程1~3天；一般预后良好。少数重症病人可休克、昏迷而死亡

续表

类型	名称	病原	引起中毒的食品	临床表现
毒素性食物中毒	葡萄球菌食物中毒	主要是金黄色葡萄球菌，革兰阳性兼性厌氧，耐干燥和低温，对热有较强的抵抗力。肠毒素（外毒素）是一种蛋白质，分为 A～E5 种抗原型，以 A 型毒力最强。其肠毒素耐热性较强，在 218～248℃油中经 30 分钟才能破坏	主要为肉制品、鱼、奶、蛋及其制品、剩饭、凉糕、冰淇淋等	潜伏期一般为 1～6 小时，主要症状为恶心、剧烈而频繁的呕吐，吐物中常有胆汁、黏液和血，同时伴有腹部剧烈疼痛。腹泻为水样便。体温一般正常，偶有低热。病程 1～2 天，预后一般良好
	致病性大肠杆菌食物中毒	致病性大肠菌株，革兰阴性杆菌，另有产肠毒素大肠杆菌，其产生的肠毒素有两种，即 60℃加热 30 分钟失活的 LT 不耐热性肠毒素和耐 100℃加热 30 分钟的 ST 耐热性肠毒素，这两种肠毒素均能导致人体中毒	各类食品均可受到致病性大肠杆菌污染，其中主要以肉类、水产品、豆制品、蔬菜，特别是熟肉类及凉拌菜常见	①急性菌痢型：主要症状为腹痛、腹泻、里急后重、体温 38～40℃，呕吐较少，大便为伴有黏液脓血的黄色水样便。②急性胃肠炎型：因肠毒素引起中毒者以此型症状为主，潜伏期 4～48 小时，主要症状为食欲不振、剧烈腹痛、呕吐和腹泻，腹泻 1～2 天，每天达 5～10 次，呈米泔水样便，无脓血。重度脱水者可发生循环衰竭
	肉毒梭菌食物中毒	肉毒梭状芽孢杆菌，革兰阳性杆菌，厌氧性，其芽孢对热的抵抗力很强，干热 180℃ 5～15 分钟或湿热 100℃ 5 小时才能杀死芽孢	多为谷、豆的发酵食品，如臭豆腐、豆酱、面酱、豆豉等。其次为罐头食品、腊肉、熟肉、鱼制品、马铃薯等	潜伏期 6 小时～15 天，一般为 12～48 小时。早期全身疲乏无力、头晕、头痛、食欲不振等，少数有胃肠炎症状。以后出现视力模糊、眼睑下垂、复视、瞳孔放大等神经麻痹症状，重症出现咀嚼、吞咽呼吸、语言困难，头下垂、运动失调，心力衰竭等。体温、血压正常。病死率较高，多死于病后 4～8 天

（1）细菌性食物中毒的处理原则　①迅速排出毒物：对潜伏期短的中毒病人可催吐、洗胃以促使毒物排出；对肉毒中毒早期病例可用清水或 1∶4000 高锰酸钾溶液洗胃；②对症治疗：止腹痛、腹泻，纠正酸中毒及补液，抢救循环衰竭和呼吸衰竭等；③特殊治疗：细菌性食物中毒病人可用抗生素治疗，但葡萄球菌毒素中毒一般不需要用抗菌药，以保暖、输液、饮食调节为主。肉毒中毒病人应尽早使用多价抗毒血清，注射前要做过敏试验；并可用盐酸胍以促进神经末梢释放乙酰胆碱。

（2）预防原则　①避免熟食品受到各种致病菌的污染。如避免生食品与熟食品接触、经常性洗手、接触直接入口食品的还应消毒手部、保持食品加工操作场所清洁，避免昆虫、鼠类等动物接触食品。②对接触食品的所有物品应清洗干净，凡是接触直接入口食品的物品，还应在清洗的基础上进行消毒。一些生吃的蔬菜水果也应进行清洗消毒。③尽量缩短食品存放时间，不给微生物生长繁殖的机会。熟食品应尽快吃掉；食品原料应尽快使用完。④食品的加工量应与加工条件相符，食品加工量超过加工场所和设备的承受能力时，难以做到按卫生要求加工，极易造成食品污染，引起食物中毒。⑤控制适当的温度以保证杀灭食品中的微生物或防止微生物的生长繁殖。如加热食品应使中心温度达到 70℃以上。贮存熟食品，要及时热藏，使食品温度保持在 60℃以上，或者及时冷藏，把温度控制在 10℃以下。

2. 真菌毒素食物中毒　真菌在食物中生长繁殖产生有毒的代谢产物，人和动物食用这种毒性物质发生的中毒，称为真菌性食物中毒。中毒主要通过被真菌污染的食品发生，用一般的烹调方法加热处理不能破坏食品中的真菌毒素。真菌生长繁殖及产生毒素需要一定的温度和湿度，因此中毒往往有比较明显的季节性和地区性，如霉变甘蔗中毒。

真菌及其毒素中毒的治疗应尽早尽快洗胃、灌肠以排出毒物，并进行对症治疗，目前无特殊治疗方法。预防霉变甘蔗中毒的关键在不吃霉变甘蔗，甘蔗必须成熟后再收割，收割后需要防真菌污染繁殖，且贮存时间不宜过长，严禁出售已发生霉变的甘蔗。

3. 有毒植物性食物中毒 指摄入植物性有毒食品引起中毒，主要有 3 种。①将天然含有有毒成分的植物或其加工制品当作食品，如桐油、大麻油等引起的食物中毒；②在食品的加工过程中，将未能破坏或除去有毒成分的植物当作食品食用，如木薯、苦杏仁等；③在一定条件下，不当食用大量有毒成分的植物性食品，食用鲜黄花菜、发芽马铃薯、未腌制好的咸菜或未烧熟的扁豆等造成中毒。一般因误食有毒植物或有毒的植物种子，或烹调加工方法不当，没有把植物中的有毒物质去掉而引起。最常见的植物性食物中毒为毒蕈中毒、菜豆中毒等；可引起死亡的有毒蕈、马铃薯、曼陀罗、银杏、苦杏仁、桐油等。

4. 有毒动物性食物中毒 食入动物性有毒食品引起的食物中毒即为动物性食物中毒，动物性中毒食品主要有 2 种。①将天然含有有毒成分的动物或动物的某一部分当作食品，误食引起中毒反应；②在一定条件下产生了大量的有毒成分的可食的动物性食品。近年，中国发生的动物性食物中毒主要是河豚中毒，其次是鱼类引起的组胺中毒等。

5. 化学性食物中毒 健康人经口摄入了正常数量，在感官上无异常，但确含有某种或几种“化学性毒物”的食物，随食物进入体内的“化学性毒物”对机体组织器官发生异常作用，破坏了正常生理功能，引起功能性或器质性病理改变的急性中毒，称为化学性食物中毒。主要包括：①误食被有毒害的化学物质污染的食品；②因添加非食品级的或伪造的或禁止使用的食品添加剂/非法添加物质、营养强化剂的食品，以及超量使用食品添加剂而导致的食物中毒；③因贮藏等原因，造成营养素发生化学变化的食品，如油脂酸败造成中毒。常见的化学性食物中毒包括有机磷引起的食物中毒、亚硝酸盐食物中毒、砷化物引起的食物中毒等。化学性食物中毒发病特点是发病与进食时间、食用量有关。一般进食后不久发病，常有群体性，病人有相同的临床表现。剩余食品、呕吐物、血和尿等样品中可测出有关化学毒物。治疗原则要采取洗胃、催吐等方法及时排出毒素或使用解毒药物进行解毒。预防原则为严格管理亚硝酸盐的保存与使用并限制其添加量，加强蔬菜卫生管理，加强水质监测等。

（四）食物中毒的现场处理

调查处理食物中毒事件的总原则是尽快明确中毒食物和中毒原因，控制中毒食物源，避免中毒事故的扩大，对中毒者及时实施针对性抢救与治疗。其调查处理的程序如下。

（1）及时报告登记，包括发生食物中毒或疑似病人的单位和接收食物中毒或疑似病人进行治疗的单位应及时向所在地人民政府卫生行政部门报告发生食物中毒事故的单位、地址、时间、中毒人数、可疑食物等内容。

（2）现场调查，初步确定中毒原因，包括食物中毒的现场调查和中毒者的个案调查。

（3）样本采集与检验，查明病原。

（4）食物中毒发生后，应立即组织对中毒者进行救治；同时密切注意具有同一饮食史人群的健康变化。对食物中毒原因明确者采取针对性强制措施，控制中毒食物的影响进一步扩大。

（5）对食物中毒的调查资料进行整理、分析和总结，进行必要的报告和登记；对有关人员进行食品安全法、食品卫生科学知识的教育；依据《中华人民共和国食品安全法》的相关规定，追究导致食物中毒的单位和个人的法律责任。

扫码“学一学”

第六节　食品安全

《中华人民共和国食品安全法》对“食品”的定义如下：食品，指各种供人食用或者饮用的成品和原料以及按照传统既是食品又是药品的物品，但是不包括以治疗为目的的物品。《食品工业基本术语》对食品的定义：可供人类食用或饮用的物质，包括加工食品，半成品和未加工食品，不包括烟草或只作药品用的物质。从食品安全立法和管理的角度，广义的食品概念还涉及：所生产食品的原料，食品原料种植、养殖过程接触的物质和环境，食品的添加物质，所有直接或间接接触食品的包装材料、设施以及影响食品原有品质的环境。

一、食品安全概述

（一）概念

食品安全（food safety）指食品无毒、无害，符合应当有的营养要求，对人体健康不造成任何急性、亚急性或者慢性危害。根据世界卫生组织的定义，食品安全是“食物中有毒、有害物质对人体健康影响的公共卫生问题”。食品安全也是一门专门探讨在食品加工、储存、销售等过程中确保食品卫生及食用安全，降低疾病隐患，防范食物中毒的一个跨学科领域。近年来，各国不断发生食品污染事件，现今食品安全问题已成为继人口、资源、环境之后的第四大全球问题。

（二）食品安全的危害因素

1. 生物性危害　主要包括细菌、霉菌、病毒、寄生虫及其虫卵等。

2. 化学性危害　主要来源于农药、兽药残留；工业、交通、城市排放的污染物如二噁英、多氯联苯以及苯、铅等重金属；食品容器和包装材料中有害金属或有害塑料单体；滥用各种食品添加剂等。

3. 物理性危害　主要来自生产过程中带进或掺杂的沙、土、杂草、昆虫、塑料、玻璃等，以及环境中残留的放射性污染物通过食物链影响人类。

4. 新型食品的安全问题　随着食品技术的发展，新资源食品越来越多。如转基因食品，有着增加食品原料的产量、改良食品营养价值与风味、去除食品不良特性和延长食品储存期限等优点，但其安全性有待进一步的研究确证；辐照食品虽可杀灭有害微生物和寄生虫、延长食品的贮藏时间等，但剂量过大的辐射有可能使食品营养成分破坏，甚至产生致癌物诱变剂等有害物质。

二、安全食品

安全食品的概念可以有广义和狭义之分，广义的安全食品是指长期正常使用不会对身体产生阶段性或持续性危害的食品，而狭义的安全食品则是指按照一定的规程生产，符合营养、卫生等各方面标准的食品。它主要包括无公害食品、绿色食品和有机食品。

（一）无公害食品

指生产地的环境、生产过程和产品质量符合一定标准和规范要求，并经过认证合格，获得认证证书，允许使用无公害产品标志的没有经过加工或者经过初加工的食品。

（二）绿色食品

是指无农药残留、无污染、无公害、无激素的安全、优质、营养类食品。是指遵循可持续发展原则，按照特定生产方式生产，经中国绿色食品发展中心认定，许可使用绿色食品商标标志的无污染、安全、优质的安全食品。绿色食品分为A级和AA级两类。

1. A级绿色食品 生产产地的环境质量符合NY/T 391《绿色食品产地环境质量标准》。生产过程严格按照绿色食品的生产准则、限量使用限定的化学肥料和化学农药，产品质量符合A级绿色食品的标准，经专门机构认定，许可使用A级绿色食品标志的产品。

2. AA级绿色食品 生产产地的环境质量符合NY/T 391《绿色食品产地环境质量标准》。生产过程中不使用化学合成的肥料、农药、兽药，以及政府禁止使用的激素、食品添加剂、饲料添加剂和其他有害环境和人体健康的物质。其产品符合AA级绿色食品标准，经专门机构认定，许可使用AA级绿色食品标志的产品。

（三）有机食品

有机食品是根据有机农业原则和有机产品的生产、加工标准生产出来的，经过有机农产品颁证机构颁发证书的一切农产品。也就是说有机农业原则是在农业能量的封闭循环状态下生产，全部过程都利用农业资源，也禁止使用基因工程产品，而且在土地转型方面有严格规定，一般需要2～3年的转换期。有机食品在数量上亦进行严格控制，要求定地块、定产量进行生产，目前国内生产有机食品的企业非常少，产品主要销往国外。

目前，在我国现有条件下，主张先发展A级绿色食品，以后逐步向AA级过渡，再与国际上推行的有机食品接轨。

三、食品中常见的污染物及其危害

（一）黄曲霉毒素（aflatoxin，AF）

1. AF的结构与特性 AF是一类结构类似的化合物，主要的AF有B_1、B_2、G_1、G_2及其代谢产物ML、M_2、GML、P_1等。其毒性与结构有关，凡二呋喃末端有双键者毒性较强，并有致癌性，如B_1、G_1和ML。在天然污染的食品中以B_1最多见，而且毒性和致癌性也最强。AF难溶于水，易溶于甲醇、氯仿等有机溶剂。AF耐热，在280℃时才发生裂解，故一般的烹调加工难以将其破坏。在pH 9～10的强碱中能迅速分解破坏。低浓度的AF易被紫外线破坏。AF主要污染粮油及其制品，其中花生、玉米和大米等污染最严重。

2. AF的毒性

（1）急性毒性 AF是一种毒性极强的剧毒物，其中AFB_1毒性很强，属于剧毒毒物，是氰化钾的10倍、砒霜的60倍，能引起人类中毒。

（2）慢性毒性 主要表现是肝脏出现亚急性或慢性损伤，处于生长期的动物出现生长障碍。

（3）“三致”效应 AF有致突变性和致胚胎毒性，也是目前已知的较强的化学致癌物质之一；许多流行病学研究观察到AF污染程度及人类实际摄入量与肝癌的发病之间有关联。

3. 防霉去毒措施 ①防霉，影响霉变的三个主要因素为温度、湿度和氧气，如确能有效控制三者之一即可达到防霉，包括从田间种植、收获到保藏，均需要采取防霉措施。②去毒，当前实际应用方法是挑除霉粒、加碱破坏毒素、紫外线照射、碾轧加工及加水搓洗、活性炭吸附、高温处理等方法。③加强食品卫生监督检测工作，严格执行我国食品中AF允许量标准规定。

（二）农药残留

农药残留是指在农业生产中施用农药后一部分农药直接或间接残存于谷物、蔬菜、果品、畜产品、水产品中以及土壤和水体中的现象。

1. 农药残留的来源　①施药后对农作物的直接污染；②农作物从污染的环境（土壤、水、空气）中吸收；③在粮食、蔬菜、水果贮藏时使用农药不当；④畜禽产品的农药主要来自饲料和对畜禽体及厩舍使用农药等；⑤食品在运输过程中受到农药污染；⑥事故性污染，如错用农药，乱放农药常常引起食品严重污染。

2. 农药残留的危害　①急性中毒，由于误食含有大量高毒、剧毒农药残留的食物所致；②慢性毒性，主要发生在长期食用农药残留超标的农副产品或长期从事相关农药工作的人员；③“三致”效应，动物实验和人群流行病学调查表明，有些农药有致癌、致畸和致突变的作用。

3. 预防措施　合理安全使用农药；加强农药生产和经营的管理；制定并严格执行食品中农药残留限量标准；开发高效低毒低残留的新品种。

（三）N－亚硝基化合物

1. N－亚硝基化合物来源　据其化学结构可分为N－亚硝胺（N－nitrosamine）和N－亚硝酰胺（N－nitrosamide）两大类。N－亚硝基化合物的生产和应用并不多，但前体物亚硝酸和二级胺及酰胺广泛存在于环境中，可在生物体外或体内形成N－亚硝基化合物。在城市大气、水体、土壤、鱼、肉、蔬菜、谷类及烟草中均发现存在多种N－亚硝基化合物。人体合成亚硝胺的主要部位是胃。当胃酸缺乏、pH＞5时，含有硝酸盐还原酶的细菌具有高度代谢活性，使硝酸盐还原为亚硝酸盐（nitrite），提高了反应物的浓度，有利于亚硝胺在胃内的合成。在腌制动物性食品时，如已不新鲜或用粗盐腌制或人为添加发色剂均可使腌制品中有较大量的亚硝基化合物。亚硝胺是间接致癌物，亚硝酰胺是直接致癌物，终致癌物可能是碳鎓离子和偶氮烷烃。

2. N－亚硝基化合物危害　①急性毒性：N－亚硝胺主要引起肝小叶中心性出血坏死，还可引起肺出血及胸腔和腹腔血性渗出，对眼、皮肤及呼吸道有刺激作用；N－亚硝酰胺直接刺激作用强，对肝脏的损害较小，引起肝小叶周边性损害。②N－亚硝基化合物在多种致突变试验出现阳性结果，还有致畸及胚胎毒性。③已发现约200种N－亚硝基化合物对实验动物小鼠、大鼠、豚鼠、兔、狗、猪、猴及鱼等有致癌性，以啮齿动物最敏感。流行病学调查发现，N－亚硝基化合物的摄入与人类胃癌和食道癌的发生有关，但证据尚不充分。

3. 预防亚硝基化合物危害的原则　①多进食大蒜和大蒜素、茶叶、猕猴桃、沙棘果汁等食物，其中所含维生素C、维生素E、鞣酸及酚类化合物等可阻断N－亚硝基化合物合成；②防止食物霉变及其他微生物污染；③控制食品加工中硝酸盐和亚硝酸盐的使用量；④减少氮肥，用钼肥替代；⑤严格制定食品标准，并加强监测。

四、食品添加剂

（一）概念及其分类

世界各国对食品添加剂的定义不尽相同，联合国粮农组织（FAO）和世界卫生组织（WHO）联合食品法典委员会对食品添加剂定义为：食品添加剂（food additives）是有意识地一般以少量添加于食品，以改善食品的外观、风味和组织结构或贮存性质的非营养物质。按照这一定义，以增强食品营养成分为目的的食品强化剂不应该包括在食品添加剂范围内。中国对食品添加剂定义为：食品添加剂，指为改善食品品质和色、香和味以及为防腐、保鲜和加工工艺的需要而加入食品中的人工合成或者天然物质。目前我国食品添加剂有23个类别，2000多个品种，包括酸度调节剂、抗结剂、消泡剂、抗氧化剂、漂白剂、膨松剂、着色剂、护色剂、酶制剂、增味剂、营养强化剂、防腐剂、甜味剂、增稠剂、香料等。

食品添加剂具有以下三个特征：①为加入到食品中的物质，因此，它一般不单独作为食品来食用；②既包括人工合成的物质，也包括天然物质；③加入到食品中的目的是为改善食品品质和色、香、味以及为防腐、保鲜和加工工艺的需要。

（二）作用

食品添加剂的作用可概括为：①防止变质；②改善食品的感官性状；③保持或提高食品的营养价值；④增加食品的品种和方便性；⑤有利食品加工；⑥满足其他特殊需要（例如，糖尿病人不能吃糖，则可用无营养甜味剂或低热能甜味剂）。

（三）使用原则

为确保食品添加剂的食用安全，食品添加剂的使用应遵循以下原则。

（1）食品添加剂使用时应符合以下基本要求。①不应对人体产生任何健康危害；②不应掩盖食品腐败变质；③不应掩盖食品本身或加工过程中的质量缺陷或以掺杂、掺假、伪造为目的而使用食品添加剂；④不应降低食品本身的营养价值；⑤在达到预期目的前提下尽可能降低在食品中的使用量。

（2）在下列情况下可使用食品添加剂。①保持或提高食品本身的营养价值；②作为某些特殊膳食用食品的必要配料或成分；③提高食品的质量和稳定性，改进其感官特性；④便于食品的生产、加工、包装、运输或者贮藏。

（3）食品添加剂质量标准：按照国家标准使用的食品添加剂应当符合相应的质量规格要求。

（4）食品添加剂可以通过食品配料（含食品添加剂）带入食品中，食品配料中该添加剂的用量不应超过允许的最大使用量；应在正常生产工艺条件下使用这些配料，并且食品中该添加剂的含量不应超过由配料带入的水平；由配料带入食品中的该添加剂的含量应明显低于直接将其添加到该食品中通常所需要的水平。

扫码“练一练”

（韩知峡）

第七章　社会心理行为与健康

要点导航

1. **掌握**　心身疾病的定义，社会因素、心理因素、行为模式与健康的关系。
2. **熟悉**　对社会、心理、行为导致心身疾病的干预措施。
3. **了解**　社会因素、心理因素、行为模式的定义及基本内容。

在现代医学模式即生物—心理—社会医学模式指导下，人被看成是一个多层级、完整的连续体。生物—心理—社会医学模式的研究对象不仅是自然的人，还要研究人的状态和人所处的社会环境。在健康和疾病的问题上，需要同时强调生物、心理、社会各种因素的综合作用。

第一节　概述

扫码“学一学”

一、社会因素的概念

社会因素指的是社会的各项构成要素，包括环境、人口和文明程度三方面，主要包括社会制度（政治、经济、文化等制度的总称）、人口、卫生立法、卫生政策、医疗保健、生产发展、家庭、文化教育、科学技术、生活条件、工作条件、营养条件、国民收入等因素。

在社会因素中，尤其以社会制度和社会经济因素对人群健康的影响最为重要，一方面它们对人群生存的条件起着决定性的作用，另一方面，又可以通过人口、法律法规、教育、文化、卫生服务、行为生活方式、风俗习惯等影响人群健康。

二、社会因素影响健康的基本特点

1. 广泛性　是指社会因素对人们健康的影响非常广泛；在人类社会中，社会因素无处不在，无时不在，它总是直接和间接地影响着人群的健康。

2. 恒常性　是指社会因素可对人们的健康产生持久的作用。这是与其广泛性紧密联系的。

3. 累积性　累积性是指社会因素以一定的时序作用于人体，可形成应答累加、功能损害累加或健康效应累加作用。

4. 交互作用　交互作用是指一种社会因素既可以直接影响人们的健康，也可以作为其他因素的中介，或以其他因素为中介作用于人们的健康。同时社会因素之间、社会因素与健康之间同样存在着交互作用。例如因贫致病还是因病致贫的争论就是一个很好的例子。

三、主要社会因素与健康之间的关系

（一）社会制度与健康

社会制度的含义有3层：①社会形态，如社会主义制度、资本主义制度；②各种社会管理制度，如政治制度、经济制度、法律制度等；③各种社会组织的规章制度，如考勤制度、奖惩制度等。

社会制度对人群健康产生的影响缓慢而持久。当今世界各国的政治制度、法律制度以及与之相关的政策各不相同，是造成各国、各地区间人群健康水平差异的重要原因之一。通过法律、法规强制推行或禁止某些行为，以规范人们的生活、行为方式，不仅对保持社会稳定和推动社会发展起着决定性的作用，而且为公众的健康提供制度上的保障。值得注意的是，社会分配制度、社会保障制度、卫生政策等的公平性与公正性，直接影响到公众的总体健康水平和期望寿命。

（二）社会经济发展与健康

经济发展是重要的社会因素之一，社会经济发展与人群健康的关系是辩证的。社会经济发展是提高人群健康水平的根本保证，人群健康又是社会经济发展的先决条件。经济发展和健康的关系主要体现在以下三个方面。

1. 经济发展促进健康水平的提高 ①经济发展提高了居民物质生活水平。经济发展为人们提供了衣、食、住、行的基本物质基础，提供了充足的食物营养，安全饮用水和基本的药物供应，促进了人类物质生活条件及卫生状况的改善，从而有利于居民生活质量和健康状况的提高。②经济发展有利于增加卫生投资，促进医疗卫生事业发展。国家、社会对卫生保健的投入及卫生服务的组织实施过程直接关系到人民的健康。卫生事业的投入和医学科学技术的进步，为预防控制和消灭某些疾病创造了较好的物质条件。③经济发展通过对教育的影响间接影响了人群健康。人们受教育水平的高低将影响他们接受卫生保健知识，开展自我保健活动的能力，进而影响人群的健康水平。

2. 经济发展对健康带来的不利影响 在经济发展过程中，由于对环境的破坏和人们生活方式的改变，也会产生一些负面效应，带来一些新的不利于健康的问题。

（1）现代社会病的产生　随着社会经济的发展，交通的高度发达、人口流动性增加以及自然资源的开采、大量合成化学物质的使用等改变了人们的生活条件和生活方式。不良的生活方式，如吸烟、酗酒、吸毒、性乱、不良饮食及睡眠习惯、缺乏运动等越来越普遍，直接对人类健康产生有害的影响，导致了肥胖症、冠心病、高血压、糖尿病、恶性肿瘤等疾病以及车祸等伤害。

（2）心理紧张因素增加　激烈竞争和精神压力使人们生活节奏加快、工作紧张、人际关系复杂、应激事件增加，使心身疾病、精神疾病、自杀现象增多。

（3）环境污染和破坏　许多发展中国家由于经济发展水平低、人口压力大、忽视环境保护而导致了大规模的生态环境破坏。工业生产、交通的发展大大增加了废物、废气、废水的排放；工业化、都市化进程导致大量的植被破坏；汽车尾气、噪声、光污染、辐射等产生的健康危机和潜在危害广泛存在。

（4）经济飞速发展带来的流动人口问题　流动人口的增加加重了城市生活设施、治安、卫生保健等负担；同时带来很多健康隐患，例如传染性疾病的流行等，也影响着人群健康水平的巩固和提高。

3. 国民健康水平对经济发展的促进作用　经济发展从根本上说是生产力发展的结果，生产力诸要素中最重要的要素是具有一定体力、智力和劳动技能的人，人的健康与智能对生产力的发展起着决定性的作用，也就是说人群健康水平的提高必将对社会经济的发展起到推动作用。

（1）健康水平的提高有助于延长劳动力的工作时间，创造更多的财富。建国以来，我国居民的平均期望寿命从35岁增加到现在的76岁以上，以60岁退休计算，平均每个劳动者延长工作25年。

（2）健康水平的提高有助于降低病、伤缺勤的损失。据调查估算，1988年初的上海甲型肝炎暴发流行，因患甲肝损失劳动日299万天，由于陪护损失劳动日167万天，造成直接经济损失5.08亿元，间接经济损失5.57亿元，合计10.65亿元，这个估算数是上海市当年全年卫生事业费用的4.0倍，是预防经费的24.65倍。

（3）健康水平的提高有助于提高劳动效率。身体健康是智力发展和学习科学文化知识、掌握工作技能的先决条件。没有人群健康就没有工作的高效率和社会经济的高速发展。在一定的社会经济条件下，人群健康对于经济发展具有积极的促进作用。

（三）社会文化与健康

广义的文化是指社会物质财富和精神财富的总和。人类生产活动的一切产物，如新的发明、产品等都属于物质文化的范畴。另一方面，语言、文字、观念、理论及艺术等，是人类智慧的精神产品，称为精神文化。文化诸现象对健康的影响主要表现在以下几个方面。

1. 教育对人群健康的影响　在经济收入一定的条件下，文化程度或受教育水平不同的人生活资料的支配方式也不同，从而产生不同的健康效果。人们对生活资料的支配，取决于对生活的认识，包括怎样生活的价值取向和如何实现好的生活的知识范畴。教育正是通过传播这两方面的知识，对人的物质消费进行文化导向，由于教育或社会化的程度不同，消费类型和闲暇时间安排也不相同。一般认为教育是人社会化的重要手段，从健康的角度看，受教育程度影响着人们健康生活的能力及生活方式，诸如自我保健能力的提高，良好的生活习惯，正确的求医行为等都与文化水平有着密切的关系。

2. 风俗习惯　风俗习惯是指历代相传久而形成的风尚和习俗，是历代相传的规范文化，与人们的日常生活联系极为密切，约束着人们的行为，影响着人们的衣、食、住、行、娱乐、卫生等各个方面。不良的风俗习惯导致不良的行为，直接危害人群的健康。如缅甸巴洞地区女子以长颈为美，为了延长颈部，她们在颈部戴上铜环，有时颈环长达一英尺，重30磅，结果造成颈部肌肉萎缩，声带变形，颈骨和胯骨下压，影响呼吸功能。当然风俗习惯对健康也有积极的一面，如中国民间用硬币“刮痧”以解风寒，橘皮化积食等。

3. 宗教与健康　宗教是支配人们日常生活的自然力量和社会力量在人们头脑中虚幻的反应，是“神的崇拜和神的旨意”为核心的信仰和行为准则的总和。宗教对行为的影响是通过教规、教令和教徒的信仰来实现的。许多教规对人们的健康是有益的，例如佛教的戒杀、戒淫、戒酒的戒条，利于修身养性；犹太人由于宗教的割礼仪式，阴茎癌的发生率极低；伊斯兰教禁食猪肉所以不发生旋毛虫病。但是教徒的盲目信仰也可能会带来灾难性的影响。此外，邪教经常批着宗教的外衣，对人群健康的危害极大。

扫码“学一学”

第二节　心理因素与健康

社会经济的发展使得营养不良、传染病和寄生虫疾病基本被控制，心脑血管疾病、肿瘤等成为重要的死亡原因，而这些疾病被认为与心理社会因素有密切关系。据统计，在发达国家综合性医院的门诊病人中，单纯的躯体性疾病约占1/3，与心理社会因素有关的神经官能症和心身疾病各约占1/3。我国上海地区调查发现，约60%的求医病人声称有各种躯体不适，检查却没有发现躯体病变，但有程度不等的焦虑、烦恼、郁闷等情感障碍，接受心理治疗和处理后，90%左右的病人有明显的症状改善。

一、心理健康的标准

心理健康缺乏像生理健康那样精确的衡量标准，目前只能从定性的角度来划分，一般以“常态’和“变态”或“正常”和“异常”表示，心理健康的正常和异常之间没有明确的界限，它是一个连续的过程。心理卫生协会曾提出心理健康的七条建议，作为心理健康的基本标准。①智力正常；②善于协调和控制情绪；③具有较强的意志和品质；④人际关系和谐；⑤能主动地适应并改善现实环境；⑥拥有完整和健康的人格；⑦心理行为符合年龄特征。

我国对心理健康还没有统一标准，以下4点可作为评价心理健康的基本要求：能正确认识自己，及对自己能做出比较客观、全面、实际的判断与评价；能经常保持稳定而客观的情绪，对客观环境作出恰如其分的反应；能处理好人际关系；能调节控制自己，按照社会道德规范做事。

二、心理特征与健康

个性心理特征是人与人之间的差异在心理方面的表现，是人的先天素质通过不同的实践过程与环境条件相互作用而形成的，它影响心理过程并通过各种心理活动表现出来，使心理过程带有个人色彩。个性心理特征一般指兴趣、能力（技能和智力）、气质、性格几个方面，目前研究得比较多的与健康相关的个性心理特征是气质和性格。

（一）气质与健康

气质是个人心理活动稳定的动力特征，即心理过程的速度和稳定性、心理过程的强度和心理活动的指向性。个体间的气质不同使每个人的日常生活、工作和社会活动呈现不同的色彩，形成各自的风貌。

气质最早由古希腊医生希波克拉底和罗马医生盖伦提出，并把人的气质分为四大类，即多血质、黏液质、胆汁质和抑郁质（表7-1）。

表 7 – 1　人的气质分类

分类	特征
多血质	活泼、敏感，反应迅速但不强烈，兴趣易受环境的影响，具有外向性
胆汁质	敏感，反应迅速且强烈，易冲动、暴躁，具有外向性
黏液质	反应迟钝，沉默寡言，情绪稳定不易转移，具有内向性
抑郁质	反应迟钝、孤僻，善于感知且抑制力强，具有内向性

实际生活中，人的气质一般以两种或两种以上的混合型居多。研究表明，许多疾病表现出明显的气质分布。如精神分裂症病人中抑郁气质者占 40% 左右。胆汁质的人，其强烈的愿望、过度的紧张和疲劳，可以使本来就弱的神经抑制过程更弱，促使过度兴奋从而导致神经衰弱或躁狂性精神病。

（二）性格与健康

性格是指一个人在现实中的稳定态度和习惯化的行为方式。性格的显著特点为：①态度特征，包括对社会、集体、他人、自己以及学习、工作、劳动的态度；②意志特征，包括对行为的自我调节、控制等。研究表明，性格与人的健康关系密切，性格类型不同，所表现出来的疾病状态、情况也不同。目前，公认的性格特征为下述 3 种（表 7 – 2）。

表 7 – 2 性格特征分型

性格分型	性格特征的主要内容
A 型性格	有雄心壮志，喜欢竞争，出人头地；性情急躁，缺乏耐心，容易激动；有时间紧迫感和竞争倾向，行动匆忙；对人有敌意。与高胆固醇血症、吸烟及高血压并列为冠心病危险因子
B 型性格	心性平和，不争强好胜，做事不慌不忙
C 型性格	压抑自己的情绪，过分忍让，回避矛盾，怒而不发，好生闷气，内向。此型人格的宫颈癌发病率较高，患胃癌、肝癌等的危险性更高，称为肿瘤的性格模型

健康的性格有以下 5 项基本特征：现实性、独立性、仁爱、有宣泄技巧、宽容。

（三）情绪与健康

情绪（emotion）是人对客观事物是否符合自身需要而产生的态度或体验。情绪有三个特征：①情绪不是固有的，是由客观现实的刺激引起的。②情绪是主观体验，虽然这种体验可能出现行为表象，如悲伤、愤怒、喜悦，但也常不露于形，内心感受也无法观察，因此常常用内省法来研究情绪。③情绪的产生是以客观事物是否满足人的需要为中介。情绪的个人基础包括生理、心理、社会方面的需要，需要的满足与否产生态度的变化，如消极或积极态度。

情绪致病主要分两个方面，一是作为疾病发作或复发的诱发因素；二是直接作为致病因素或疾病的促发因素。现代医学研究证明，临床上常见的高血压、冠心病、恶性肿瘤、糖尿病、消化性溃疡、哮喘和偏头痛等多种疾病，都与不良情绪有关，并称此类疾病为心身疾病。实际上情绪作为一些癔症的诱发因素在临床已得到肯定。如急剧的情绪变化被认为是心肌梗死、脑溢血、精神病发作等的重要诱发因素。流行病学及实验医学研究证明消极情绪与多种疾病有密切关系。大量研究表明，长期忧郁者多种疾病的危害性升高。紧张情绪能引起胃酸分泌增多而引起溃疡病。

（四）精神刺激与健康

1. 源于家庭环境　包括恋爱受挫、家庭人际关系不良、家庭生活不完美、亲人亡故等因素，可使家庭成员的亲密感情受到破坏，或这种场所成了烦恼和悲伤的来源，从而对人的心理产生恶劣的影响，给人的精神造成沉重的打击。

2. 源于学习工作环境 包括工作环境或工作性质不适当，学习、工作负荷超出个人的能力，学习、工作与个人的愿望不相符合，人际关系不良等，使负性情绪积累日久，引起健康危害。

3. 源于社会事件 包括严重的自然灾害，如水灾、火灾、地震以及居住环境拥挤、交通事故、环境噪声、环境污染、社会动荡等。社会环境的变动、人为或自然的因素导致的特殊事件的刺激，超越了个人承受能力，就容易产生应激，使人们在生理、心理方面发生重大变化，对健康产生影响。1967 年，美国华盛顿大学精神医学专家 Holmes 和 Rahe 开创了对生活事件的定量研究方法，制定了“社会再适应评定量表”（表 7－3）。他们把生活中对人们情绪产生不同影响的事件称为生活事件，并按影响人们情绪的轻重程度划分等级，用生活变化单位（life change unit，LCU）进行定量评定。1973 年，Holmes 等人对不同年龄、不同职业的 5000 多人进行了社会心理调查。结果显示，若一年内经历的生活事件为 150 LCU，则未来一年基本健康；若为 150～300 LCU，则未来一年患病概率为 50%；若在 300 LCU 以上，则未来一年患病概率为 70%。

表 7－3 社会再适应评定量表

变化事件	LCU	变化事件	LCU
夫妇分居	65	姻亲纠纷	29
离婚	73	个人取得显著成就	28
坐牢	63	配偶参加或停止工作	26
亲密家庭成员丧亡	63	入学或毕业	26
个人受伤或患病	53	居住环境的变化	25
结婚	47	个人习惯的改变（衣着习俗交际等）	24
被解雇	45	与上级矛盾	23
复婚	45	工作时间或条件的变化	20
退休	45	迁居	20
家庭成员健康变化	44	转学	20
妊娠	40	消遣娱乐的变化	19
性功能障碍	39	宗教活动的变化	19
增加新的家庭成员	39	社交活动的变化	18
业务上的调整	39	少量负债	17
经济状况的变化	38	睡眠习惯的变化	16
好友丧亡	37	家人相聚次数改变	15
职业改变	36	饮食习惯变化	15
夫妻多次吵架	35	休假	13
中等负债	31	圣诞节	12
丧失抵押物赎取权	30	轻度违法	11
工作职位的改变	29		

扫码“学一学”

第三节　心身疾病

一、心身疾病概述

心身疾病（psychosomatic disease）是一组躯体疾病或综合征。1943 年，哈利得（Halliday）首先提出这一概念。广义的心身疾病指心理、社会和躯体等因素交互作用所引起的躯体器质性疾病和躯体功能性疾病；狭义的心身疾病是指与心理－社会因素有密切关系或心理－社会因素作为明显致病因子所引起的躯体器质性疾病。因此，心身疾病的发生、发展、预后、转归以及预防和治疗都与心理－社会因素密切相关。心身疾病是一大类介于躯体疾病和神经症之间的疾病，在临床上各科都有心身疾病。心身疾病在躯体表现和病理改变上与纯生物理化因素导致的躯体疾病表现相同，只是在病因和病机上有差别。例如原发性高血压和肾病性高血压在临床表现上都是以血压增高为主要症状，但前者的发病主要病因是与心理社会因素、紧张刺激有关，所以是心身疾病；而后者主要的病因却是因为肾脏病变引起的血压增高，故不是心身疾病。

（一）心身疾病的特征

美国 Kapan 在其主编的《精神疾患百科全书》中对心身性疾病的特征规定如下。

（1）病人具有环境刺激导致的心理因素，这种心理因素在时间上与其躯体疾病的发生或加剧有联系。

（2）在病人躯体上可以检查出器质性疾患或具有已知的病理生理过程，如呕吐、偏头痛等。

（3）疾病的开始不是由躯体病变引起的，但症状往往从躯体上表现出来。

（4）心身疾病通常发生在自主神经支配的系统或器官。

（二）心身疾病常见的发病机制

心身疾病的发病机制是目前医学心理学领域亟待深入研究的中心课题之一。常见的有以下三种学说（表 7－4）。

表 7－4 心身疾病的发病机制学说

分类	主要内容
心理动力学说	重视潜意识心理冲突在各种心身疾病发生中的作用，认为潜意识心理冲突是通过非自主性神经系统功能活动的改变从而造成某些脆弱器官的病变而致病的
心理生物学学说	心理神经中介途径、心理神经内分泌途径和心理神经免疫途径是心理社会因素造成心身疾病的三项形态学意义上的心理生理中介机制
	不同种类的心理社会因素，如紧张劳动和抑郁情绪，可能产生不同的心身反应过程；不同心身疾病的发生也可能与特定的心理社会因素有关
	心理社会因素在不同遗传素质个体上的致病性的差异，例如，高胃蛋白酶原血症的个体在心理因素作用下更可能产生消化性溃疡，从而确定个体素质上的易感性在疾病发生中的重要作用
学习学说	某些社会环境刺激引发个体习得性心理和生理反应，如情绪紧张、呼吸加快、血压升高等，由于个体素质上的问题，或特殊环境因素的强化，或通过泛化作用，使得这些习得性心理和生理反应可被固定下来而演变成为症状和疾病

（三）心身疾病的分布和分类

1. 心身疾病的分布 由于界定的范围不同，心身疾病发病率的报道数据差异甚大。

（1）地区分布 国外调查人群心身疾病发病率为10%～60%；城市高于农村；国内门诊与住院调查约为33%。

（2）临床科室分布 一般认为，心身疾病病人的科室分布排列顺序依次为：内分泌科、心血管科、呼吸科、普通内科、皮肤科等。

（3）性别分布 女性高于男性，但溃疡病、冠心病、支气管哮喘等则以男性患病率为高，而甲状腺功能亢进（甲亢）仍以女性为多。

（4）年龄分布 65岁以上的老人和15岁以下的少年患病率较低，青年人略高，患病高峰为更年期。

（5）职业分布 脑力劳动者高于体力劳动者。

（6）社会分布 工业化的社会高于工业不发达的社会。

2. 心身疾病的分类

（1）按器官系统和科别分类 如循环系统、呼吸系统、消化系统、内分泌代谢系统、泌尿生殖系统、骨骼肌肉系统、神经精神系统。

（2）按躯体病变状态分类 ①心身症：由心理、社会因素引起的躯体功能性改变，如过度换气综合征、偏头痛、心脏神经症、贲门或幽门痉挛、神经性厌食、神经性呕吐等，这类疾病虽属功能性改变，但亦有躯体症状和一定的病理生理变化过程。②心身病：由心理、社会因素引起的躯体器质性病变，如斑秃、神经性皮炎、学校性哮喘等。另一些心身疾病如原发性高血压、冠心病、消化性溃疡、过敏性结肠炎、甲亢、糖尿病、更年期综合征、手术后疼痛综合征、原发性青光眼等，心理、社会因素在发病中起“引发”作用。实际心身症与心身病在一定程度上是体现着疾病发展的不同阶段。

二、心身疾病的防治

（一）心身疾病的诊断

心身疾病不同于单纯的躯体疾病、精神病或神经症。它是一种以心理、社会因素起重要作用的心理、社会因素和躯体因素相交织形成的躯体疾病，因而心身疾病的诊断在内容和方式上与一般临床诊断有所不同。既要作出生物医学诊断，又要作出心理学诊断，还要经过综合分析作出心理与躯体相关的心身医学诊断。

1. 生物医学诊断 生物医学诊断可按一般临床躯体疾病的诊断程序，如询问病史、体格检查、实验室检查、器械或仪器检查和自主神经功能检查等方法对器官病变进行定位和定性，以做出病因、病理、功能、疾病分型、分期和并发症等诊断。生物医学诊断是为了确定有无躯体疾病存在。

2. 心理学诊断 心理学诊断是为了证实该躯体疾病在发病过程中有无明显的心理、社会因素在起重要作用，进而重点明确病人是否存在心理因素、性格缺陷和情绪障碍三个临床特征。

3. 心身疾病诊断 在以上两种诊断的基础上，对有关资料进行综合分析，根据确切的依据，再做出心身疾病的最后诊断。

（二）心身疾病的治疗原则

1. 消除社会—心理刺激因素　对病人的社会—心理刺激因素，如家庭、邻里或工作单位作适当调整，通过解释、指导以解除矛盾，协调关系，必要时可请病人短期住院或更换环境。

2. 消除心理学病因　应在心理医师的指导下采用适宜心理干预手段和心理疏导措施。

3. 消除生物学症状　主要通过心理学技术直接改变病人的生物学过程，提高自身素质，促进疾病的康复。例如采用气功疗法、瑜伽疗法，利用自己的意志去控制或调整内脏的活动以达到治疗强身的目的。自我训练控制自己的情绪，如每天有一定的时间松弛紧张的情绪，听轻音乐、练书法、画画、栽培花草以及运用生物反馈疗法等，使病人学会在某种程度下调节这些功能，以达到预防发作和治疗的目的。

4. 心、身同治原则　对于急性发病且躯体症状严重的病人，应以躯体对症治疗为主，辅之以心理治疗。例如，对于急性心肌梗死病人，综合的生物性救助措施是解决问题的关键，同时也应对那些有严重焦虑和恐惧反应的病人实施术前心理指导。对于心理症状为主、辅以躯体症状的疾病或虽然以躯体症状为主，但已呈慢性过程的心身疾病，则可在实施常规的躯体治疗的同时，重点安排好心理治疗。

（三）心身疾病的防治原则

1. 积极开展心理治疗　进行心理治疗，首先要阻断应激源造成的心理和生理的应激状态，如可以使病人远离应激源。其次是解释性心理疏导治疗，帮助病人学习和掌握自我训练、自我放松、自我调节的方法，如气功、太极拳、肌肉放松训练等。第三可根据具体情况选择专业的心理治疗方法，如行为疗法、认知疗法、支持疗法、放松疗法、精神分析方法、理性情绪疗法、生物反馈疗法等。心理治疗的重点在于缓解症状，改变认识模式，矫正适应不良行为，提高对待精神压力的应对策略。

2. 适当的精神类药物使用　临床实践证实，90% 的心身疾病病人需要精神药物治疗。这是因为：①药物本身不仅具有药理作用，还具有很强的心理治疗作用，即药物的“心理反应”；②精神药物可终止躯体症状与精神症状之间的恶性循环；③精神药物可有助于渡过心理应激情境及使心理治疗的导入易于成功。

3. 中医中药疗法　中医中药治疗心身疾病，必须坚持以整体观念为核心的辨证论治，分别采用调理情志、疏肝理气化痰、清热泻火、活血化瘀、重镇或养心安神，或针对脏腑气血阴阳不足予以补益药，著名的逍遥散、越鞠丸、六郁汤、一贯煎、百合地黄汤、甘麦大枣汤等。

4. 心身疾病的预防　医务人员要用生物—心理—社会医学模式的观点对待心身疾病。心身疾病意味着心理和躯体不可分割，在心身疾病的预防上，既要锻炼身体，增强抗病能力；又要稳定情绪，学会调节情绪。锻炼和培养坚强意志，建立乐观的情绪，正确面对现实，增强适应能力和应付紧张刺激的能力，预防心身疾病的发生。心身疾病的早期发现、早期治疗往往能取得良好疗效。

扫码“学一学”

第四节　行为生活方式与健康

一、行为的定义和分类

1. 行为的定义　有机体体内外环境的各种因素及其变化均可形成刺激。行为（Behavior）是有机体对刺激所起的反应。行为反应也反作用于环境，影响着环境。心理学家勒温把行为作为心理学的研究对象，提出行为公式：

$$B = f\ (P,\ E)$$

B 指行为（behavior），f 指函数（function），P 指人（person），E 指环境（environment）

2. 行为的分类　由于人所具备的生物性和社会性，人类的行为有本能生物行为和社会行为两大类。一切本能生物行为反应都以生理功能作为基础，行为表现特征与遗传有关。人类的本能行为会受到社会物质与文化因素的影响和制约。社会性行为是人类个体与社会环境相适应的结果，是个体参与社会生活，并接受教育塑造而成，即通过社会化过程确立的。

二、健康相关行为

健康相关行为（Health - related Behavior）指个体或团体的与健康和疾病有关的行为。健康相关行为可分为两大类：促进健康的行为和危害健康的行为。

（一）促进健康的行为

促进健康的行为一般具有 5 个基本特征：有利自身和他人健康；有规律；外显行为与内在认知和情绪无冲突；与环境和谐；强度与频度适宜。常将促进健康的行为分为：①日常促进健康的行为；②保健行为；③避免有害环境的行为；④戒除不良嗜好的行为；⑤预警行为；⑥求医行为；⑦遵医行为；⑧病人角色行为等。按三级预防思想，前五类可通称“预防保护性行为”（Preventive and Protective Behavior），属一级预防；第六类属二级预防；第七、八类属三级预防。行为科学家布瑞斯洛（Breslow）等对七千名成年人进行了多年研究后，指出只要采取 7 种日常促进健康的行为即可明显提高人们的健康状态。这 7 种行为是：每晚睡眠 7 ~ 8 小时、定时早餐、维持正常体重、每周锻炼 5 次（每次 35 分钟以上）、适量饮酒、不吃零食、不吸烟。

（二）危害健康的行为

危害健康的行为是个体或群体在偏离自身、他人和社会健康期望的方向上表现的一组行为。该行为对自己或他人的健康构成直接或间接、明显或潜在的危害。危害健康的行为由后天习得，故又称为“自我创造的健康危险因素”。危害健康的行为通常可分四类：①日常危害健康的行为（不良生活习惯），即与上述日常促进健康的行为相反的行为；②高危险行为，如吸毒、性乱；③致病性行为模式，如“A 型行为”和“C 型行为”；④不良疾病行为。

在描述某一特定行为在某一人群中发生频率时所用的“常态行为”（通常地，常态行为：有表现者≥95%；非常态行为：有表现者 <5%）一词，并不等于促进健康的行为。例

如，某人群中吸烟人数占95%以上，并不意味着吸烟是促进健康的行为。

三、不良的行为生活方式对健康的危害

对人类健康危害最大的不良行为生活方式有酗酒、吸烟、吸毒、性乱、赌博、不良饮食习惯、滥用药物和缺乏体育锻炼等。

1. 酗酒　由于酗酒所致健康损害和社会问题可分急、慢性两大类。急性的包括急性酒精中毒、车祸、犯罪、斗殴、家庭不和等。慢性的对健康主要损害有酒瘾综合征、酒精性肝硬化、心脑血管疾患、性功能减退、免疫力下降、营养不良、影响生育及后代健康等。

2. 吸烟　吸烟是易罹患恶性肿瘤、慢性阻塞性肺病、冠心病等疾病，导致心、脑血管病，慢性呼吸系统疾病等多种疾病和死亡的重要危险因子。同时烟雾中含有一氧化碳、尼古丁、焦油和氰化物等有害物质，污染环境，对被动吸烟者的健康造成危害。为反对吸烟，WHO将1988年4月7日的世界卫生日定为无烟草日（戒烟日），1989年起把每年的5月31日定为世界无烟日。

3. 吸毒　吸毒损害吸毒者自身的身心健康，并导致一系列社会问题。染上吸毒恶癖，往往难以自拔，吸毒者为获得毒品而不择手段，沦为卖淫、盗窃、凶杀等各种犯罪，严重影响社会安定，败坏社会风气。使用静脉毒品，还可增加艾滋病传播机会。

4. 性乱　性乱可造成性病的传播。性传播性疾病具有特定的传染源和传播途径，特殊的临床特征和流行病学规律。它是一个严重的社会问题，危害极大。尤其是艾滋病，患病后破坏机体免疫功能，死亡率极高，目前尚无特效治疗药物。

5. 赌博　赌博影响生产、工作和学习，增加犯罪机会，酿成家庭悲剧，败坏社会风气，对健康也有很大损害。

6. 不良的饮食习惯和饮食结构　与胃癌、食管癌的发生及死亡关系密切。健康状况受到不同程度的影响。

7. 缺少锻炼　缺少锻炼会引发运动不足综合征。世卫组织制定了《关于身体活动有益健康的全球建议》，文件中提出的建议针对三个年龄组：5～17岁，18～64岁和65岁及以上者。整体目的是为国家和区域级的决策者提供指导，说明预防非传染病所需的身体活动频率、持续时间、强度、类型和总量之间的量效关系。

（熊光轶）

扫码“练一练”

第八章　社区健康服务与临床预防服务

要点导航

1. **掌握**　社区健康服务、初级卫生保健的概念和内容，临床预防服务的内容。
2. **熟悉**　健康维护计划的内涵和具体内容。
3. **了解**　社区的概念。

WHO在1977年第30届世界卫生大会上提出，各国政府和世卫组织的主要卫生目标是："到2000年使世界所有的人民在社会和经济方面达到生活需求的有成效健康水平"，即"2000年人人健康"的战略目标。我国将其译为"2000年人人享有卫生保健"（Health for All by the Year 2000，即HFA/2000）。这个总的战略目标旨在改变卫生资源分配严重不公的局面，促使人人享有预防保健，重点是在发展中国家人人能够得到最低限度的卫生保健服务。

自从HFA/2000全球卫生战略目标提出以来，全球卫生状况和卫生服务得到明显改善，但仍然存在许多公共卫生问题需要解决，如新发传染病、慢性非传染病、不断上升的伤害和暴力、人口老龄化、全球化以及环境污染等对人类的生存和可持续性发展构成的巨大威胁。为了应对这些新的挑战，WHO发布了《21世纪人人享有卫生保健》卫生战略，以增加期望寿命，提高生活质量，改进卫生公平，使全体人民能利用可持续卫生系统和服务。

第一节　社区健康服务

扫码"学一学"

一、社区的概念

社区（community）一词源于拉丁文。包含两层含义，其一属于地理概念，指一定的区域范围，其二属于社会含义，指特定的社会特征。可以理解为：以某种形式的社会组织或团体结合在一起的一群人生活在特定的区域范围内。简言之，社区是指是居住在一定地域范围人们生活的共同体。

（一）社区的基本要素

1. 人群　指以一定的社会关系为基础组织起来的、进行共同生活的人群，是社区构成的基本要素。

2. 地域　社区居民赖以进行生产和生活活动的地理领域。社区领域面积的大小在一定程度上影响着人们的生活状况，它是社区存在和发展的前提，也是决定社区变迁的重要条件。

3. 生产和生活设施　是构成社区的重要因素，基本的生产和生活设施在满足社区居民物质和精神需要的同时，可以将人群稳定在社区，并促进社区人群间的相互关系。

4. 组织机构　组织机构如党团组织、公司或企业、商店、学校、俱乐部等发挥着维护社区秩序，动员、督促社区成员参加集体活动，管理、支配社区公共资源的共同财产，制定、实施社区规划，领导社区建设，贯彻执行党和政府的方针政策等作用。

5. 认同感　社区居民对自己所在社区在感情上和心理上产生一种认同、喜爱和依恋的思想及心理感受。同时，他们有相似的文化背景、生活方式和行为准则（认同意识），是促进社区居民相互理解、密切联系的基础。

（二）社区的类型

社区类型分为功能社区、自然社区和行政社区。详见表 8－1。

表 8－1 社区的类型及区域

社区类型	区域	举例
功能社区	围绕人的不同社会活动形成的区域，是劳动力人群聚集的场所	工业区、大学区、高科技园区、农场、生活小区等
自然社区	自然形成的社会生活区域	村落、城镇等
行政社区	以行政管理范围来确定的区域	街道、乡、镇、县、市等

二、社区健康服务概述

（一）社区健康服务概念

社区健康服务（community health care，CHC）又被称为社区卫生服务，是在政府领导、社区参与、上级卫生机构指导下，以社区卫生机构为主体，全科医生为主干，合理使用社区资源和适宜技术，以人的健康为中心、家庭为单位、社区为范围、需求为导向，以人的生命为全过程，以妇女、儿童、老年人、慢性病病人、残疾人、低收入人群等为重点服务对象，以解决社区主要卫生问题、满足基本健康服务需求为目标，为社区居民和家庭提供集预防、医疗、保健、康复、健康教育和计划生育等六位一体的有效、经济、方便、综合、连续的基层卫生服务。

（二）社区卫生服务的基本原则

1. 坚持为人民服务的宗旨。
2. 坚持政府领导、部门协同、社会参与、多方筹资、公有制为主导。
3. 坚持预防为主，综合服务，健康促进。
4. 坚持公共健康和基本医疗并重，中西医并重，防治结合。
5. 坚持以地方为主，因地制宜，探索创新，积极推进。

（三）社区卫生服务的特点

与其他的服务相比，社区卫生服务有如下的特点。

1. 综合性　社区卫生服务的主要目标是在基层国家医疗体系贯彻三级预防策略。因此，就其服务对象而言，不分性别和年龄，无论是否患病，既包括病人，也包括亚健康和健康人；就其服务内容而言，包括健康促进、疾病预防、治疗和康复，并涉及生理、心理和社会文化各个方面；就其服务范围功能而言，包括个人、家庭和社区，是一种综合性的服务。

三级预防策略是社区卫生工作者在提供初级保健的过程中遵循的主要原则。

2. 连续性 社区卫生服务人员对所辖社区居民的健康负有固定的、长期的责任。因此，他们应该主动关心社区内所有成员和所有健康问题，无论疾病的新旧急慢，从健康危险因素的监测，到机体最初出现功能失调及疾病发生、发展、演变、康复的各个阶段，包括病人住院、出院或请专科医师会诊等不同时期，为社区居民提供连续性的服务。

3. 协调性 社区卫生服务人员的职责是向社区所辖的居民提供广泛而综合性的卫生保健服务，而有的服务单靠社区医务人员是无法完成的，需要其他医疗和非医疗部门的配合。因此，协调性服务是社区医务人员应该掌握的基本技能之一。

4. 可及性 可及性是指时间方便、经济可接受、地理位置相近、心理亲密等。

三、初级卫生保健

（一）初级卫生保健的含义

初级卫生保健（primary health care，PHC）又称基层卫生保健，是指最基本的，人人都能得到的，充分体现社会平等权利，个体、家庭、社会广泛参与，人民群众和政府都能负担得起的基本卫生保健服务。其核心是人人公平共享，手段是适宜技术和基本药物，筹资是以公共财政为主，受益对象是社会全体成员。具体来讲，初级卫生保健至少包括下面四层含义。

1. 从居民的需要和利益来看 初级卫生保健是一种必不可少的、人人都能享有和充分参与的、费用能负担的，人民乐于接受的卫生保健服务。

2. 从卫生工作中的地位和作用来看 初级卫生保健是应用切实可行、学术上可靠的方法和技术，为全体人民提供最基本的卫生保健，是第一线工作，是体现卫生工作为人民服务宗旨的重要方面，是国家卫生体制的基础和重要组成部分，是以大卫生观念为基础，工作领域更宽，内容上更广。

3. 从政府职责和任务来看 初级卫生保健是各级政府的职责，是基层政权的重要组成部分，是通过组织动员人民群众参与和协调各有关部门和社会各界共同参与而得以实现，是各级政府全心全意为人民服务、关心群众健康的重要体现。

4. 从社会和经济发展来看 初级卫生保健是社会经济发展的重要组成部分和原动力，是与社会经济同步发展、社会进步的核心目标，是农村社会保障体系中最重要的组成部分，是社会主义精神文明建设的重要标志和具体体现。

（二）初级卫生保健的内容

1. 初级卫生保健的主要内容 初级卫生保健的最终目标是增进人人健康。为实现此项目标，WHO 确定了以下五项主要内容。①减少卫生领域的排斥和社会差距（普遍覆盖改革）；②围绕人们的需求和期望安排卫生服务（服务供应改革）；③将卫生纳入所有部门的工作（公共政策改革）；④实行政策对话合作模式（领导体制改革）；⑤增强利益攸关方的参与。

2. 初级卫生保健的八项任务

（1）对当前主要卫生问题及其预防和控制方法的健康教育。

（2）改善食品供应和合理营养。

（3）供应足够的安全卫生水和基本环境卫生设施。

（4）妇幼保健。

（5）主要传染病的预防接种。

（6）地方病的预防控制。

（7）常见病和外伤的合理治疗。

（8）提供基本药物。

在1981年第34届世界卫生大会上，又增加了“使用一切可能的方法，通过影响生活方式和控制自然、社会心理环境来防治非传染性疾病和促进精神卫生”一项内容，把工业发展和生活方式改变可能带来的职业损害、慢性病、外伤和肿瘤的预防及精神卫生等内容纳入初级卫生保健。

（三）实施初级卫生保健的原则

1. 合理分配卫生资源　卫生资源分配不合理是一个世界性问题，它造成卫生资源不能得到有效利用，卫生资源浪费与匮乏并存。因此，应该从卫生资源可得性的角度出发，通过改革医疗卫生保健制度，减少和纠正卫生资源分配不公现象，体现卫生保健制度的公平性。通过强化政府责任，把较多的卫生资源投放到基本的卫生保健服务中去，对基层卫生保健机构给予更多的经费、人才和政策支持，使低收入人群也能享有公共卫生和基本医疗服务。努力缩小地区之间的差异，加强偏远地区、山区和农村的初级卫生保健工作，关注老年、失业、贫困等弱势人群，给予必要的医疗救助。

2. 社区参与　发展基层卫生保健，并不仅仅是简单地将医疗机构搬到社区，各种医疗、预防和康复服务还必须通过个人和家庭的积极参与才能达到普及。此外，政府必须对居民的健康负责，对当地卫生保健活动进行管理和评价，保证初级卫生保健活动顺利实施。要求在政府的统一领导下，社区居民参与本地卫生保健政策制定和实施。社区居民认识到通过自己的努力是能维护和促进健康，建立健康的行为与生活方式，合理利用适宜的卫生保健资源，成为卫生机构的合作者和健康促进的倡导者。

3. 预防为主　通过预防保健可充分利用有限的卫生资源，提高全体居民的健康水平。突出预防服务是初级卫生保健的显著特征。各国的实践也证明，预防服务是最经济有效、受益面最广的卫生服务。

4. 适宜技术　适宜技术指学术可靠、适合当地实际、使用方便、群众乐于接受、费用低廉的方法、技术和设备的总称。适宜技术是实施初级卫生保健的重要基础，对改善卫生服务公平性、缓解过快增长的医药卫生费用与居民经济承受能力的矛盾有重要的现实意义。全体居民平等享受卫生服务要以其为依托。发展适宜技术一定不能脱离当地的实际卫生问题、文化习俗和经济发展水平。

5. 部门间综合行动　初级卫生保健活动实践证明，人群健康状况与整个社会经济发展状况紧密相关。获得健康的基础是要有较好的生活条件，满足个人生活中最基本和最低的生活需要，如营养、教育、饮用水供应和住房等。因此，“使所有人达到尽可能高的健康水平”仅靠卫生部门是不行的，必须依赖卫生部门与其他部门的密切合作、相互支持。

6. 合理转诊　应建立健全双向转诊制度，积极引导居民合理利用卫生保健服务资源，小病未病在社区，大病难病在医院，康复调养又回社区，使得每位居民在需要时都能得到满意可及的卫生保健服务。

扫码“学一学”

第二节　临床预防服务

一、临床预防服务的概念

临床预防服务（clinical preventive service），指在临床场所对健康者和无症状“病人”的危险因素进行评估，然后实施个体化的预防干预措施，以预防疾病和促进健康。

“无症状”和“健康”并非指病人目前没有任何主诉，而是针对某些严重威胁生命的特定疾病而言，目前没有相应的症状和体征。这要求医生在处理服务对象目前疾病的同时，更应着眼于其将来的健康问题。

二、临床预防服务的内容

1. 健康咨询　健康咨询（health counseling）指医务人员在临床场所（尤其是初级卫生保健场所）收集求医者的健康危险因素，与求医者共同制定改变不良健康行为计划，随访求医者执行计划的情况，促使他们自觉采纳有益于健康的行为和生活方式，消除或减轻影响健康的危险因素，预防疾病、促进健康、提高生命质量。建议开展：①劝阻吸烟和酗酒；②开展体育活动；③增进健康饮食（平衡膳食）；④保持正常身体质量；⑤妇女进行乳房自我检查；⑥预防意外伤害和事故；⑦预防传染病流行。健康咨询的“5A”模式如下。

（1）评估（assess）　对寻求帮助者的行为现状、知识、技能、自信心等进行评估。可以通过询问或者评估工具完成。

（2）劝告（advance）　为病人提供有关健康危害的相关信息以及行为改变的益处。

（3）达成共识（agree）　根据病人的兴趣、能力，共同设定一个改善健康的目标。

（4）协助（assist）　为病人找出行动可能遇到的障碍，帮助确定正确的策略、解决问题的技巧及获得社会支持。

（5）安排随访（arrange）　明确随访的时间与方式（上门、电话、电子邮件等）。

2. 健康筛检　指运用快速、简便的体格检查或实验室检查以及危险因素监测与评估等手段，在健康人群中发现未被识别的病人或有健康缺陷的人。筛检试验不是诊断试验，仅是一个初步检查，对筛检试验阳性和可疑阳性的人必须进行确诊检查，确诊后的病人进行治疗。努力做到“三早”。

3. 免疫接种　是用人工方法将抗原（免疫原）或抗体（免疫效应物质）注入机体，使机体通过人工自动免疫或人工被动免疫的方法获得防治某种传染病的能力，从而保护易感人群。

4. 化学预防　指对无症状者使用药物、营养素（包括矿物质）、生物制剂或其他天然物质作为一级预防和二级预防为主的措施，提高人群抵抗疾病的能力，防止某些疾病的发生和发展。

三、临床预防服务的实施

（一）制定健康维护计划

健康维护计划（health maintenance schedule）指在特定的时期内，依据病人的年龄、性别以及具体的危险因素等而计划进行的一系列干预措施。鼓励医患双方共同参与决策，作出最佳的选择。

1. 收集健康信息　收集个人健康信息是实施健康维护计划的第一步，往往通过问卷调查、健康体检和筛查等方法获得。

2. 进行健康危险评估　将各种健康危险因素转换为可测量的危险分数（代表发病危险的指标）。具体参见本书健康管理健康危险度评价相关章节。

3. 制定健康维护计划　健康维护计划的制定应采取以问题为导向的记录方式，主要包括以下几个方面。

（1）主观资料　包括主诉、症状、疾病史、家族史、社会生活史。

（2）客观资料　如体检、实验室检查结果、心理行为测量结果、病人态度、行为。

（3）对健康问题的评价　诊断、鉴别诊断、预后以及对危险因素的评估。

（4）健康维护计划　诊断、治疗、预防保健、健康指导。

（二）健康维护计划的实施

健康维护计划的实施，首先是建立健康维护流程表，在此基础上，为了有效地纠正某些高危人群的行为危险因素，还需与“病人”共同制定另外一份某项健康危险因素干预行动计划。在实施的过程中还要为“病人”提供健康教育资料。在实施过程中，需要加强健康维护的随访，跟踪“病人”执行计划的情况以及感受和要求，以便及时发现曾被忽略的问题。

扫码“练一练”

（熊光轶）

第九章　慢性非传染性疾病的防治

要点导航

1. 掌握　慢性非传染性疾病的定义，高血压病、糖尿病、恶性肿瘤、骨质疏松症的定义及中西医防治措施。

2. 熟悉　高血压病、糖尿病、骨质疏松症的流行病学特征与相关危险因素。

3. 了解　高血压病、糖尿病、恶性肿瘤、骨质疏松症的诊断标准。

慢性非传染性疾病（non－communicable diseases）简称“慢性病”，不是特指某种疾病，而是对一类起病隐匿、病程长且病情迁延不愈，缺乏明确的传染性生物病因证据，病因复杂或病因尚未完全确认的疾病的概括性总称。例如高血压、糖尿病、冠状动脉粥样硬化性心脏病、慢性阻塞性肺疾病、骨质疏松症、恶性肿瘤等。慢性病病因复杂，一般认为与职业和环境的暴露、长期不良的生活方式、不合理的膳食习惯、体力活动不足以及精神因素相关，是在多种因素作用下共同致病，为一类发病率、致残率、致死率极高的疾病。

随着人们生活水平的提高、行为生活方式的改变、卫生事业的蓬勃发展及人口老龄化问题的出现，人类的“疾病谱”和“死亡谱”亦发生巨大的改变。20 世纪的急慢性传染病、营养不良性疾病等威胁人类健康的疾病已基本得到控制或改善，而以心脑血管疾病、肿瘤、糖尿病等为代表的慢性非传染性疾病的发病率却在逐年攀升，已经成为人类的三大主要死亡原因，全球每 2 秒就有 1 人死于此类疾病。它严重损害人类的健康，给社会带来了极大的经济负担。因此，慢性病的防治已然成为当前全球最重要的健康问题和公共卫生问题之一，也是我国全面提出“大健康”理念将必然面临的严峻挑战。

第一节　高血压病的中西医防治措施

扫码“学一学”

高血压病是一种以体循环动脉压升高为主要特点，由多基因遗传、环境及多种危险因素相互作用所致的全身性疾病，常伴有心、脑、肾等多器官、多系统的功能性或器质性改变。本病分为原发性高血压和继发性高血压两种，其中原发性高血压占高血压病的 95% 以上。高血压病常以头晕、头痛等为主要临床表现，故多归于中医学“头痛”“眩晕”等范畴。

一、高血压病流行特点、危险因素与危害

我国人群近 50 年来高血压病患病率总体呈明显上升趋势。按 2006 年国内人口的数量与结构，估算全国约有 2 亿高血压病病人，每 10 个成年人中有 2 个患高血压；《中国心血管病报告 2015》估计有 2.7 亿高血压病病人。高钠低钾膳食、超重和肥胖、过量饮酒以及

长期精神过度紧张均与高血压的发病密切相关。同时，年龄、高血压病家族史、缺乏体力活动等亦是高血压病的危险因素之一。中医认为，情志失调、饮食不节、久病过劳及先天禀赋不足等因素可引起机体阴阳失调、脏腑功能紊乱，导致风、火、痰、瘀扰乱清窍，或气血、髓海不足，脑失所养，形成本病。

高血压病不仅是一种单纯的全身性疾病，还是卒中、心血管疾病发病及死亡的主要危险因素之一。长期处于高血压状态及伴随的危险因素，导致粥样斑块的形成及发展，血管硬化、痉挛、狭窄或闭塞，致使心、脑、肾、血管及眼底等多个靶器官的受损，甚至危及生命。因此，平稳控制血压，早期识别高血压病人的靶器官损害，对于评估病人心脑血管风险、早期积极治疗、减少心脑血管疾病的发生具有十分重要的意义。

二、高血压病的诊断与治疗目标

根据《中国高血压防治指南》（2018 年修订版），高血压的定义为：在未使用降压药物的情况下，非同日 3 次测量血压，收缩压≥140 mmHg 和（或）舒张压≥90 mmHg，可诊断为高血压。病人既往高血压病史，目前正在使用降压药物，血压虽低于 140/90 mmHg，也诊断为高血压。高血压病根据血压升高的水平，可分为 1 级、2 级和 3 级，同时，可根据血压水平、心血管危险因素、靶器官损害、临床并发症和糖尿病，分为低危、中危、高危和很高危四个层次。

高血压病的主要治疗目标是最大限度地降低心血管并发症发生与死亡的总体危险，需要治疗所有可逆性心血管危险因素、亚临床靶器官损害以及各种并存的临床疾病。降压目标为：一般高血压病人，应将血压（收缩压/舒张压）降至 140/90 mmHg 以下；65 岁及以上的老年人的收缩压应控制在 150 mmHg 以下，如能耐受还可进一步降低（至 140 mmHg 以下）；伴有肾脏疾病、糖尿病，或病情稳定的冠心病或脑血管病的高血压病人治疗更宜个体化，一般可以将血压降至 130/80 mmHg 以下。伴有严重肾脏疾病或糖尿病，或处于急性期的冠心病或脑血管病病人，根据病人的病情，按专科医生意见行降压治疗。舒张压低于 60 mmHg的冠心病病人，应在密切监测血压的情况下逐渐实现降压达标。

三、高血压病的中西医防治措施

高血压病是全球范围内的重大公共卫生难题，为心脑血管疾病发病、死亡的主要危险因素。其防治措施重点在于强调高血压病的管理，特别是病人的自我管理，对于控制血压、延缓疾病进展具有非常重要的意义。

1. 一级预防　可通过各种方式增加人群对高血压病的了解，让人们在没有医生的帮助下亦能实行自我管理。主要面向一般人群、有针对性的生活方式的管理既是一级预防的主要内容，又是高血压病人的非药物治疗方式，是有效控制血压、预防并发症的基础措施。

（1）健康的膳食习惯　饮食以清淡为主，多进食新鲜水果蔬菜，控制总热量的摄入，少吃富含脂肪之品，少吃精细加工食品（各种腌制品）。

（2）限钠补钾　我国的食盐主要是钠盐，每人每日食盐量降至 6 g 较为合适，同时进食海带、紫菜等含钾丰富的食物，可有助于降低血压。

（3）戒烟限酒　彻底戒烟，避免被动吸烟；不提倡病人饮酒，如饮酒宜葡萄酒少白酒并限量，其中白酒 <50 mL/d、葡萄酒（或米酒） <100 mL/d、啤酒 <300 mL/d。

（4）合理运动　可根据个人情况选择中等强度的运动，如步行、快走、慢跑、游泳、气功、太极拳等，但不宜进行太过剧烈的运动，每周3～5次，每次持续30分钟左右。中老年人还要注意“3个半分钟”和“3个半小时”的生活方式。“3个半分钟”即夜间醒来静卧半分钟，再坐起半分钟，再双下肢下垂床沿半分钟，然后下地活动，可减少心肌缺血的危险；“3个半小时”即每天上午步行半小时，晚餐后步行半小时，中午午睡半小时。

（5）控制体重　体重的控制目标为体重指数（Body Mass Index，BMI）$<24\ kg/m^2$，腰围男性<90 cm、女性<85 cm。超过上述标准者应适当减重。

（6）生活规律　保持良好的作息时间，劳逸结合。

（7）减轻精神压力　正确处理好周围的人际关系，培养豁达的性格，保持良好的精神状态。及时进行自我心理调节，可以使用放松疗法、散步、听音乐及有益的娱乐活动等。

（8）健康教育与健康促进　可利用电视、报刊等渠道对高血压的危害及防治进行宣传，使人们对高血压病有大致的了解，并懂得简单的预防保健知识，包括如何预防高血压、如何改变不良生活方式、降压药物如何服用等。

2. 二级预防　主要针对有高血压危险因素的人群进行预防，早发现、早治疗，以延缓高血压的发生。高危人群包括：①长期高盐饮食者；②肥胖或超重者（$BMI>24\ kg/m^2$，或腰围男性>90 cm、女性>85 cm）；③高血压病家族史；④糖尿病病史；⑤处于临界高血压状态的人群；⑥长期大量吸烟饮酒的人群。

二级预防的主要目的是早期发现并及时治疗人群的可逆性高血压病危险因素。具体措施包括：①二级预防一定要在严格落实一级预防的基础上进行。②根据个体化差异，选用适宜的降压药物进行降压治疗。③根据血压高峰时间与降压药物在人体的最高浓度时间同步的原则选择最佳的服药时间。④为了了解血压是否真正降至正常水平，要测量高峰时间的血压，即每天上午6～10点和下午16～20点的血压。

3. 三级预防　对象为高血压病病人，主要内容包括规范化管理、规范化治疗及随访、加强病人对自身血压的管理。应根据病人血压水平及心血管风险分别制定具体的方案。

（1）政府部门加大对高血压病的经费投入，实施相应药品的优惠政策，减少病人因经济情况而停止高血压病治疗的可能。

（2）建立高血压病治疗的团队，对高血压病进行规范化诊疗，对难治性高血压病人做好转诊工作。

（3）医生及时与病人进行沟通，告知病人高血压风险和有效治疗的益处，提供清楚治疗指导，根据病人的病情制定规范化的治疗方案；使病人家属了解疾病及相关治疗方案；关注药物的不良反应，及时调整药物种类及剂量；不断与病人就依从性进行交流，告知病人坚持服药的意义。病人需坚持家庭自我测量血压，健康生活，定期服药与复诊，应在医生指导下联合用药，切勿私自增减。

（4）对确诊高血压病的病人，生活方式的干预可降低血压，但对于血压较高及危险因素较多的病人，则必须加用药物进行干预。高血压病人常常合并其他的危险因素，在进行降压治疗的同时，亦应加强对危险因素的控制，如降脂、抗凝、调节血糖等处理，以减少心血管疾病的发生率。

中医认为高血压的发生系正气不足、风、火、痰、瘀上扰清窍所致。可根据病人的临床症状，辨证给予平肝潜阳、健脾除湿、化痰熄风、活血通络、滋补肝肾及温补肾阳等治法，同时辅以中医传统疗法，如中药药膳、中药浴足疗法、针刺太冲疗法、腹针疗法、耳针疗法、艾灸疗法、外敷疗法等；此外，八段锦、太极拳是高血压病病人可选择的良好运动处方。

扫码“学一学”

第二节　糖尿病的中西医防治措施

糖尿病是由遗传因素及环境因素共同作用下，导致胰岛素分泌、胰岛素作用或两者同时存在的缺陷，从而引起以糖代谢紊乱为主要表现的临床综合征，临床上以慢性高血糖为主要的共同特征。糖尿病分为1型糖尿病、2型糖尿病、其他特殊类型糖尿病、妊娠糖尿病四种，其中2型糖尿病为国内糖尿病的主要类型，大多数为多基因和多环境因素共同参与并相互作用的结果，基本特征是胰岛素分泌不足和胰岛素抵抗，本节所述的糖尿病防治主要是指2型糖尿病而言。糖尿病典型临床表现为三多一少（多饮、多尿、多食，消瘦）症状，属于中医学“消渴”范畴。

一、糖尿病流行特点、危险因素与危害

近年来，在人们生活方式的改变、肥胖、人口老龄化等危险因素的综合作用下，糖尿病的发病率呈明显增长趋势。据《欧洲糖尿病预防指南估计》，2010年全球糖尿病病人达到2.85亿，在欧洲，20～79岁的糖尿病病人数量约5500万。我国的糖尿病发病率亦不容乐观，流行情况呈以下特点：①糖尿病的发病呈上升趋势，2007～2008年我国糖尿病流行病学调查显示，20岁以上的成年人糖尿病患病率为9.7%（总数达9240万）；②以2型糖尿病为主，占患病人数90%以上，1型糖尿病占5%，其他类型占0.7%；③糖尿病患病率与经济发达程度相关，城市高于农村；④未诊断的糖尿病比例高于发达国家；⑤男性及低教育水平为糖尿病的易患因素。

长期的高血糖状态可危及体内的多个系统，引起多个系统器官的功能障碍和衰竭，成为致残或致死的主要原因。中华医学会糖尿病学分会慢性并发症调查组报告显示，住院2型糖尿病病人并发症患病率分别为高血压34.2%、脑血管病12.6%、心血管病17.1%、下肢血管病5.2%，心脑血管疾病成为糖尿病的主要并发症。而糖尿病视网膜病变是导致成年人群失明的主要原因。10年内进行的神经功能检查则发现，60%～90%的病人有不同程度的神经病变，发生率与病程相关。糖尿病肾病也是慢性肾功能衰竭的常见原因之一，2001年国内住院病人回顾分析显示2型糖尿病并发肾病的患病率已达34.7%。

面对目前严峻的糖尿病流行形势、大量未被诊断的糖尿病人群以及大量的患病人群，尽早诊断糖尿病，早期识别糖尿病的并发症，积极干预及治疗，对控制糖尿病的疾病进展具有十分重要的意义。

二、糖尿病的诊断与治疗目标

国内糖尿病诊断目前采用1999年世界卫生组织相关标准，其诊断主要依据静脉血浆血糖浓度进行。空腹血糖、随机血糖及OGTT均可用于糖尿病的诊断。空腹血糖受损（impaired fasting glucose，IFG）及葡萄糖耐量受损（impaired glucose tolerance，IGT）称为糖尿病前期，为未达糖尿病诊断标准的高血糖状态，是发生糖尿病及血管疾病的高危因素之一。

三、糖尿病的中西医防治措施

目前糖尿病仍是一种不可根治的终身性疾病，对人们的身心及经济造成巨大的负担，但糖尿病又是一种可防可控的疾病。因此，加大对糖尿病的宣传，增进公众对糖尿病的认识，使公众了解该病的危害、预防及治疗，做到早期预防，早期发现，及时治疗，防治并发症，对提高病人的生活质量、改善预后具有重要的意义。

（一）糖尿病高危人群的防治

针对尚未发生糖尿病的高危个体或糖尿病前期病人进行预防，通过加强宣教、重点筛选高危人群、强化生活方式管理等措施可显著延迟或预防 2 型糖尿病的发生。

1. 高危人群 ①年龄 >40 岁；②糖耐量受损病史；③肥胖（BMI≥24 kg/m^2），男性腰围≥90 cm，女性腰围≥85 cm；④糖尿病家族史；⑤妊娠糖尿病史；⑥心血管病史；⑦高血压病史；⑧血脂异常（HDL－C≤0.91 mmol/L（35 mg/dl）及 TG≥2.22 mmol/L（200 mg/dl），或正在接受调脂治疗；⑨不健康的生活方式及缺乏足够的体力活动；⑩严重精神病和（或）长期接受抗抑郁症药物治疗的病人。

2. 健康教育 多渠道进行疾病教育，增进公众对糖尿病的了解，提高全社会的防病治病意识，改变不良的生活方式，从而减少或延缓糖尿病发病。

3. 生活方式干预 对于所有具有糖尿病危险因素的人群建议其定期监测血糖，推荐健康的膳食习惯（低糖低盐低脂饮食），肥胖者建议其适度减轻体重，进行规律体育运动，具体目标是：使肥胖者 BMI≤24 kg/m^2，或体重至少减少 5%～10%；每日总热量至少减少 400～500 kcal；饱和脂肪酸摄入占总脂肪酸摄入的 30% 以下；体力活动增加到 250～300 分/周。同时，此类人群需密切关注心血管疾病危险因素（如吸烟、高血压和血脂紊乱等），并给予适当治疗。

（二）糖尿病病人的防治

在已诊断的 2 型糖尿病病人中预防并发症的发生和发展。近期目标是控制糖尿病，防止出现急性代谢并发症；远期目标是通过良好的代谢控制达到预防慢性并发症，提高糖尿病病人的生活质量和延长寿命。

1. 健康教育 每位糖尿病病人一旦确诊就应该接受糖尿病教育。内容主要包括了解疾病的自然进程、临床表现、危害（包括急慢性并发症的防治，特别是足部护理），个体化的治疗目标，生活方式干预措施和饮食计划，规律运动和运动处方，饮食、运动与口服药、胰岛素治疗或其他药物之间的相互作用，规范的胰岛素注射技术，自我血糖监测和尿糖监测，血糖结果的意义和应采取的相应干预措施，糖尿病妇女受孕必须做到有计划，并全程监护等内容。

2. 血糖监测 自我血糖监测适用于所有糖尿病病人，尤其是注射胰岛素和妊娠期的病人。开始自我血糖监测前，医生或护士应对糖尿病病人进行技术指导，包括如何测血糖、何时监测、监测频率和如何记录监测结果。

3. 医学营养治疗 ①脂肪：膳食中由脂肪提供的能量不超过饮食总能量的 30%，饱和脂肪酸和反式脂肪酸的摄入量不应超过饮食总能量的 10%；②碳水化合物：膳食中碳水化合物所提供的能量应占总能量的 50%～60%；③蛋白质：肾功能正常的糖尿病个体，推荐蛋白质的摄入量占供能比的10%~15%。有显性蛋白尿的病人蛋白摄入量宜限制在0.8 g/(kg·d)，从GFR下降起，即应实施低蛋白饮食，推荐蛋白质入量0.6 g/(kg·d)，并同时补充复方α-酮酸制剂；④戒烟戒酒；⑤适量体育运动：糖尿病病人每周应至少运动150分钟，但对于血糖>14~16 mmol/L、明显的低血糖症或者血糖波动较大、有糖尿病急性代谢并发症以及各种心肾等器官严重慢性并发症者暂不适宜运动。

4. 药物治疗　医学营养治疗及运动应贯穿糖尿病治疗的整个过程，当上述措施不能使血糖达标时可及时应用药物加以控制。

5. 中医药的干预　中医认为消渴病机主要是阴虚肺燥，辩证给予清燥泄热、养阴生津、活血化瘀、补阴助阳之法，如消渴方、玉女煎、六味地黄丸、金匮肾气丸等。同时，针灸、艾灸、蜡疗、耳穴等对糖尿病合并神经病变的病人疗效甚佳。

（三）糖尿病并发症的防治

减少2型糖尿病并发症，降低致残率和死亡率，改善2型糖尿病病人的生活质量。糖尿病常见的并发症分为微血管并发症和大血管并发症，不及时处理及控制，甚至可危及生命。

1. 急性并发症　若病人使用胰岛素或胰岛素促分泌剂、进食减少、运动增多、饮酒等造成低血糖，应告知病人常规备用碳水化合物类食品，一旦发现血糖偏低或出现低血糖症状时，即需要补充葡萄糖或含糖食物。病人因体内糖代谢紊乱而出现糖尿病酮症酸中毒、高渗性高血糖状态、糖尿病乳酸性酸中毒等急性并发症时，应立即联系专科医生或立即至医院就诊。

2. 慢性并发症　对高血压、高血脂等常见并发症应及时控制，强化生活方式干预，必要时行降压、降脂、抗聚等药物治疗。对于糖尿病肾病、视网膜病变和失明、糖尿病神经病变等长期慢性并发症，应至少每年进行一次专科检查，了解病程的进展，并进行相应的治疗。而识别糖尿病足的危险因素、教育病人及其家属进行足的保护及去除和纠正容易引起溃疡的因素是进行糖尿病足病预防的关键点。

第三节　恶性肿瘤的中西医防治措施

扫码"学一学"

恶性肿瘤是以细胞异常增殖及转移为特点的一类疾病，其发病与有害环境因素、不良生活方式及遗传易感性密切相关，多属于慢性消耗性疾病，中医多属于"虚劳""内伤发热""积聚"等范畴。中医认为：恶性肿瘤的发生是在阴阳气血失调、正气虚弱的基础上，七情郁结，外邪入侵，导致脏腑功能受损，以致痰、湿、气、瘀、毒等搏结，气滞血瘀，久而成为"积聚"。

一、恶性肿瘤流行特点、危险因素与危害

（一）流行病学特点

据2018年全球恶性肿瘤统计结果显示，该年度全球有1819万例恶性肿瘤新增病例和960万例恶性肿瘤死亡病例。而在我国，每分钟就有7个人被确诊为恶性肿瘤。随着人口老龄化，环境污染和生活行为方式改变，恶性肿瘤的发病和死亡呈明显上升趋势。其死亡约

占全国死因第三位，在城市占第二位，根据全国疾病监测资料，按发病例数排位，肺癌位居全国发病首位，其后为胃癌、结直肠癌、肝癌和乳腺癌。肺癌和乳腺癌分别位居男女性发病的第一位。我国恶性肿瘤流行特点主要有以下几点。

1. 时间分布 20 世纪 70 年代以来，我国癌症发病率及死亡率一直呈上升趋势，在 70 年代至 90 年代的 20 年间，癌症死亡率上升 29.42%。21 世纪以来，我国恶性肿瘤的发病率及死亡率更是呈逐年递增的趋势，成为危害人类生存最严重的健康问题。据全国肿瘤登记中心相关数据显示，仅 2012～2015 年间，我国恶性肿瘤新发病例数为 1434.4 万例，发病率为 264.85/10 万；恶性肿瘤死亡例数为 874.8 万例，死亡率为 161.49/10 万。据预测，2030 年全球恶性肿瘤的新发病例将达到 2126 万，死亡病例将达到 1308 万，而其中有近半数的病例仍将来自于中国、印度等发展中人口大国。

2. 地区分布 在我国有些类型的癌症有明显地区分布特征，如肺癌城市明显高于农村；上消化道癌农村高于城市；食管癌在太行山区发病明显高于其他地区。

3. 人群分布 在我国，男性发病前 5 位恶性肿瘤依次为肺癌、胃癌、肝癌、直肠癌与食管癌。女性发病前 5 位恶性肿瘤依次为乳腺癌、肺癌、结直肠癌、甲状腺癌与胃癌。这些肿瘤在不同年龄组的发病情况有所不同。某些恶性肿瘤的发病及死亡与年龄具有密切的相关性，如胃癌、食管癌、鼻咽癌病人死亡在 20 岁开始迅速上升，50 岁以后维持在较稳定状态。肺癌是先上升后下降型。乳腺癌是双峰型，其两个高峰出现在青春期和更年期。白血病、恶性淋巴癌在儿童期较高；人群分布特点突出的还有广东人鼻咽癌发病率较高；婚育、哺乳妇女乳癌发生率高于无哺乳者；宫颈癌与多育有相关性；石棉、放射性物质的职业报告者肺癌发病率较高等。

（二）危险因素与危害

导致肿瘤的危险因素较多且复杂，引发的肿瘤病种较多。但是 1/3 以上甚至约一半的癌症是可以预防的。我国癌症发生的主要危险因素有以下几个方面。

1. 吸烟 吸烟与 80% 以上的肺癌和 30% 的总癌死亡有关联（包括口腔癌、喉癌、食管癌等）。

2. 不健康的饮食和体力活动过少 饮食的不健康，包括饮食本身的不健康以及饮食习惯的不健康，和体力活动过少是仅次于吸烟的第 2 个可引起癌症发生的危险因素，人类癌症中有 1/3 与此有关，如超重和肥胖与结直肠癌、乳腺癌、子宫内膜癌及胃癌有关。

3. 生物因素 生物因素包括细菌、真菌、病毒和寄生虫等，研究报道，我国约 1/3 的癌症发生与感染因素有关。尽管目前相关生物因素与人类恶性肿瘤的病因关系尚未完全阐明，但有越来越多的证据表明某些生物因素确实与人类某些恶性肿瘤有关，如幽门螺旋菌感染与胃癌，EB 病毒污染与鼻咽癌，乙肝病毒感染与肝癌有关；日本血吸虫感染与直肠癌，特别是近年来人乳头瘤病毒感染与宫颈癌病因关系被明确。

4. 遗传因素 癌症与遗传有密切关系，遗传性癌症占全部人类癌症的 1%～3%，遗传因素在儿童及青壮年癌症病人身上的作用较为明显，通常患癌症的危险性随年龄而增长，但在儿童病人中却并非如此，后者通常是接受了前辈的突变基因而发病。另外对欧美妇女乳腺癌的研究也表明有 10%～30% 的病例表现出遗传倾向。遗传流行病学研究结果表明，癌症遗传易患性的生物制剂可能与抑癌基因、有 DNA 损伤修复作用的基因和影响致癌剂代谢的基因缺陷有关。

5. 职业危害　随着社会经济的发展，我国职业危害及由此所致癌症呈严重态势。石棉可致肺癌，苯胺燃料可致膀胱癌，苯可致白血病等为国内外公认。

6. 环境污染　流行病学调查显示，已证实对人有致癌作用的化学物质有30余种。

7. 精神因素　情感问题和精神状态与癌症的发生可能有关。如离婚丧偶、分居等负性生活事件；工作压力大，精神过度紧张；人际关系不协调；心灵重创等引起的长期持续抑郁、紧张、绝望等都是导致癌症的重要精神心理因素。另外个体的性格特征如忧郁、内向、暴躁、孤僻等也与癌症有一定的关联。

二、恶性肿瘤的中西医防治措施

（一）一级预防

即针对病因预防，要加强对恶性肿瘤的流行病学研究，了解恶性肿瘤的危险因素和病因，努力消除和防止其作用。在全人群开展有关防癌的健康教育，提高人们机体的防癌能力，防患于未然。具体措施有以下几个方面。

1. 消除环境中的致癌因素　鉴定环境中的致癌和促癌剂，尤其应加强已明确的致癌剂的检测，制定其环境浓度标准，保护和改善环境，防止环境污染。对于职业致癌因素应尽力去除或取代，在不能去除时，应限定工作环境中这些化合物的浓度，提供良好的防护措施，尽力防止工人接触，对接触致癌因素的职工要定期体检，及时诊治。

2. 建立疫苗接种和化学预防方法　如接种乙肝疫苗对预防肝癌有积极作用。如HPV疫苗的研制成功，宫颈癌或将成为人类第一个通过接种疫苗而得到全面控制的人类恶性肿瘤。

3. 改变不良生活方式　在公共场所禁止吸烟，同时在全人群劝阻吸烟以预防肺癌；通过采取公共卫生手段进行性教育，提倡性卫生，减少HPV的感染以预防宫颈癌；注意口腔卫生以预防口腔癌症、舌癌等；加强体育锻炼增强体质，提高抗癌能力。

4. 合理的膳食　日本、美国以及西欧一些国家胃癌死亡率下降，多数人认为与饮食中丰富营养摄入量增加及适当的食物保存方法有关。要注意营养平衡，减少脂肪、胆固醇摄入量，多吃富含维生素A、维生素C、维生素E和纤维素的食物，不吃霉变、烧焦、过咸或过热的食物。另外，可配合中医药膳，特别是针对高危人群作体质辨识，辨证选用补气血、益肝肾、健脾胃的药膳进行综合调理与增强体质提高抗病能力。

5. 健康教育　中医认为“正气存内，邪不可干，邪之所凑，其气必虚”，肿瘤的发生与人体正气亏虚、脏腑功能失调无不相关。因此，提倡健康的生活方式，增强体质，合理膳食，加强预防，降低肿瘤发生的危险因素，加强对病人的早期发现和及时治疗，提高病人的生活质量。

（二）二级预防

即早期发现、早期诊断和早期治疗。恶性肿瘤的早期发现、早期诊断和早期治疗是降低死亡率及提高生存率的主要策略，通过简便可行的筛查和早期诊断，对高危人群进行预防性筛检，积极治疗癌前病变，阻断癌变发生。

（三）三级预防

即尽量提高癌症病人的治愈率、生存率，提高生活质量，注重康复，姑息和止痛治疗。要求对癌症病人提供规范化诊治方案和康复指导，要进行生理、心理、营养和运动指导。对慢性肿瘤晚期病人开展姑息镇痛治疗，减轻病人痛苦，注意临终关怀，提高晚期癌症病人的生存质量。中医认为癌症的发生是在正虚基础上，邪毒瘀结而成，如《灵枢·百病始生》指出："壮人无积，虚则有之"，故扶正祛邪是其总的防治措施。当察其标本虚实，轻重缓急以及病期之早晚分别论治，特别是注重脾胃这一后天之本的调理尤其重要。

扫码“学一学”

第四节　骨质疏松的中西医防治措施

骨质疏松症（osteoporosis，OP）是一种以骨量降低和骨组织微结构破坏为特征，导致骨质脆性增加和易发生骨折的全身性代谢性骨病。OP 可分为原发性和继发性两类。继发性者的原发病因明确，常由内分泌代谢疾病（如性腺功能减退症、甲亢、1 型糖尿病等），或全身性疾病（如器官移植术后、慢性肾衰、系统性红斑狼疮等）引起。原发性者又可分为两种亚型，即Ⅰ型和Ⅱ型。Ⅰ型即绝经后骨质疏松症，发生于绝经后女性，其中多数病人的骨转移率增高，亦称高转移型 OP；Ⅱ型 OP 多见于 60 岁以上的老年人，女性的发病率为男性的 2 倍以上。骨质疏松症常以肌肉关节疼痛为主要临床表现，故多归于中医学“痹证”范畴。

一、骨质疏松症流行特点、危险因素与危害

（一）流行特点

医学界称骨质疏松症为“寂静的杀手”，是因为该病在发生骨折前往往无疼痛或其他症状，实际上一开始就在人体内逐渐发展，直到发生脊柱、髋部和腕部的骨折才被察觉。随着社会经济的发展，人均寿命延长，渐渐进入老龄化社会，骨质疏松症的罹患人群逐渐扩大。2017 年《原发性骨质疏松诊疗指南》资料显示，2015 年我国主要骨质疏松性骨折（腕部、椎体和髋部）约为 269 万例次，预计 2035 年约为 483 万例次，到 2050 年约达 599 万例次。我国 2015、2035 和 2050 年用于主要骨质疏松性骨折（腕部、椎体和髋部）的医疗费用将分别高达 720 亿元、1320 亿元和 1630 亿元。骨质疏松症及由此引发的骨折给病人本人、家庭和社会均造成严重的危害，造成巨大的社会经济负担。

（二）危险因素及危害

钙摄入不足，高蛋白、高盐饮食，大量饮用咖啡、维生素 D 摄入不足和光照减少等均为骨质疏松症的易发因素。此外，吸烟、酗酒、年龄、遗传因素，缺乏体力活动长期卧床和失重（如太空宇航员）也是骨质疏松症的危险因素。中医认为，先天禀赋不足、肝肾亏虚或气血不足，卫外不固感受风寒湿邪，致经脉痹阻、气血运行不畅而发生本病。

骨质疏松症是老年人常见的慢性病，骨质疏松性骨折比心脏病发作、脑卒中和乳腺癌更为常见。当前人们对骨质疏松症还缺乏认识，有的把它看成是老年化的必然表现，不足为奇；有的认为没有什么好办法防治，束手无策，任其自然发展，这样就延误了诊治时机。从美国对多种疾病估计患病人数与治疗人数的比例来看，骨质疏松病人仅有小部分接受了治疗，说明此病还远远没有得到应有的重视，尚需在群众中加强科普宣传教育，以引起全

社会的重视，同时加强专业医师的培训，由内分泌、骨科、妇产科、老年科、风湿科、放射科、药学和营养学等多个学科的专业人员组成的骨质疏松防治和研究队伍，这是社会发展、人口老龄化，以及疾病谱改变的迫切需要。

二、骨质疏松症的临床表现

骨质疏松初期通常没有明显的临床表现，因而被称为“寂静的疾病”或“静悄悄的流行病”。但随着病情进展，骨量不断丢失，骨微结构破坏，病人会出现骨痛、脊柱变形，甚至发生骨质疏松性骨折等后果。部分病人可没有临床症状，仅在发生骨质疏松性骨折等严重并发症后才被诊断为骨质疏松症。

1. 疼痛　骨质疏松症病人，可出现腰背疼痛或全身骨痛。疼痛通常在翻身时、起坐时及长时间行走后出现，夜间或负重活动时疼痛加重，并可能伴有髋部骨折或肌肉痉挛，甚至活动受限。

2. 脊柱变形　严重骨质疏松症病人，因椎体压缩性骨折，可出现身高变矮或驼背等脊柱畸形。多发性胸椎压缩性骨折可导致胸廓畸形，甚至影响心肺功能；严重的腰椎压缩性骨折可能会导致腹部脏器功能异常，引起便秘、腹痛、腹胀、食欲减低等不适。

3. 骨折　骨质疏松性骨折属于脆性骨折，通常指在日常生活中受到轻微外力时发生的骨折。骨折发生常见部位为椎体（胸、腰椎），髋部（股骨近端），前臂远端和肱骨近端；其他部位如肋骨、跖骨、腓骨、骨盆等部位亦可发生骨折。骨质疏松性骨折发生后，再骨折的风险显著增加。

4. 对心理状态及生活质量的影响　骨质疏松症及其相关骨折对病人心理状态的危害常被忽略，主要的心理异常包括恐惧、焦虑、抑郁、自信心丧失等。

三、骨质疏松症的诊疗

根据 WIIO 标准（1994 年）：测得骨密度（BMD）与同性别峰值骨密度 n 倍标准差相比：若 $n<1$，为正常骨密度；$1<n<2.5$ 为骨量减低；$n>2.5$ 为骨质疏松症；$n>2.5$ 且伴骨折，为严重骨质疏松症。本标准已为欧美多国采用。由于种族差异，上述标准不一定适合所有人群，临床上我国常以降低 2 倍标准差作为诊断骨质疏松症的标准。近来，我国又有学者提出了骨质疏松标准，即测得 BMD 与当地同性别峰值骨密度相比：减少 1%～12% 基本正常；减少 13%～24% 为骨量减少；减少 25% 以上为骨质疏松症；减少 37% 以上为严重骨质疏松症。骨质疏松症的治疗目标是有效改善临床症状，增加骨密度，降低骨折发生率。我国常采用的骨密度测定标准如表 9－1 所示。

表 9－1 骨密度测定的诊断

分类	T 值
正常	≥ －1.0
低骨量	>2.5 ～ < －1.0
骨质疏松	≤2.5
严重骨质疏松	≤2.5 + 脆性骨折

四、骨质疏松症的防治措施

（一）一级预防

针对尚未发生骨质疏松症的高危个体或骨质疏松症前期病人进行预防，通过加强宣教，重点筛选高危人群，强化生活方式管理等措施可显著延迟或预防骨质疏松症的发生。

1. 高危人群 年龄 >40 岁；绝经后妇女；有骨质疏松症家族史者；内分泌系统疾病如甲旁亢、甲亢、1 型糖尿病等；血液系统疾病如白血病、淋巴瘤、骨髓增生异常综合征等；结缔组织病如系统性红斑狼疮、肌炎、类风湿关节炎等；慢性肾衰竭；长期服用某些药物如糖皮质激素、甲氨蝶呤、环孢素等；不健康的生活方式即缺乏足够的体力活动。

2. 健康教育 多渠道进行疾病教育，增进公众对骨质疏松症的正确认识，提高全社会的防病治病意识，通过提倡合理的膳食结构和运动、改变不良的生活方式，从而减少或延缓骨质疏松症的发病。

3. 生活方式干预 对于所有具有骨质疏松症危险因素的人群建议其定期做骨密度检测；推荐健康的膳食习惯，低盐、适量的蛋白质和富含钙的膳食、足量的维生素 C 和维生素 K；坚持适量的运动；避免和干预各种诱发骨质疏松的危险因素。以上干预措施在儿童、青少年、成人和老年各阶段都应重视。预防应在达到峰值骨量前开始，以争取获得较理想的峰值骨量。

（二）二级预防

坚持定期体检，早期发现，积极治疗。预防骨质疏松症病人发生骨折、避免骨折的危险因素可明显降低骨折的发生率。

1. 健康教育 每位骨质疏松症病人一旦确诊就应该接受该病的健康教育。内容主要包括了解疾病的自然进程、临床表现、危害、个体化的治疗目标、生活方式干预措施和饮食计划、规律运动等。

2. 营养干预 骨质疏松症病人应进食低盐、适量蛋白质和富含钙的膳食，因此提倡进清淡低盐的膳食，可以避免尿钙过多的丢失。

3. 药物干预 应注意从多个环节调节骨代谢，即抑制骨吸收，促进骨形成；改善临床症状、协同用药，提高疗效。

4. 中医药的干预 中医认为骨质疏松症的发生与肾和肝的关系最为密切。肾主骨生髓，肝主筋，肝肾亏虚可致筋骨不强，风寒湿邪乘虚侵入发病。辨证给予滋补肝肾、强筋健骨、祛风除湿、活血通络等治疗方法，同时辅以中医传统疗法如中药塌渍、熏洗、针刺、艾灸等法。此外，太极拳、老年操、散步、日光照射等方式也是骨质疏松病人可选择的良好运动处方。

（三）三级预防

减少骨质疏松症病理性骨折的发生，降低致残率和死亡率，改善骨质疏松症病人的生活质量。骨折是骨质疏松症的严重后果，可致残致死，它的发生与骨量减少直接相关，同时与骨脆性的增加，容易跌倒等也有一定关系。因此，预防骨折应从增加骨量、提高运动能力等方面着手。有骨质疏松性骨折史再发生骨折的风险极大，应特别注意。骨折的处理应坚持抗骨质疏松药物与外科手术相结合，综合运用提高疗效。

总之，骨质疏松症的防治应遵循预防为主的原则，采取综合措施，针对不同的发病情况，病情轻重，选择不同的治疗方案。骨质疏松也如同其他慢性疾病一样，不仅需要长期、个体化治疗，也需要药物联合或序贯治疗。

（钟　琴）

扫码“练一练”

第十章　传染病防治

要点导航

1. **掌握**　传染病流行的基本条件，传染途径。
2. **熟悉**　传染病的分类和流行特征，免疫规划程序及特点。
3. **了解**　传染病的应对措施。

扫码“学一学”

第一节　概述

回顾历史，鼠疫、麻风病、天花、流感等传染病曾给人类带来了巨大的灾难，传染病给人类带来的死亡或者创伤，比起战争的总和还要大。迄今为止，传染病总体上已得到了较好的控制，但随着生态环境和人类行为方式的变化、微生物的变异，各类新传染病不断出现，而之前已经得到控制的传染病也出现死灰复燃的现象。总体看来，传染病仍然是威胁人类健康的重要原因。

一、传染病的定义

传染病（communicable diseases）是由各种病原体引起的能在人与人、动物与动物或人与动物之间相互传播的一类疾病。这种病原微生物可以通过感染的人、动物或宿主直接或间接传染给易感宿主。

传染病的流行过程（epidemic process）是指传染病在人群中发生、传播和终止的过程，表现为群体发病的特点。

二、传染病的分类

1989 年我国颁布了《中华人民共和国传染病防治法》，2004、2008、2013 年分别加以修订，使传染病的防治逐渐转向法制化。该防治法把传染病分为三大类，共 39 种。

1. 甲类传染病（2 种）　霍乱、鼠疫。

2. 乙类传染病（26 种）　艾滋病、传染性非典型肺炎（严重急性呼吸综合征）、脊髓灰质炎、人感染高致病性禽流感、病毒性肝炎、麻疹、流行性出血热、狂犬病、流行性乙型脑炎、炭疽、登革热、细菌性和阿米巴性痢疾、肺结核、伤寒和副伤寒、流行性脑脊髓膜炎、百日咳、白喉、新生儿破伤风、猩红热、布鲁菌病、淋病、梅毒、钩端螺旋体病、疟疾、血吸虫病、甲型 H_1N_1 流感。

3. 丙类传染病（11 种）　流行性感冒、流行性腮腺炎、风疹、手足口病、急性出血性结膜炎、麻风病、流行性和地方性斑疹伤寒、黑热病、包虫病、丝虫病，除霍乱、细菌性和阿米巴痢疾、伤寒和副伤寒以外的感染性腹泻病。

国务院可以根据情况，增加或减少甲类传染病的种类，并予公布；国务院卫生行政部门可以根据情况，增加或减少乙类和丙类传染病病种，并予公布。

另外，对乙类传染病中传染性非典型肺炎、肺炭疽、人感染性高致病性禽流感按甲类传染病的预防控制措施执行。其他乙类传染病和原因不明的传染病需要采取甲类传染病预防控制措施的，由卫健委及时报经国务院批准后予以公布实施。

三、传染病的流行特征

1. 有病原体　每种传染病的流行都由其特定的病原体造成。造成这种流行的微生物包括细菌、病毒、立克次体、衣原体、支原体、螺旋体、真菌、寄生虫等。

2. 有传染性　病原体从宿主排出体外，通过一定方式，可以到达新的易感染者体内，呈现出一定传染性，其传染强度与病原体侵袭力、毒素、病原微生物的种类、病原体侵入的数量、病原体侵入的途径及易感者的免疫状态等有关。

3. 流行性、地方性、季节性

（1）流行性　按传染病流行过程的强度和广度分为：①散发。是指传染病在人群中散在发生；②流行。是指某一地区或某一单位，在某一时期内，某种传染病的发病率超过了历年同期的发病水平；③大流行。指某种传染病在一个短时期内迅速传播、蔓延，超过了一般的流行强度；④暴发。指某一局部地区或单位，在短期内突然出现众多的同一种疾病的病人。

（2）地方性　指某些传染病或寄生虫病，其中间宿主受地理条件、气候条件变化的影响，常局限于一定的地理范围内发生，如虫媒传染病、自然疫源性疾病。

（3）季节性　指传染病的发生在年度内有季节性升高、季节性降低等分布状况。出现此现象可能与季节温度、湿度的改变有关。

四、传染病流行的基本条件

传染病的流行过程（epidemic process）是传染病在人群中连续传播的过程，包括病原体从传染源排出，经过一定的传播途径，侵入易感者机体而形成新的感染的整个过程。一般具有三个基本环节，即传染源、传播途径和易感人群。

1. 传染源　是指体内有病原体生长繁殖，并能排出病原体的人和动物。

（1）病人　是重要的传染源。病人通过咳嗽、呕吐、腹泻等排出病原体，发生传染。病人作为传染源的意义取决于其患病的类型、病程、活动范围、排出病原体的数量和频度。病人的病程发展通常分为三个时期，即潜伏期、临床症状期和恢复期，各个时期排出病原体的数量和频率不同，作为传染源的意义也有所不同。

（2）病原携带者　是指没有任何临床症状而能排出病原体的人，常分为 3 类。①潜伏期病原携带者，是指病原体侵入机体起，到最早开始出现临床症状的一段时期。②恢复期病原携带者，是指临床症状消失后，继续携带和排出病原体者。③健康病原携带者，是无临床症状和患病历史而能排出病原体的人。

（3）受感染的动物　动物作为传染源的意义主要取决于人与受感染的动物接触的机会和密切程度、动物传染源的种类和密度，以及环境中是否有适宜该疾病传播的条件等。

（4）真性人兽共患病　病原体必须以人和动物分别作为终宿主和中间宿主，如牛肉绦虫、猪肉绦虫等。

2. 传播途径　是指病原体离开传染源，侵入新的易感宿主之前，在外环境中所经历的全部过程。一种传染病可通过一种或多种传播途径传染，常见传播途径如下。

（1）经空气传播　通过飞沫、飞沫核和尘埃传播，是所有呼吸道传染病的主要传播途径。其流行特点：①季节性明显，冬春季高发；②传播速度快，发病率高；③儿童多见，常被称为“儿童传染病”；④未经免疫预防的人群中有周期性升高；⑤受居住条件和人口密度的影响。

（2）经水传播　通过污染的饮用水或疫水传播，是许多肠道传染病和寄生虫病的常见传播途径。①经饮用水传播的传染病，其流行特点为病例分布与供水范围一致，病人有饮用同一水源史；水源经常受到污染时，病例可常年不断；一次大量污染，可出现暴发或流行；除单纯母乳喂养的婴儿外，发病无年龄、性别、职业的差别。②经疫水传播，是在疫水中游泳、劳动时，钩端螺旋体、血吸虫尾蚴等经过皮肤、黏膜侵入机体，引起感染。其流行特点为有疫水接触史；有地方性或季节性；大量易感人群进人流行区，可呈暴发或流行；停止接触疫水或加强个人防护，可控制疾病发生。

（3）经食物传播　食物本身带有病原体，或在生产、加工、运输、储存及销售等各个环节中被病原体污染，可以传播肠道传染病和寄生虫病。其流行特点：①病人有食用同一食物史，不食者不发病。②一次大量污染食物可引起暴发。③停止供应污染食品，暴发很快终止。

（4）经接触传播　①直接接触传播，是指传染源与易感者直接接触、没有任何外界因素参与的传播，如狂犬病、性传播疾病、鼠疫热等。②间接接触传播，亦称日常生活接触传播，是由于手及日常生活用品被传染源的排泄物或分泌物污染后，病原体间接地传给易感者，常见于肠道传染病和某些呼吸道传染病。其流行特点为一般呈散发，家庭成员和同住者之间接触多、易传播、续发率高；无明显季节性高峰；个人卫生习惯不良和卫生条件较差的地区发病较多；加强对传染源的管理及严格执行消毒制度，可减少病例的发生。

（5）经媒介节肢动物传播　又称虫媒传播。①机械性传播，苍蝇、蟑螂等节肢动物可携带病原体，通过接触、反吐和粪便排出病原体，污染食物或餐具，使接触者感染。②生物学传播，病原体进入节肢动物体内经过发育或繁殖，才能传给易感者。其流行特点为一定的地区性，局限于有传播该病的节肢动物的分布地区；明显的季节性升高；明显的职业特点；发病有年龄差别，老疫区以儿童为主，新迁入疫区者各年龄组均可发病；人与人之间一般不直接传播。

（6）经土壤传播　易感者通过不同方式接触了被病原体污染的土壤所致的传播。与病原体在土壤中的存活时间、个体与土壤接触的机会和个人卫生条件有关，如能形成芽孢的细菌（炭疽杆菌、破伤风杆菌等）可在土壤中存活数年或数十年之久，通过破损皮肤进入易感者体内造成的感染。

（7）医源性传播　在医疗与预防工作中，医护人员由于未能严格执行规章制度和操作规程，而人为地造成某些传染病的传播。主要见于：①由于所用医疗器具受污染而使易感者被感染。②使用被污染的血液制品、生物制品及药品引起的传播。

（8）垂直传播　在围生期发生的病原体由母体传给子代的传播方式，又称围生期传播或母婴传播。主要传播方式：①经胎盘传播，受感染孕妇的病原体（风疹病毒、乙型肝炎病毒等）经胎盘、血液传给胎儿使之受到感染；②上行性传播，病原体（葡萄球菌、大肠埃希菌、单纯疱疹病毒、白色念珠菌等）从孕妇阴道上行，引起胎儿感染；③经分娩传播，分娩中胎儿通过严重污染的产道时受到的感染，如疱疹病毒、淋病奈瑟菌等。

3. 易感人群　是指有可能发生传染病感染的人群。人群作为一个整体对传染病的易感程度称为人群易感性。人群易感性与群体免疫力是一个事物的两个方面，群体免疫水平高，则人群易感性低。人群易感性的高低取决于全部人口中易感人口（非免疫人口）所占的比例。

（1）使人群易感性升高的主要因素　①新生儿增加；②易感人口迁入；③免疫人口免疫力自然消退；④免疫人口死亡。

（2）使人群易感性降低的主要因素　①计划免疫是降低人群易感性的主要措施；②传染病流行或隐性感染后免疫人口的增加。

第二节　传染病的应对措施

扫码“学一学”

传染病的预防和控制措施包括针对可能受病原体威胁的人群采取的措施，或者针对可能存在病原体的环境、媒介节肢动物、动物宿主等采取的多种预防措施。

一、传染病的报告

传染病报告是国家的法定制度，是传染病监测、控制和消除的重要措施，也称为疫情报告。

（一）责任疫情报告人

任何人发现传染病病人或疑似传染病病人时，都有义务及时向附近的医疗保健机构或者疾病控制机构报告。2006 年卫生部制定的《传染病信息报告管理规范》中明确规定：各级各类医疗机构、疾病预防控制机构、采供血机构均为责任报告单位；其执行职务的人员和乡村医生、个体开业医生均为责任疫情报告人。传染病报告实行属地管理。传染病报告卡由首诊医生或其他执行职务的人员负责填写。

（二）报告时限与方式

1. 责任报告单位和责任疫情报告人发现甲类传染病和乙类传染病中的肺炭疽、传染性非典型肺炎、脊髓灰质炎、人感染高致病性禽流感的病人或疑似病人时，或发现其他传染病和不明原因疾病暴发时，应于 2 小时内将传染病报告卡通过网络报告上级。对其他乙、丙类传染病病人、疑似病人和规定报告的传染病病原携带者，实行网络直报的责任单位应于病例诊断后 24 小时内进行网络直报。不具备网络直报条件的医疗机构及时向属地乡镇卫生院、城市社区卫生服务中心或县级疾病预防控制机构报告，并于 24 小时内寄送出传染病报告卡至代报单位。

2. 严格管理传染病其他乙类为严格管理传染病，发现病人和疑似病人和规定报告的病原携带者在诊断后，城镇要求发现 6 小时内实行网络直报，未实行网络直报的责任报告单位应于 6 小时内寄送出传染病报告卡。农村要求不超过 12 小时。

3. 监测管理的传染病丙类传染病为监测管理的传染病，发现病人和疑似病人和规定报告的病原携带者在诊断后，要求发现24小时内实行网络直报，未实行网络直报的责任报告单位应于24小时内寄送出传染病报告卡。其他符合突发公共卫生事件报告标准的传染病暴发疫情，按《突发公共卫生事件信息报告管理规范》要求报告。

二、传染病防治措施

（一）针对传染源的措施

1. 病人 要做到“五早”，即早发现、早诊断、早报告、早隔离、早治疗。控制传染源，防止传染病在人群中传播蔓延。病人一经诊断为传染病或疑似传染病，就应按照有关规定实行分级管理。

（1）甲类传染病病人和乙类传染病中的传染性非典型肺炎、肺炭疽、人感染高致病性禽流感病人必须实施医院隔离；乙类传染病病人，根据病情可在医院或家中隔离，一般应隔离至临床或实验室证明病人痊愈为止；肾综合征出血热、钩端螺旋体病、布鲁菌病病人的传染源作用不大，可不必隔离；麻风病人必须经临床和微生物学检查证实痊愈才可恢复工作、学习。

（2）甲类传染病疑似病人必须在指定场所进行隔离观察和治疗；乙类传染病疑似病人可在医疗机构指导下隔离观察。

2. 病原携带者 对病原携带者要做好登记并进行管理，指导其保持良好的卫生习惯；定期随访直至其病原体检查3次阴性后，可解除管理；在托幼机构、饮食和服务行业工作的病原携带者要暂时调离工作岗位；久治不愈的伤寒或病毒性肝炎的病原携带者不得从事威胁性的职业；艾滋病、乙型和丙型病毒性肝炎、疟疾的病原携带者禁止做献血员。

3. 接触者 与传染源有过接触并有可能受到感染者，都应接受检疫。检疫期限从最后接触日算起至该病的最长潜伏期。

（1）留验 也称为隔离观察。将疑似病人或接触者收留在指定的处所，进行检验、诊察和相应的治疗，甲类传染病的接触者都应留验。

（2）医学观察 乙类和丙类传染病接触者可正常工作、学习，但需接受体检、测量体温、病原学检查和必要的卫生处理等医学观察。

（3）应急接种 潜伏期较长的传染病（如麻疹），可对接触者进行预防接种。

（4）药物预防 某些有特效药物防治的传染病，其接触者可用药物预防，如服用青霉素或磺胺药物预防猩红热、乙胺嘧啶或氯喹预防疟疾等。

4. 动物传染源 危害作用大且经济价值小的动物传染源应予以消灭；危害性较大的病畜或野生动物应予以捕杀、焚烧或深埋，危害不大且有经济价值的病畜可予以隔离治疗。同时要做好家畜、家禽及宠物的预防接种和检疫。

（二）针对传播途径的措施

主要是对传染源污染的环境所采取的措施。不同的传染病因其传播途径各异，所采取的主导措施也各不相同。总的来说，对大部分传染病的传播途径所采取的措施主要是消毒、杀虫以及灭蚊、蝇、蚤等。

1. 消毒 是用化学、物理、生物的方法杀灭或消除环境中病原微生物的方法。分为预防性消毒和疫源地消毒。

（1）预防性消毒　是在没有发现明确传染源时，对可能受到病原微生物污染的场所和物品实行的消毒，属预防性措施。如饮水消毒、乳品消毒、采供血器具及医疗器械消毒，浴池、游泳池、旅店、理发店的消毒。

（2）疫源地消毒　疫源地（infectious focus）是指传染源排出病原体可能波及的范围，也即易感者可能受到感染的范围。范围较小疫源地称为疫点，范围较大疫源地称为疫区。疫源地消毒是指为了杀灭传染源排出的病原体，对现有或曾经有传染源存在的场所和物品进行的消毒，分为随时消毒和终末消毒。对外界抵抗力较强的病原体需要进行终末消毒。

2. 杀虫　是使用杀虫剂等方法杀灭有害昆虫，特别是传播病原体的媒介节肢动物。常用杀虫方法有物理杀虫、化学杀虫、生物杀虫剂环境防治。

（三）针对易感者的措施

1. 免疫预防　传染病的免疫预防分为人工主动免疫和人工被动免疫。计划免疫属于人工主动免疫；传染病流行时为易感者注射保护性抗体属于人工被动免疫，是保护易感者的有效措施。

2. 药物预防　药物预防在特殊条件下可作为应急措施。因药物的作用时间短、效果不巩固、易产生耐药性等，故一般情况下不提倡使用药物预防。

3. 个人防护　针对传染病的不同传播途径所采取的个人防护措施，如戴口罩、使用防护蚊帐等；使用安全套以预防性传播疾病或 HIV 感染；接触传染病的医务人员和实验室工作人员，应严格执行操作规程，配备和使用个人防护用品。

三、免疫规划

（一）人工自动免疫

人工自动免疫（active immunization）指采用人工免疫的方法，将疫苗、类毒素和菌苗等免疫原接种到易感者机体，使机体自身的免疫系统产生相关传染病的特异性免疫力，从而预防传染病发生的措施。其保护作用的大小取决于宿主所产生的免疫反应强度，其影响因素有疫苗所含的抗原量、免疫途径、母体抗体的存在与否、宿主的年龄、遗传易感性、疫苗自身特点等。可用于人工自动免疫的疫苗如下。

1. 减毒活疫苗　由减毒或无毒的病原微生物制成。常用的活疫苗有卡介苗（BCG）、牛痘、麻疹和脊髓灰质炎等。

2. 灭活疫苗　是选用免疫原性强的病原体，经人工培养后，用理化的方法灭活而制成。灭活疫苗在机体内不能生长繁殖，因此免疫作用弱，要获得强而持久的免疫效果，需经多次接种，且量较大。

3. 类毒素　将细菌外毒素用 0.3%～0.4% 甲醛处理脱去其毒性，保存其免疫性，能刺激机体产生保护性免疫的制剂。

4. 亚单位疫苗　去除病原体中与激发保护性免疫无关甚至有害的成分，提取病原体中可刺激机体产生保护性免疫的抗原成分制备而成的疫苗。

5. 合成疫苗　将能诱导机体产生保护性免疫的人工合成的抗原肽结合于载体上（常用脂质体），再加入佐剂而制成的疫苗。

6. 结合疫苗 将荚膜多糖的水解物连接于白喉类毒素，制成结合疫苗，使其成为 T 细胞依赖性抗原，引起 T、B 细胞联合识别，B 细胞产生 IgG 类抗体，提高了免疫效果。

7. 基因工程疫苗 ① 重组抗原疫苗；② 重组载体疫苗；③DNA 疫苗；④转基因植物疫苗。

（二）人工被动免疫

人工被动免疫（artificial passive immunization）是直接给机体注入免疫应答物，如含有特异性抗体的免疫血清，使机体立刻获得免疫力，但在体内维持时间较短，主要用于紧急预防和免疫治疗。

（三）人工被动自动免疫

人工被动自动免疫（artificial passive and active immunity）是指同时给机体注射抗原物质和抗体，使机体迅速获得特异性抗体，并刺激机体产生持久的免疫力。可在应急情况下保护接触者，例如新生儿接种乙型肝炎疫苗同时注射乙型肝炎免疫球蛋白，以阻断乙肝病毒的母婴传播。

四、新发传染病及其防治

（一）定义

新发传染病是指由新出现（新发现）的病原体，或经过变异而具有新的生物学特性的已知病原体所引起的人和动物传染性疾病。

（二）流行特征

1. 不确定性即不知道会在何时何地发生何种新发传染病，给防控的准备工作带来困难。

2. 缺乏特效治疗和免疫预防。

3. 容易造成医院感染暴发流行。

4. 动物源性。有关研究资料显示新发传染病中 75% 为动物源性，60. 3% 为人兽共患传染病。

5. 人群对新传染病缺乏免疫力。

6. 新的病原微生物带来的传染是全球性的，而非局部独立事件。

7. 在疫情发生初期，不能充分认识，大众得不到有效的宣传和教育，恐慌心理容易造成社会的不稳定。

8. 新发传染病的生物学性状、传播因素及传播规律等方面尚缺乏足够的认识。传播迅速、易形成暴发或流行、病死率高。

（三）新发传染病的预防控制

1. 三级预防策略

（1）一级预防 生态学预防。改善环境，保持人类与自然界的和谐，减少人类与野生动物的接触机会，从而延缓自然界微生物变异的过程，减少人体微生物与动物微生物交叉感染所导致的病原体的变异机会。

（2）二级预防 加强监测与国境卫生检疫。加强疾病监测工作，确保疫情报告网络的通畅，在疫情或可疑病人出现时，能够及时上报有关卫生行政管理部门和当地政府，提供新发传染病的准确信息，使政府部门能够及时采取措施。加强国境卫生检疫，防止新发传染病由国外传入和国内传出。

（3）三级预防 流行的控制。目的是防止流行的蔓延与扩大，及早采取有效的预防控制措施，将危害减到最小。

2. 新发传染病防控措施 无论传染病是否“新发”，其防控措施都是相似的，而且在突发急性传染病流行中也包含了许多非新发传染病。因此，从传染病防控的角度出发，可将新发传染病的防控纳入突发急性传染病的防控中。

（1）加强政府的领导，将突发急性传染病防控工作纳入卫生发展整体规划，建立健全有效应对突发急性传染病的防控措施。

（2）提高对突发急性传染病暴发的早期预警能力，建立突发急性传染病预警体系。各级医疗机构逐步建立症状监测报告系统。建立健全突发急性传染病应急处置预案体系，加强应对突发急性传染病的准备。

（3）建立应对突发急性传染病的联防联控机制，包括信息沟通机制、部门协作机制等。

（4）搭建突发急性传染病科研攻关的技术平台。

（5）加强专业技术队伍建设，提高突发急性传染病应急处置能力，成立突发急性传染病咨询专家组，建立突发急性传染病专家库，组建应急反应队伍。

（6）加强健康教育，提高公众对突发急性传染病的认识和防范能力。

（樊景春）

扫码“练一练”

第十一章　伤害的防治

要点导航

1. **掌握**　伤害的定义及分类。
2. **熟悉**　意外伤害及常见意外伤害的预防与控制。
3. **了解**　伤害的预防策略与干预措施。

扫码“学一学”

第一节　概述

伤害（injury）是严重威胁人类健康与生命的重要公共卫生问题，也是世界各国的主要死亡原因之一。根据世界卫生组织的报告，伤害与传染病、慢性非传染性疾病已成为危害人类健康的三大疾病负担。据2016年WHO统计数据报道的全球前十位死亡原因中，道路交通损伤居第九位。我国伤害预防与控制的研究起步较晚，于2004年起逐步通过建立全国伤害监测系统，持续、系统地收集、分析、解释和发布伤害相关的信息，从而实现对伤害流行情况和疾病负担进行详细和全面的描述。2015年1月，全国死因监测系统605个死因监测点的所有已审核病例中，排在前五位的死因依次分别为心脏病、恶性肿瘤、脑血管病、呼吸系统疾病和伤害。

一、伤害的定义

伤害的英文“injury”来自拉丁语“injuris”，本意为“不正确”（not right），其含义为损伤、伤害或丧失，可以理解为“造成了人体的损伤或功能丧失”。伤害通常容易与意外事故混淆。现在比较完整的伤害定义应为：由于运动、热量、化学、电或放射线的能量交换超过机体组织的耐受水平而造成的组织损伤或由于窒息而引起的缺氧，以及由此引起的心理损伤统称为伤害。

二、伤害的分类

1. 按照造成伤害的意图分类

（1）意外伤害　是指无目的性、无意识的伤害，主要包括车祸、跌落、烧烫伤、中毒、溺水、切割伤、动物叮咬、医疗事故等。

（2）自杀与自伤　是由受伤害人对自己的有意识伤害，包括自杀、自虐、自残等。

（3）暴力与他杀　是他人有意识地加害而造成的伤害，包括家庭暴力、虐待儿童、强奸、他杀、斗殴等。

2. 按照伤害发生的地点分类

（1）道路伤害　伤害发生的最常见原因是撞车。引起此类伤害最常见的危险因素是违反交通规则、饮酒过量、车速过高及夜间行车等。

（2）劳动场所伤害 主要发生在工作场所，或由于工作环境中某事件所造成，主要伤及躯干。

（3）家庭伤害 主要发生在家庭内的伤害，如家庭暴力等。

（4）公共场所伤害 凡是发生在公共场所的伤害均属此类。

3. 按照伤害发生的外部原因分类 交通事故；砸伤、压伤、玻璃和刀刺割伤、机器事故；火器伤及爆炸伤；异物进入眼或其他腔口、切割和穿刺器械损伤；体育运动中的拳击伤及敲击伤；动物咬伤或动、植物中毒；潜水或跳水意外、溺水；窒息；暴露于电流、辐射和极度环境气温或气压；火灾与烫伤；暴露于自然力量下（中暑、冻伤、雷击等）；有毒物质的意外中毒；过度劳累、旅行及贫困；暴露于其他和未特指的因素；自杀及自残；他人加害；意图不确定的事件；刑罚与战争；药物反应、医疗意外、手术及医疗并发症；意外损伤后遗症及晚期效应；其他补充因素。

三、伤害的主要危害特点

1. 伤害是一个严重威胁人群健康的世界性公共卫生问题，是威胁人们健康的主要因素之一。

2. 伤害的威胁将会呈持续上升趋势。

3. 伤害是人类的主要死亡原因之一。

4. 伤害是威胁劳动力人口健康与生命的主要原因。

5. 伤害具有常见、多发、死亡率高、致残率高的特征。

6. 伤害是低年龄人群的首位死因。

7. 其中自杀对社会的危害比较大。

8. 伤害造成的直接和间接经济损失巨大。

四、伤害研究的方法

从人类社会存在开始，便有伤害的发生。但人们重视伤害对人类健康和生命的威胁则是最近几十年的事情。目前，世界各国都对伤害展开多科学研究，大致概括为以下 3 个方面。

（一）流行病学研究

流行病学研究强调研究伤害的类型、在人群中的分布、受伤害者的特征、伤害的环境、伤害的原因等。例如对伤害类型的研究发现，道路交通事故是意外伤害的主要原因；对伤害年龄分布研究发现，学龄前儿童伤害的主要原因是摔倒和吸入毒物，学龄儿童伤害的主要原因是步行被机动车撞伤，青少年伤害主要原因是作为驾驶者或行人遭受道路交通事故，老年伤害主要原因是跌倒等。这些研究对制定伤害控制策略和具体控制措施具有指导性作用。

近年来伤害流行病学的研究特点有：①伤害研究由个别发达国家扩展到世界各国，由最初个别高校和科研机构的研究向各地区、各部门扩散和辐射；②建立各类各级伤害监测系统，监测伤害发生动态和趋势；③从一般死因分析和伤害描述扩展到各类伤害研究；

④进行多学科交叉；⑤开展社区伤害研究，把伤害防治工作融入社区卫生服务工作中；⑥伤害描述指标的拓展与丰富；⑦加强国际交流，建立国际合作。

（二）行为分析

心理学家利用行为分析技术研究前因 - 行为 - 后果链以确定伤害是如何产生的。例如通过行为分析，可通过对儿童安全行为予以奖励或对不安全的行为加以惩罚以强化儿童的安全行为。对伤害发生的认知心理学研究则侧重于人们如何认识、分析和评估伤害危险性，指导人们重视和注意安全标志等。

（三）个性特征分析

虽然研究和常识都表明某些类型的人比其他人更容易遭受伤害，但有关个性特征和行为类型的分析没有发现“事故倾向”的特定类型。一般认为，儿童、青少年和男性更容易受到某些类型的伤害。某些性格特征也可能与更高的伤害危险性有关。从预防策略的角度，可以考虑将某些易受伤害的人群作为重点，但这不能也不应取代对全人群预防伤害的努力。

第二节　常见意外伤害的预防与控制

扫码“学一学”

意外伤害对病人造成病痛、伤残和昂贵的医疗费用，不仅严重影响生活质量，而且带来沉重的社会经济负担，已成为影响居民健康的主要公共卫生问题。按照国际疾病分类（international classification of diseases，ICD）标准，意外伤害可以分为道路交通伤害、中毒、跌落、烧伤、溺水、其他意外伤害等。

一、道路交通伤害的预防与控制

（一）道路交通伤害的定义

道路交通伤害（road traffic injuries），即车祸，是指道路或交通使用场所，因车辆之类的交通工具所引起的人身伤亡或物品的损害。

（二）道路交通伤害的危害

道路交通伤害是目前世界各国面临的一个主要的，不容忽视的、可预防的公共卫生问题，是意外伤害的主要原因。据 2004 年“全球道路交通伤害报告”估计，全世界每年约有 120 万人死于道路交通伤害，受伤者达 5000 万人，数以亿计的人们蒙受交通伤害的折磨，其中一些人终生致残。没有哪一个国家能够幸免于道路交通伤害造成的死亡和伤残。预计 2000 年到 2020 年，全球道路伤亡总数将上升 65% 左右，而中低收入国家死亡人数将增加 80%，如果不采取适当措施，预计到 2020 年道路交通伤害将成为全球疾病负担的第 3 位原因。

同时，道路交通伤害导致的伤亡给伤亡者家属、亲友带来精神创伤，可导致一系列心身疾病。

（三）道路交通伤害发生的危险因素

道路交通伤害的发生是由于生物、心理、社会等多种因素的综合作用的结果，其中心理、社会因素对道路交通伤害的发生、发展起着决定性的作用。

1. 自然环境因素　包括气候、地理、地域等方面，如雨、雾、雪等气候变化，高温、寒冷环境，路况、路线的急剧变化等。

2. 生物因素

（1）年龄与性别　据报道，车祸死亡的高发年龄在15～44岁年龄段，且男性车祸致死率是女性的15倍。男性驾驶员的车祸密度较女性稍低，但男性驾驶员发生致死性车祸的危险性是女性的3倍。无论男女，35岁以下驾驶员的致死性车祸发生率均是55岁以上年龄段驾驶员的3倍，其原因主要与青少年道路交通伤害密度高以及危险驾驶行为有关。

（2）生理因素　驾驶员的健康状况对车祸的发生影响很大。驾驶员视力不好，应急和判断能力低，尤其是驾驶过程中急性疾病发作，如癫痫发作、突发性头痛、头晕、眼花等与车祸的发生密切相关。有资料表明，患有癫痫、糖尿病和脑血管病的司机车祸发生率是其他司机的2倍。

（3）生物周期　生物周期又称人体节律。人的心理、行为、能力始终要受到身体内三种节律周期（体力周期、情感周期以及智力周期）的影响，即受生物钟的支配。这三个周期从出生时开始，持续终生而没有很大变化。根据体力、情绪和智力的不同变化分为高潮期、低潮期和临界期。在高潮期人们感到体力旺盛，头脑灵敏，具有解决复杂问题的能力。当人体生物节律处于临界期或低潮期时，会感到体力不济、注意力不集中、判断力下降、思维迟钝，如对高速行驶的车辆和复杂的路况作出错误判断和错误动作，是导致道路交通伤害的重要原因，有资料表明月经周期与道路交通伤害的发生也存在很强的关联性。

（4）驾驶技术　驾驶员技术水平低，经验不足是车祸发生的重要原因之一，许多研究都表明驾龄与车祸发生率呈负相关。

3. 心理、行为因素

（1）个性心理特征　个性心理特征是个人带有倾向性的、本质性的、比较稳定的心理特征（兴趣、爱好、能力、气质、性格等）。有研究发现，道路交通伤害的发生与司机好胜、铤而走险的个性心理有很大的关系。

（2）生活事件　有研究表明，责任司机所发生的生活事件主要与夫妻感情破裂、失恋、离婚、丧偶等家庭、婚姻问题有关。可见，重大生活事件的刺激是引起道路交通伤害发生的重要原因之一。

（3）不良行为　酗酒对司机的操作能力有决定性影响，这一点在许多实验室和现场的研究中都得到证实；国外很多报道显示，药物滥用可引起道路交通伤害，部分肇事司机在道路交通伤害发生前使用过兴奋剂或麻醉剂。吸烟对道路交通伤害也有影响；司机打瞌睡、睡眠不佳和疲劳驾驶对车祸的发生也有直接影响。

4. 社会经济因素　由于经济发展水平的不同，不同国家和地区车祸的发生率存在着明显的差异，发达国家每千人口机动车辆数远高于发展中国家，机动车车祸发生率也高于发展中国家，但发展中国家机动车车祸死亡率几乎为发达国家的10倍以上。在发展中国家，随着人口的急剧增长、社会经济的发展以及车辆数的剧增，车祸发生率有明显增加的趋势。不同国家车祸发生水平的明显差异反映了道路条件、交通管理水平及社会经济状况对车祸的影响。相对于发达国家而言，发展中国家交通管理体系和制度不健全、管理设施差、交通管理人员严重不足等，是造成车祸的直接原因。

（四）道路交通伤害的预防与控制措施

1. 建立健全交通安全法规，加强交通管理

（1）摩托车驾驶员安全帽佩戴限制　通过针对性的立法措施，可以控制伤害。我国颁布新的《道路交通管理条例》规定摩托车驾驶员须戴安全帽。

（2）强迫使用安全带　1975 年，美国几乎各州都实施了强迫使用安全带的法规，我国于 2004 年颁布实施的《道路交通安全法》中已明确规定，不使用安全带是违法行为。

（3）加强血中乙醇浓度监测和限制　世界各国都非常重视酒后行车的检查与预防。车祸发生后，一般要对司机的血中酒精浓度做常规检查。血中酒精浓度是对肇事司机进行判决的依据之一。大多数国家的血中酒精浓度允许值低于 0.5 g/L。

（4）加强车速限制　高速行驶往往造成严重的道路交通伤害。许多研究均显示，车速与交通事故率的增长是平行的，因此，在一些路段进行限速行驶，以减少道路交通伤害。

2. 广泛开展道路交通安全的健康教育工作　以教育的手段促使驾驶者、乘客和行人认识道路交通伤害的严重性，加强对驾驶员及公众的交通安全知识的学习与宣传。定期组织驾驶员进行安全知识教育和技术培训，提高驾驶员的行车意识和驾驶技术水平。

3. 改善交通条件，加强交通管理

（1）加强道路工程建设，优化路况　为了减少道路交通伤害，应在道路工程设施上进行有针对性的改造，科学利用道路，如设立行人专用过街道以减少冲突，对道路交通环境进行综合治理，调节好“人－车－路”系统间的平衡，能有效地减少道路交通的伤害。

（2）提高交通工具的安全性能　提高交通工具的安全性可有效增加人员的安全。如提高轮胎性能、改善油箱质地、防止漏油、操纵杆和接触点增加填料、增加侧面冲击保护装置、安装空气袋和儿童安全座椅等。另外要加强上路前车辆安全检查，特别是车闸、轮胎、灯光等；许多工程师正在设计完全由电子设备操作的原型汽车，将大大减少司机的操作。

4. 建立健全道路交通伤害的急救和康复系统　建立健全医疗急救系统，以最大限度降低道路交通伤害的致死率和致残率。一般认为，道路交通伤害的死亡约 20% 可以通过及时抢救而成活。院前急救系统包括院前急救和急诊室，涉及红十字会、急救网络、急救指挥中心系统、交通和通信工具及各类救护人才等。积极治疗损伤病人，防止病情恶化，预防或减少并发症以及伤残的发生，对已丧失劳动力者或残疾者，通过康复医疗，促进其身心早日康复。

5. 加强机动车伤害监测　我国道路交通伤害管理属于公安部门。该部门虽可汇集信息，但偏重于确认肇事者的法律责任，而对事件发生因素及受伤后的结局记述不详，因而难以满足道路交通伤害研究的需要。因此尽快建立健全伤害监测系统、加强机动车伤害监测对道路交通伤害的预防与控制研究至关重要。

道路交通伤害涉及范围广，虽然道路交通伤害的原因复杂、危害严重且预防困难，但完全可以通过各种途径和方法减少道路交通伤害的发生。只有各部门积极配合，才能有效地防止道路交通伤害的发生。

二、意外中毒的预防与控制

随着科技进步和经济快速发展，化学品使用的种类、数量不断增加，范围迅速扩大；

给人类生活带来便利的同时，也给人类健康带来威胁。在我国，城市和乡村因中毒造成的死亡都排在十大死因的第五位，中毒病例在全国大医院中占急诊就诊人数的6%～8%。我国平均每年发生农药中毒4万人，年均死亡率为9.95%；每年报告重大食物中毒1.5万多人，其中化学因素引起的食物中毒占30%；每年的职业中毒病例占职业病报告的20%，仍然是我国主要的职业病之一。由于中毒事件具有突发性、群体性、隐匿性和长期性等特点，已成为影响社会和谐发展的重要公共卫生问题。

（一）意外中毒的定义

当某种物质进入人体，并对组织器官产生生物、化学或物理作用，损害人体健康时，该物质即称为毒物。意外中毒是指机体在意外情况下受毒物的作用导致一定程度的健康损害或出现疾病。

（二）意外中毒的分类

意外中毒是常见的意外伤害之一，中毒的类型随中毒物的不同而不同。常见的引起意外中毒的物质有药品、煤气、汽油、杀虫剂、灭鼠剂，有毒物质的根茎、果实等。常见的意外中毒类型有药物中毒、农药中毒、一氧化碳中毒、食物中毒、职业中毒、环境中毒等。

（三）意外中毒的防治措施

1. 建立健全毒物、药品包装及说明法规，加强毒物、药品包装及说明书的立法，是强有力的预防措施。

2. 加强毒物的存放和管理，毒物或潜在毒物的正确贮存是预防的重要环节。毒物及潜在毒物应有明确标签，应放置在柜橱中并加锁，特别是家庭内毒物或潜在毒物应放在儿童不能拿到的地方。农药应妥善保管，不准与粮食以及其他食品混放，搬运时，不应与食品混装，应贴上有毒标志以防误食误用。

3. 普及环境卫生和预防中毒知识，广泛开展环境卫生、毒物预防和中毒救助的健康教育。

4. 加强环境保护和监测，加强公共环境和职业环境监测工作，以便发现问题，及时采取措施。

5. 建立中毒控制中心，掌握社区内中毒发生的信息，能够对中毒采取第一时间援助和医疗处理。社区居民如发现中毒，可立即电话救援。

6. 提高基层医师的应急处理能力，培训基层医务人员，向他们普及意外中毒的基本知识、技能和经验，特别是及时发现、确诊中毒病人的知识，以便及时抢救病人。

三、溺水的预防与控制

据WHO的统计报告，2000年全球约有40.93万人死于溺水，是继道路交通伤害排名第二位的意外伤害。2000年美国、澳大利亚、中国、印度死于溺水的人数分别为0.35、0.03、12.90和8.60万人，我国的研究显示，溺水是1～14岁儿童意外死亡的首要原因，我国农村的溺水死亡高于城市，多发生在池塘、湖泊、江河，而美国和澳大利亚等发达国家及我国的城市则多发生在游泳池。我国溺水事故发生的月份分布主要在4月～9月，7月是最高峰。

（一）溺水的定义

溺水（drowning）又称淹溺，指人们因失足落水或在游泳池中出现意外，发生由于水、泥沙、杂草等物堵塞呼吸道（湿溺死，占70%~80%）或喉头、气管发生反射性痉挛（干溺死，占10%~20%）或其他而引起的窒息和缺氧。

（二）溺水致死的原因

大量水、藻草类、泥沙进入口鼻、气管和肺部，阻塞呼吸道而窒息；惊恐、寒冷使喉头痉挛、呼吸道阻塞而窒息；淡水淹溺，大量水分入血，血被稀释，出现溶血，血钾升高导致心室颤动、心跳停止；海水淹溺，高钠引起血渗透压升高，造成严重肺水肿，导致心力衰竭而死亡；淹溺发生在水中，寻找伤员费时间，被救上岸已丧失抢救时机。

（三）溺水的预防与控制

1. 加强儿童看护、水源安全管理，是减少溺水的有力措施　禁止儿童到江河、池塘、井边等水源边玩耍。低龄儿童应专人看护，远离水源，城市及农村中靠近住处的水源，应加盖或架设护栏，游泳池内应有浅水区和深水区的醒目标志，配有救生员和救护设施等，以减少溺水发生。

2. 加强教育，提高游泳安全意识　在学校应开设游泳安全教育，增强学生对游泳潜在危险的认识。绝对禁止到地形复杂的水域游泳，避免单独到江河、鱼塘、湖泊、海水中游泳或学游泳；下水前要进行必要的准备活动，否则下水后受冷水的刺激会引起肢体肌肉抽搐、失控而下沉；儿童游泳应在家长或老师的带领下选择安全的场所等；加强游泳池的安全保护措施，水上交通工具应有充分的救生设备，水上娱乐者要穿救生衣，禁止酒后游泳。

3. 掌握溺水救护知识与技能

（1）自己不熟悉水性意外落水，附近又无人救助时，首先应保持镇静，千万不要手脚乱蹬拼命挣扎，否则只能使体力过早耗尽、身体更快下沉。

（2）会游泳的人发生溺水多是遇到了意外，手足抽筋是最常见的。主要是由于下水前准备活动不充分、水温偏冷或长时间游泳过于疲惫等原因。

（3）当发现有人落水时，救助者不会游泳，最好不要贸然下水救人。首先应向有人的地方高声呼叫，同时尽快找到方便可取的漂浮物抛给落水者，如救生圈、木块等。

（4）如果救助者会游泳，下水前应尽快脱去衣裤和鞋子，有条件者应尽可能携带漂浮物下水救人，让落水者抓住漂浮物，救助者再协助其游向岸边；但要避免被落水者抓住或纠缠，一旦被落水者抓住将是十分危险的情况，因为在水中由于无法实施救助致使体力耗尽而丧命。

（5）溺水者被救助上岸后，及时有效的现场急救对挽救其生命至关重要。在现场抢救的同时应迅速请医务人员到场参与抢救，到现场初步急救后，应迅速转送附近医院进行院内急救治疗及康复。

四、跌倒的预防与控制

（一）跌倒的定义

跌倒（fall）是老年人群伤残、失能和死亡的重要原因之一。60%以上的跌倒死亡发生在65岁以上的老人，跌倒引起的骨折占老年人全部骨折的87%。老年跌倒的预防控制已成为严重的公共卫生问题和健康问题。

（二）跌倒的危险因素

引起跌倒发生的重要的危险因素包括：曾经有过一次或以上的跌倒史，认知障碍、慢性疾病、平衡和步态障碍、低体质指数、女性、脆弱、服用利尿剂或精神药物、家庭易跌倒危险因素的存在（如地板较滑）等。

（三）跌倒的预防

应根据上述危险因素采取综合性干预措施，包括：①停用诱发跌倒的药物；②消除或改善家庭易跌倒因素（如防滑地板）；③加强体育锻炼；④进行步态训练；⑤穿戴符合个人需要、能减少跌倒的服装，或戴护膝、穿有护垫的内衣等；⑥注意对老人的照顾和心理关怀等。

五、自杀的预防与控制

（一）自杀的定义

自杀是生理、心理和社会的异常，出自本人意愿、采取急剧手段毁灭自己生命的行为，因此自杀应作疾病处理。自杀已成为世界重要的公共卫生问题。2003年9月10日被世界卫生组织定为首个“世界预防自杀日”，以引起公众的关注，共同提高对自杀问题重要性以及降低自杀率的意识。

从疾病的角度看，自杀有典型或不典型的前驱症状，如情绪低落、抑郁、思维迟钝、食欲不振、体重下降、人格解体、注意力缺乏、性欲缺乏、失眠等。

（二）自杀的预防

目前，国际上已经形成自杀的三级预防模式。

1. 一级预防措施　是指为防止引起致命后果的行为而采取的措施，目标在于降低自杀死亡率，这些措施包括治疗精神疾病病人、控制枪支、家用煤气和汽车排出废气的去毒化处理、有毒物质获得途径的控制、缓和新闻报道等。有关研究表明，减少自杀手段的可获得性，如在一般人群中有效地控制毒物的使用可降低自杀率，也不会造成其他自杀方法使用的增加。

2. 二级预防　指对处于自杀边缘的人进行早期干预，其措施包括自杀或危机干预机构的建立、控制造成自杀的便利途径、加强急诊服务等。

3. 三级预防　则指对曾经有过自杀未遂的人防止其再次出现自杀，其措施包括：①心理咨询和早期危机干预；②加强对高危个体的药物和心理治疗；③开展对导致自杀的环境因素的研究，并通过诸如职业训练、提高教育文化水平、调整易导致自杀的亚文化心态等措施以尽量减少环境文化对自杀观念或行为的影响，从而有效地预防自杀和矫正歪曲的行为方式。

扫码“学一学”

第三节　伤害的预防策略与干预措施

伤害的预防与控制是一项复杂的、大范围的社会系统工程。从社会的角度来说，伤害同疾病一样，威胁着人群的健康和社会安全。伤害同许多疾病一样，不仅可以控制，而且能够预防。

伤害一般分为三个阶段：伤害前阶段、伤害阶段、结束阶段。因此，伤害的预防措施应包括预防伤害发生（一级预防）、院前急救与医学治疗（二级预防）、社区康复（三级预防）。与伤害防治有关的部门涉及卫生、公安、政法、工业、农业、交通、铁路、公路、运输、教育、文化、宣传、体育、技术监督、社会保险、消费委员会、旅游、残联等，这些部门和单位与伤害的发生、死亡、善后以及防治密切相关。只有把健康教育与健康促进、自救互救、现场调查、临床救护、功能恢复、基础研究以及社会各界群众的积极参与有机结合起来，建立起学科间、部门间的合作，才能使伤害得到有效的控制。

一、伤害的预防策略

（一）伤害的三级预防策略

由于伤害同疾病一样，威胁着人群的健康。因此，预防医学中疾病防治的策略同样适用于伤害的预防。和其他疾病一样采取三级预防策略。

1. 一级预防策略　伤害预防的重点在一级预防，具体有以下几个方面。

（1）全人群策略　即对社区居民、工厂职工、学校师生展开伤害预防的健康教育干预。这一策略旨在提高全民对伤害的认识和预防伤害重要性的认识，进而提高每个人的伤害预防意识，加强自我保护。

（2）高危人群策略　对伤害的高危人群有针对性地开展伤害预防教育与培训。比如对学校的学生进行交通安全、防火、防电和溺水的专题健康教育，就可以使这些伤害的易发人群降低暴露的危险。

（3）健康促进策略　就是针对所处的环境，提出环境与健康的整合策略。比如，针对工作场所的伤害现象，可以采取工作场所健康促进项目，主要包括把伤害预防纳入企业政策；由雇员与雇主共同讨论建立一个安全的工作环境；明确雇主和雇员在职业伤害预防中的责任；通过岗位培训和职业教育加强员工的伤害预防能力；通过投资改善不合理的生产环境，共同参与伤害预防活动等，使工作场所的伤害得到有效的控制。

2. 二级预防策略　二级预防是在伤害发生后的自救互救，院前医护，院内抢救和治疗，旨在降低伤害的死亡率和致残率。

3. 三级预防策略　三级预防的主要任务是使受伤者恢复正常功能、早日康复和使残疾人得到良好的照顾和医治。

（二）伤害预防的“Haddon 十大策略”

1. 预防危险因素的形成，如禁止生产有毒、致癌杀虫剂，宣布禁止进口或销售潜在性有害物质，亦可达到消除危险物形成的目的。

2. 减少危险因素的含量，如为了预防车祸，限制车速；限制城市游泳池跳台的高度；限制武器使用范围，禁止私人藏有武器；有毒物品应采用小包装，安全包装等。

3. 预防已有危险因素的释放或减少其释放的可能性，如在美国应用儿童安全药物容器盛放药物，防止儿童误食药引起中毒；浴盆不要太滑，以防跌倒。

4. 改变危险因素的释放率及其空间分布，可减少潜在性致伤能量至非致伤水平，如儿童勿穿易燃衣料缝制的睡衣，防止火灾烧伤；机动车司机及前排乘客应使用安全带及自动气囊，均属此类对策范围。

5. 将危险因素从时间、空间上与被保护者分开，如行人走人行道、戴安全帽、穿防护服、穿防护背心、戴拳击手套等。

6. 用屏障将危险因素与受保护者分开，如用绝缘物把电缆与行人隔开。

7. 改变危险因素的基本性质，机动车车内突出的尖锐器件应改成钝角或软体，以防触及人体导致伤害；加固油箱防止撞车时油箱破裂，漏油造成火灾。

8. 增加人体对危险因素的抵抗力，人体对机械能量缺乏自然抵抗力，特别是血友病、骨质疏松症病人，但若反复暴露于机械能时，会使皮肤增厚、骨骼肌肉耐力增强；甚至慢性暴露于缺氧状态，日久天长亦可逐渐适应高原缺氧环境。需要对影响伤害易感性的因素进行研究，以便在此基础上制定提高机体对伤害抵抗力的预防措施。

9. 对已造成的损伤提出针对性控制与预防措施，如加强现代化通信设施，让急救中心派车将受伤者运走，实施抢救措施，减少残疾率和死亡率。

10. 使伤害病人保持稳定、采取有效治疗及康复措施，在伤害事件中往往由于急救中心缺乏设备、技术水平低下，工作人员责任心不强，而延误抢救时机，造成死亡。这些情况在农村基层，由于交通不便，条件不好更易发生。

二、预防伤害能够采取的干预措施

（一）伤害预防的一般措施

1. 政府应有事故预防和安全管理的协调机构。

2. 卫生行政部门必须把伤害的预防纳入疾病控制规划中，逐步把伤害与传染病防治和慢性病控制相提并论。

3. 在医疗卫生领域中建立起学科间合作。把健康促进、自救互救、现场调查、临床救护、功能恢复和基础研究结合起来。

4. 应该有伤害研究机构或伤害预防的控制中心，培养伤害防治专业人员。

5. 把伤害预防做为社区卫生服务的一项内容。

6. 开展伤害监测，建立伤害数据库、伤害信息网络，为居民提供防治伤害的咨询。

7. 加强国际合作，学习其他国家的经验。

（二）伤害的“五E”干预

1. 工程干预（engineering intervention）　目的在于通过干预措施影响媒介及物理环境对发生伤害的作用。

2. 经济干预（economic intervention）　目的在于用经济鼓励手段或罚款影响人们的行为。

3. 强制干预（enforcement intervention）　目的在于用法律及法规措施来影响人们的行为。

4. 教育干预（educational intervention）　目的在于通过教育及普及安全知识来影响人们的行为。

5. 即时的紧急救护（emergency care and first aid）　是指通过建立伤害救护系统，对受伤害的个人或群体采取即时有效的现场处理或送往医院途中的紧急救护，以挽救伤害病人生命，减少伤残发生、提高生存质量。

这5个方面的干预措施应坚持不懈地贯穿在伤害预防的不同阶段，才能有效地预防控制伤害的发生。另外，对青少年、老人和有心理危机、抑郁症、情感失落等特殊对象、高危人群，还应该针对性地采取心理咨询、健康教育和精神安慰，预防自杀的发生。

（樊景春）

扫码“练一练”

第十二章　突发公共卫生事件应对

要点导航

1. **掌握**　突发公共卫生事件的定义及其特点。
2. **熟悉**　突发公共卫生事件的预防措施和应对策略。
3. **了解**　突发公共卫生事件的分类分级。

扫码"学一学"

第一节　概述

2003年的SARS流行、2009年的高致病性H_1N_1禽流感的世界大流行，都是发生在我们身边的突发性公共卫生事件，对社会造成了极大的恐慌和危害。这些事件使人们比过去更深刻地认识到突发公共卫生事件对社会造成的负面影响，使人们感受到突发公共卫生事件对人类健康、社会稳定、经济发展所构成的威胁。在对自己的生存环境和生活质量要求越来越高的今天，人们普遍认为，人群的健康不单单是个人和医疗卫生人员的事情，而是政府和社会所要承担的义务，因此，突发公共卫生事件成为全社会乃至全人类所关注的焦点，关注健康成为现代公共卫生的主题。

一、突发公共卫生事件的定义

对于突发公共卫生事件的界定，各个国家的表述都略有不同，但是所表达的内容和反映的问题性质是相同的。在国外，一般把突发公共卫生事件分为人为事件和自然灾害，突发性的公共卫生事件是指人们难以预测和控制的，也就是正在发生的或者即将发生的，威胁人们身体健康或引起疾病的事件。美国对突发公共卫生事件的定义是"一个疾病或一个卫生状况的发生或即将发生，这种疾病或卫生状况由生物恐怖主义、传染病、新致命传染因子或生物毒素造成，构成重大威胁，致重大人员死亡或永久、长期的伤残，这种疾病或卫生状况可能导致国家的灾难，也可能超出国家范围"。

根据国务院颁布的《突发公共卫生事件应急条例》，突发公共卫生事件（emergency public health events）是指突然发生，造成或者可能造成社会公共健康严重损害的重大传染病疫情、群体性不明原因疾病、重大食物和职业中毒以及其他严重影响公共健康的事件。

二、突发公共卫生事件的特点

（一）突发性

突发性是指发生突然，出乎意料。它一般不具备事物发生前的征兆，留给人们的思考余地较小，要求人们必须在极短的时间内作出分析、判断。

突发公共卫生事件发生得比较突然，没有固定的发生方式，往往突如其来，带有很大的偶然性，难以准确把握和预测。人们对事件在什么时间、什么地点发生，以什么方式发生，事态发展到什么程度，以及事件产生的影响大小等都是无法预测的。例如，2003 年的非典疫情的流行，自 2002 年在广东省佛山市发现我国首例非典型肺炎病人，到 2003 年 2 月中下旬疫情在广东局部地区流行，3 月份就开始在华北地区传播蔓延，并逐步向全国扩散，短短两个月的时间就波及了全国 26 个省、自治区、直辖市，对人民群众身体健康和生命安全构成了严重的威胁。

（二）成因复杂，种类多样

引起突发公共卫生事件的原因非常复杂，种类繁多。例如引起传染病暴发的微生物就有细菌、病毒等八大类；至今已有数千种化学品及至上万种产品进入了人类环境，全球每年严重的化学中毒事件约 10 万 ~ 50 万起；食物中毒时刻都在发生；人类被电离辐射、核辐射、电磁波等所包围。因此，不同原因引起的、各种类型的、大大小小的公共卫生事件每时每刻都在世界的不同地方发生着。

（三）事件的关联性

突发公共卫生事件表现出极强的关联性，任何个体想要逃避突发事件的影响都是不可能的，在突发的灾害面前，种族、性别、阶级、政治等的边界都将被弱化。

突发公共卫生事件一旦发生，往往会形成连锁反应，产生强大的破坏力，即使一个小小的起因，经过连锁反应，也会产生难以想象的严重后果。社会系统的复杂多变性，使得每一个突发事件的出现都呈现出不同的表现形式，再加之突发事件的共振性而产生的“多米诺骨牌效应”，不仅给人的生命和健康造成威胁和伤害，还会扩展到经济、政治、社会的各个层面，此行业、此地区的突发事件可能影响到彼行业、彼地区；地方性的突发事件可能演变为区域性的突发事件，甚至演变为国际性的突发事件；非政治性事件可能演变为政治性事件；自然性的突发事件可能演变为社会性的突发事件，特别是在当今全球化和信息化的世界里尤其如此。例如发生于 1986 年 4 月 26 日前苏联乌克兰共和国切尔诺贝利核能发电厂 4 号机组严重的泄漏及爆炸事故，导致 31 人当场死亡，8 吨多强辐射物质倾泻而出，污染遍及居住着 694.5 万人的 15 万平方公里地区，320 多万人直接遭受核辐射侵害。参加救援工作的 83.4 万人中，已有 5.5 万人丧生，7 万人成为残疾，30 多万人受辐射伤害死去。同时，外泄的辐射尘随着大气飘散到苏联的西部地区、东欧地区、北欧斯堪地维亚半岛的芬兰、瑞典、挪威、丹麦等国，最远还威胁到美国东海岸，引起欧洲国家居民的恐慌和不安，以及国际社会的广泛关注。这场世界上最为严重的核泄漏事故，甚至间接地导致了苏联的解体。

（四）影响的广泛性

突发公共卫生事件虽然发生在公共卫生领域，具有公共卫生的属性，但影响的区域却比较广，涉及的人员也比较多，对社会公众健康造成或可能造成严重损害，引起公众高度关注，引发社会担忧甚至恐慌。突发公共卫生事件影响一般会超出其行政区域，波及范围较大，具有较大的偶然性、突发性，呈现出一果多因、一因多果、相互关联、牵一发而动全身的复杂态势。

（五）危害性

突发公共卫生事件一旦发生就直接危害人民群众的生命安全，轻者可在短时间内造成人群的发病和死亡，使公共卫生和医疗体系面临巨大的压力，致使医疗力量相对短缺、抢救物资相对不足等，甚至冲击医疗卫生体系本身、威胁医务人员自身健康、破坏医疗基础设施；重者可对经济、贸易、金融等产生严重影响，甚至引起一定程度的经济衰退以及给社会稳定和国家安全造成威胁，对人民群众的生产工作和生活造成重大影响；以“SARS”疫情为例，据统计，SARS 事件对我国旅游业、航空业等相关行业的影响巨大。旅游业方面，仅“五一”黄金周取消带来的损失就达到数百亿元左右，全国的国内旅游收入减少，国内外旅游合计损失几千亿元，加上间接影响，对经济的影响无法估算。2012 年 1 月，广西河池市龙江河发现严重镉污染，镉浓度一度超标 80 倍。此次事件严重影响沿江居民和下游柳州市 370 万人的饮水安全，造成重大的公共卫生问题，致使人们的日常生活受到严重影响，扰乱了人们的正常生活秩序，引起了社会的恐慌。

三、突发公共卫生事件的分类

根据突发公共卫生事件的定义，可将突发公共卫生事件分为四类。

1. 重大传染病疫情　是指传染病的暴发（在一个局部地区短期内突然发生多例同一种传染病病人）和流行（一个地区某种传染病发病率显著超过该病历年的一般发病率水平），包括鼠疫、肺炭疽和霍乱的暴发、动物间鼠疫、布鲁菌病和炭疽等流行、乙丙类传染病暴发或多例死亡、罕见或已消灭的传染病、新传染病的疑似病例等。

2. 群体性不明原因疾病　是指一定时间内（通常是指 2 周内），在某个相对集中的区域（如同一个医疗机构、自然村、社区、建筑工地、学校等集体单位）内同时或者相继出现 3 例及以上相同临床表现，经县级及以上医院组织专家会诊，不能诊断或解释病因，有重症病例或死亡病例发生的疾病。

3. 重大食物中毒和职业中毒　重大食物和职业中毒包括中毒人数超过 30 人或出现死亡 1 例以上的饮用水和食物中毒，短期内发生 3 人以上或出现死亡 1 例以上的职业中毒。

4. 其他严重影响公众健康的事件　包括医源性感染暴发，药品或免疫接种引起的群体性反应或死亡事件，严重威胁或危害公众健康的水、环境、食品污染和放射性、有毒有害化学性物质丢失、泄漏等事件，生物、化学、核辐射等恐怖袭击事件，有毒有害化学品、生物毒素等引起的集体性急性中毒事件，有潜在威胁的传染病动物宿主、媒介生物发生异常和学生因意外事故自杀或他杀出现 1 例以上的死亡以及上级卫生行政部门临时规定的其他重大公共卫生事件。

四、突发公共卫生事件的分级

根据突发公共卫生事件性质、危害程度、涉及范围，突发公共卫生事件可划分为四级：特别重大（Ⅰ级）、重大（Ⅱ级）、较大（Ⅲ级）和一般（Ⅳ级）。

（一）特别重大（Ⅰ级）突发公共卫生事件

1. 发生肺鼠疫、肺炭疽疫情并有扩散趋势；或肺鼠疫、肺炭疽疫情波及两个以上省份，并有进一步扩散趋势。

2. 发生传染性非典型肺炎、人感染高致病性禽流感病例，并有扩散趋势。

3. 发生群体性不明原因疾病，涉及多个省份，并有扩散趋势。

4. 发生新传染病或我国尚未发现的传染病发生或传入，并有扩散趋势，或发现我国已消灭的传染病重新流行。

5. 发生烈性病菌株、毒株、致病因子等丢失事件。

6. 周边以及与我国通航的国家和地区发生特大传染病疫情，并出现输入性病例，严重危及我国公共卫生安全的事件。

7. 国务院卫生行政部门认定的其他特别重大的突发公共卫生事件。

（二）重大（Ⅱ级）突发公共卫生事件

1. 在1个县（市、区）行政区域内，1个平均潜伏期内（6天）发生5例以上肺鼠疫、肺炭疽病例，或相关联的疫情波及两个以上的县（市、区）。

2. 发生传染性非典型肺炎、人感染高致病性禽流感疑似病例。

3. 腺鼠疫发生流行，在1个地级以上市行政区域内，1个平均潜伏期内多点连续发病20例以上，或流行范围波及两个以上地级以上市。

4. 霍乱在1个地级以上市行政区域内流行，1周内发病30例以上，或波及两个以上地级以上市，有扩散趋势。

5. 乙类、丙类传染病疫情波及两个以上县（市、区），1周内发病水平超过前5年同期平均发病水平两倍以上。

6. 我国尚未发现的传染病发生或传入，尚未造成扩散。

7. 发生群体性不明原因疾病，扩散到县（市、区）以外的地区。

8. 发生重大医源性感染事件。

9. 预防接种或群体预防性用药出现人员死亡。

10. 一次食物中毒人数超过100人并出现死亡病例，或出现10例以上死亡病例。

11. 一次发生急性职业中毒50人以上（含50例），或死亡5人以上。

12. 境内外隐匿运输、邮寄烈性生物病原体、生物毒素造成我境内人员感染或死亡的。

13. 省级以上卫生行政部门认定的其他重大突发公共卫生事件。

（三）较大（Ⅲ级）突发公共卫生事件

1. 发生肺鼠疫、肺炭疽病例，1个平均潜伏期内（6天）病例数未超过5例，流行范围在1个县（市、区）行政区域内。

2. 腺鼠疫发生流行，在1个县（市、区）行政区域内，1个平均潜伏期内连续发病10例以上，或波及两个以上县（市、区）。

3. 霍乱在1个县（市、区）行政区域内发生，1周内发病10～29例，或波及两个以上县（市、区），或地级以上市城区首次发生。

4. 1周内在1个县（市、区）行政区域内，乙、丙类传染病发病水平超过前5年同期平均发病水平1倍以上。

5. 在1个县（市、区）范围内发现群体性不明原因疾病。

6. 一次食物中毒人数超过100人，或出现死亡病例。

7. 预防接种或群体预防性服药出现群体心因性反应或不良反应。

8. 一次发生急性职业中毒 10～49 人，或死亡 4 人以下。

9. 地级以上卫生行政部门认定的其他较大突发公共卫生事件。

（四）一般（Ⅳ级）突发公共卫生事件

1. 腺鼠疫在 1 个县（市、区）行政区域内发生，1 个平均潜伏期内病例数未超过 10 例。

2. 霍乱在 1 个县（市、区）行政区域内发生，1 周内发病 9 例以下（含 9 例）。

3. 一次食物中毒人数 30～99 人，未出现死亡病例。

4. 一次发生急性职业中毒 9 人以下（含 9 例），未出现死亡病例。

5. 县级以上卫生行政部门认定的其他一般突发公共卫生事件。

第二节 突发公共卫生事件应对措施

扫码“学一学”

突发公共卫生事件的特性，决定了其处置必须要求政府主导，社区参与，全民动员。政府在突发公共卫生事件中的主导作用毋庸置疑，政府能力是以其所掌握的权力资源、信息资源、人力资源、物质资源等为前提的，并通过运用这些资源得以体现。但政府在应对突发公共卫生事件时也面临着局限。

一、突发公共卫生事件的分期

1. 间期 突发公共卫生事件发生前的平常期。此期是突发公共卫生事件的预防与应急准备的关键时期。在此期间，应积极制定预案，建立健全各种突发事件的预防策略和措施，防止可避免的事件发生；建立与维护预警系统和紧急处理系统，训练救援人员，为应对突发事件作好充分的准备。

2. 前期 事件酝酿期和前兆期。此期应立刻采取紧急应变措施，将可能受到影响的居民疏散到安全地方，保护即将受波及的设施，动员紧急救援人员待命，并实时发布预警消息，作好应对准备。

3. 打击期 不同性质的突发公共卫生事件，其打击期长短不一，如爆炸可能只有数秒，而传染病暴发和洪涝灾害则能持续数月。

4. 处理期 突发公共卫生事件救援或控制期。如疾病暴发的主要处理工作包括隔离病人，宰杀病畜，封锁疫源地，取消公共活动，对可能被污染的物品和场所进行消毒，封闭被污染的饮用水源，禁止销售受污染的食物，紧急开展疫苗接种和个人防护，清除环境中残存的隐患，稳定社会情绪等。

5. 恢复期 这个时期的工作重点是尽快让事发地区恢复正常秩序。

正是突发公共卫生事件存在以上几个时期，所以才给我们预防事件的发生提供了机会，不同的时期，采取不同的防治策略。

二、突发公共卫生事件的预防策略和措施

突发公共卫生事件预防控制工作，应当遵循预防为主、常备不懈的方针，贯彻统一领导、分级负责、反应及时、措施果断、依靠科学、加强合作的策略，这是减少各类突发公

共卫生事件的保证，也是有效应对突发事件的前提。

突发公共卫生事件的预防措施是指在没有突发公共卫生事件发生的情况下所采取的预防或应对可能发生的突发公共卫生事件的措施。按照国务院《突发公共卫生事件应急条例》的规定，突发公共卫生事件的预防措施主要包括以下几个方面。

（一）建立统一的突发公共卫生事件预防控制体系

县级以上地方人民政府应当建立和完善突发事件监测与预警系统。监测与预警工作应当根据突发事件的类别，制定监测计划，科学分析、综合评价监测数据，对早期发现的潜在隐患以及可能发生的突发事件，应当依照条例规定的报告程序和时限及时上报。

（二）制定突发公共卫生事件应急预案

国务院卫生行政主管部门按照分类指导、快速反应的要求，制定全国突发事件应急预案，并报请国务院批准。省、自治区、直辖市人民政府应根据全国突发事件应急预案，结合本地实际情况，制定本行政区域的突发事件应急预案。

突发公共卫生事件应急预案应包括以下主要内容：①突发事件应急处理指挥部的组成和相关部门的职责；②突发事件的监测与预警；③ 突发事件信息的收集、分析、报告、通报制度；④ 突发事件应急处理技术和监测机构及其任务；⑤ 突发事件的分级和应急处理工作方案；⑥ 突发事件预防、现场控制、应急设施、设备、救治药品和医疗器械以及其他物资和技术的储备与调度；⑦突发事件应急处理专业队伍的建设与培训。

应急预案应根据突发公共卫生事件的变化和实施中发现的问题及时进行修订和补充。

（三）搞好人才队伍建设

公共卫生应急系统能否成功取决于能否建立一支精干的专业队伍，要有现代思维和方法技术，要有敢担风险、负责任的领导，要有实战经验的流行病学、环境卫生学、毒理学等专业人员，要有掌握最新现场实验室技术的微生物和理化检验人员，以及擅长危机沟通的公关人员。人员的选拔、培训和继续教育要程序化、制度化。对医疗卫生机构及人员应定期开展突发公共卫生事件应急处理相关知识、技能的培训，定期组织医疗卫生机构进行突发事件应急演练，推广最新知识和先进技术。

（四）建立突发事件应急救治系统

设区的市级以上地方人民政府应当设置与传染病防治工作需要相适应的传染病专科医师，或者指定具备传染病防治条件和能力的医疗机构承担传染病防治工作。对于非传染病的突发公共卫生事件的救治体系建设也应受到地方各级政府的重视。

（五）作好应对突发公共卫生事件的物资储备

国务院有关部门和县级以上地方人民政府及其有关部门，应当根据突发事件应急预案的要求，保证应急设施、设备、救治药品和医疗器械等物资储备。对公众开展突发事件应急知识的专门教育，增强社会对突发事件的防范意识和应对能力。

三、突发公共卫生事件的控制措施

控制措施是指当突发公共卫生事件发生后所采取的紧急应对措施，主要包括以下几个方面。

（一）启动突发公共卫生事件应急预案

突发公共卫生事件发生后，卫生行政主管部门立即组织专家对突发事件进行综合评估，初步判断突发事件的类型，提出是否启动突发事件应急预案的建议。全国范围内或跨省、自治区、直辖市范围内启动全国突发事件应急预案，由国务院卫生行政主管部门报国务院批准实施。省、自治区、直辖市启动突发事件应急预案，由省、自治区、直辖市人民政府决定，并向国务院报告。

（二）设立突发事件应急处理指挥部

根据突发公共卫生事件的性质、严重程度、涉及的范围等，迅速成立突发公共卫生事件指挥部。需要全国协调和多部门合作的，国务院设立全国突发事件应急处理指挥部，由国务院有关部门和军队有关部门组成，国务院主管领导人担任总指挥，负责对全国突发事件应急处理的统一领导、统一指挥。省、自治区、直辖市人民政府可成立地方突发事件应急处理指挥部，省、自治区、直辖市人民政府主要领导人担任总指挥，负责领导、指挥本行政区域内突发事件应急处理工作。县级以下地方人民政府卫生行政主管部门，具体负责组织突发事件的调查、控制和医疗救治工作。

（三）突发事件应急报告制度和举报制度

突发事件监测机构、医疗卫生机构和有关单位发现有下列情形之一的，应当在 2 小时内向所在地县级人民政府卫生行政主管部门报告。

1. 发生或者可能发生传染病暴发、流行的。
2. 发生或者发现不明原因的群体性疾病的。
3. 发生传染病菌种、毒种丢失的。
4. 发生或者可能发生重大食物和职业中毒。

接到报告的卫生行政主管部门应当在 2 小时内向本级人民政府报告，并同时向上级人民政府卫生行政主管部门和国务院卫生行政主管部门报告。县级人民政府应当在接到报告后 2 小时内向设区的市级人民政府或者上一级人民政府报告；设区的市级人民政府应当在接到报告后 2 小时内向省、自治区、直辖市人民政府报告。省、自治区、直辖市人民政府应当在接到报告 1 小时内，向国务院卫生行政主管部门报告。任何单位和个人有权向人民政府及其有关部门报告突发事件隐患；有权向上级人民政府及其有关部门举报地方人民政府及其有关部门不履行报告突发事件隐患、不履行或者不按照规定履行突发事件应急处理职责的情况。

国务院卫生行政主管部门负责向社会发布突发事件的信息。必要时，可以授权省、自治区、直辖市人民政府卫生行政主管部门向社会发布本行政区域内突发事件的信息。信息发布应当及时、准确、全面。

（四）控制事件扩散蔓延的紧急措施

为了控制突发公共卫生事件的蔓延或进一步的严重危害，根据突发公共卫生事件应急处理的需要，应采取以下控制措施：①对食物和水源等采取控制措施；② 尽早对传染源及易感接触者采取隔离措施；③ 严格隔离并积极治疗病人；④及时对易感人群和其他易受损害的人群采取应急接种、预防性投药、群体防护等措施；⑤宣传突发公共卫生事件防治知识，提高公众的应对能力，稳定人心。

（五）组成强有力的突发事件控制队伍

在突发事件应急处理指挥部的统一领导下，在突发公共卫生事件应急处理专业技术机构的指导下，紧急调集科研、防疫、医疗、公安、媒体等人员具体实施紧急措施。

（六）开展突发公共卫生事件的科学研究

许多突发公共卫生事件具有突发、新发的特点，人们从来没有经历过，如SARS的发生与流行。只有通过科学研究才有可能更加清楚地了解事件的成因，制定有效的控制措施。因此，突发公共卫生事件发生后要动员各级医疗卫生单位、科研单位和高等院校联合进行科技攻关，对突发公共卫生事件的控制提供科学依据和技术保障。

（七）相关医疗物资和其他物资的供给

突发公共卫生事件发生后，国务院有关部门和县级以上地方人民政府及有关部门，应当保证突发公共卫生事件应急处理所需的医疗救护设备、救治药品、医疗器械等物资的生产、供应；铁路、交通、民用航空行政主管部门应当保证及时运送。根据突发公共卫生事件应急处理的需要，突发公共卫生事件应急处理指挥部有权紧急调集人员、储备的物资、交通工具以及相关设施、设备。

扫码“练一练”

（樊景春）

第十三章　健康教育及健康促进

☞要点导航

1. 掌握　健康教育与健康促进的基本内容和特征，健康教育的主要手段，健康促进的实质，健康促进的五大活动领域。

2. 熟悉　健康教育与健康促进项目的模式，优先项目确定的原则，需求评估的基本内容。

3. 了解　影响健康教育项目效果评价的因素，健康教育项目评价的分类、内容和指标。

第一节　概述

扫码“学一学”

健康是一个相对、动态的概念，随着社会经济和科学技术的发展以及人们生活水平的提高，人们对健康的认识也在不断提高和完善。1948 年世界卫生组织指出：“健康是一种在身体上，心理上和社会上的完美状态，而不仅仅是没有疾病和虚弱的状态。”因此，健康内容至少应包括三个维度：身体健康、心理健康和社会适应良好。健康是人的基本权利，也是人实现美好生活的基础。影响健康的因素很多，概括起来主要体现在四个方面：遗传与生物学因素、环境因素（自然环境与社会环境）、行为与生活方式（个人行为、大众行为、社会行为）和卫生服务及其发展水平等。上述四类危害健康的因素中，行为与生活方式扮演了愈来愈重要的角色，而以行为改变为核心的健康教育和健康促进就成为现代社会卫生服务体系的重要基础性工作，也是公共卫生服务的重要内容。

一、健康教育

（一）健康教育的概念

健康教育（health education）是通过信息传播和行为干预，帮助个人和群体掌握卫生保健知识，树立健康观念，自愿采纳有利于健康行为、生活方式的教育活动与过程，其核心是帮助人们建立健康行为和生活方式，消除或减轻影响健康的危险因素，从而达到预防疾病，促进健康，提高生活质量的目标。健康教育的主要手段是健康传播和行为干预，实现“知－信－行”的统一，知识是基础，信念是动力，行为是目标。完整的健康教育活动，需对该活动的计划、实施以及结果作做出评价。

（二）健康教育基本特征

1. 健康教育的核心是通过提倡有益健康的行为和生活方式，达到减少或消除危险因素，预防疾病，促进健康和提高生活质量为目的。

2. 作为一门新兴的交叉学科，健康教育研究的重点是信息传播和行为改变的理论、规律和方法，以及社区教育的规划、组织、实施和评估的理论和实践，是多学科理论交叉和技术综合的体现。

3. 健康教育活动是从计划、实施到评价的一个完整的实践过程。这一过程的关键是针对特定环境条件下特定人群面临的特定健康问题中提出预期的教育目标和相应的教育策略与方法，并对活动实施过程、效果和健康影响做出科学、客观的评价。

4. 健康教育的基本策略是信息传播（information dissemination）、行为干预（behavioralintervention）和社区组织。健康教育是以人的健康为中心内容开展的实践活动，因此，健康教育不仅是健康活动，同时还是社会活动，它离不开社区领导、群众和全社会的参与。它既可以针对个人，影响其行为习惯和生活方式，也可以针对医疗工作人员，促使他们改进医疗服务，还可以争取政府决策者制定有利于改善人群健康的社会环境和物质条件。

5. 健康教育与卫生宣传不同。健康教育实质上是一种行为干预方式，其出发点和落脚点都在行为，通过向社会、家庭和个人传播保健信息和技术，促使改变不利于健康的生活和行为方式，达到促进健康的目的。整个制定计划、实施计划和最后评价都注重信息的反馈，而卫生宣传仅仅体现在传播上，是单向的，以大众传播为主，不注意反馈。

健康教育作为卫生保健事业的重要组成部分，主要包括学校健康教育、医院健康教育、社区健康教育以及特定疾病与特定人群的健康教育等多个领域。

二、健康促进

（一）健康促进的概念

健康促进（health promotion）是指运用行政的或组织的手段，广泛协调社会各相关部门以及社区、家庭和个人，使其履行各自对健康的责任，共同维护和促进健康的一种社会行为和社会战略。著名健康教育学家劳伦斯格林（Lawrence. W. Green）提出：健康促进是指一切能够促使行为和生活条件向有益于健康改变的教育与生态环境支持的综合体，也就是“健康教育 + 环境支持”。这里的环境是指社会的、政策的、经济的等和行为相关的环境状态。1986 年第一届健康大会通过的《渥太华宣言》中指出：“健康促进是促使人们维护和改善他们自身健康的过程”。1995 年，世界卫生组织西太区发表的《健康地平线》中指出：健康促进是个人与其家庭、社区和国家一起采取措施，鼓励健康的行为，增强人们改进和处理自身健康问题的能力。世界卫生组织前总干事布伦特兰在 2000 年的第五届全球健康促进大会上则作了更为清晰的解释：“健康促进就是要使人们尽一切可能让他们的精神和身体保持在最优状态，宗旨是使人们知道如何保持健康，在健康的生活方式下生活，并有能力做出健康的选择。”2016 年 11 月，第九届全球健康促进大会在上海围绕“可持续发展中的健康促进：人人享有健康，一切为了健康”这一主题，展开了全球对话。从第一届加拿大渥太华健康促进大会到第九届中国上海全球健康促进大会，30 年来，全球健康水平得到了极大提高；与此同时，健康不平等、人口老龄化加快等问题仍旧存在，生态环境和生活方式改变所带来的新问题也日益突出，人类面临着多重疾病威胁、多种健康因素影响交织的复杂局面。《上海宣言》重申，健康作为一项普遍权利，是日常生活的基本资源，是所有国家共享的社会目标和政治优先策略；呼吁不同部门、不同治理层面、以及私营部门和民间组织一起，加大对健康促进的政治保证和财政投资，加快实现可持续发展目标。

（二）健康促进的基本特征

1. 健康促进涉及整个人群的健康和生活的各个层面，而非仅限于某一部分人群和针对某一疾病的危险因素。

2. 健康促进强调疾病三级预防中一级预防甚至更早阶段，即避免暴露于各种行为、心理、社会环境的危险因素，全面增进健康素质，促进健康。

3. 健康促进不仅涵盖了健康教育、信息传播和行为干预的内容，同时强调行为改变所需的组织支持、政策支持、经济支持等环境改变的各项策略。健康促进直接作用于影响健康的各个因素，包括行为生活方式、环境因素、生物学因素和卫生服务等；健康促进是运用多学科、多部门、多手段来增进群众的健康意识，实现健康行动。而健康教育最适于那些有改变自身行为愿望的、有自觉性的人群。健康促进的先导和基础是健康教育。

4. 健康促进是建立在大众健康生态基础上，强调健康－环境－发展三者的整合，良性互动。健康促进强调个人、家庭、社区和群众组织的积极参与，提高全社会人群的健康水平，促进社会公平与平等。

（三）健康促进主要涉及的活动领域

1. 制定促进健康的公共政策　健康促进超越了卫生保健范畴，它把健康问题提到各个部门、各级政府和组织决策者的议事日程，使他们了解所做的决策对健康后果的影响并承担健康的责任。健康促进的政策由多样而互补的各方面综合而成，包括立法、财政、税收和组织改变等。这种协调行动使得健康，社会资源和政策法规更趋于平等。目的在于保证更安全、更健康的商品供应和服务，更健康的公共服务，更清洁、更愉悦的环境。此外，健康促进政策需要确定在非卫生部门中采纳健康促进的公共政策，使人们更容易作出有利于健康的选择。

2. 创造支持促进健康的环境　健康促进就是要创造安全、满意和愉快的生活和工作环境，系统地评估环境对健康的影响，保障社会和自然环境有利于健康的可持续的发展。健康促进在于创造一种安全、舒适、满意、愉悦的生活和工作条件。

3. 增强社区能力、强化社区行动　通过具体有效的社区行动，提高社区人群的生活质量。充分发动社区当家做主，积极参与卫生保健计划的制定和执行，挖掘社区人力、物力资源，以自我帮助和社会支持形成灵活的机制，认识自己的健康问题并提出解决问题的办法。

4. 发展个人技能　健康促进通过提供信息、教育并帮助人们提高作出健康选择的技能来支持个人和社会的发展。尤其学校、家庭、工作场所和社区都有责任不断从生活和环境中发展相关健康知识和技能，有准备地应对人生各个阶段可能出现的健康问题。

5. 调整卫生服务方向　健康促进在卫生服务中的责任要求个人、社区、卫生专业人员、卫生服务机构和政府共同承担。大家必须共同努力建立有助于健康的卫生保健体系。也就是立足于人的完整总需求作为调整方向，卫生部门、卫生研究、卫生专业教育与培训都应转变，并逐步带动态度和组织的转变。

（四）健康促进的基本策略

1. 倡导 倡导政策支持（卫生部门和非卫生部门对群众的健康需求和有利于健康的积极行动负有责任），激发群众对健康的关注，促进卫生资源的合理分配并保证健康作为政治和经济的一个组成部分，倡导卫生及相关部门努力满足群众的需求和愿望，积极提供支持环境和方便，使群众更容易作出健康选择。

2. 赋权 健康是基本人权，健康促进的重点在于实施健康方面的平等，消除目前存在的资源分配和健康状况的差异，保障人人都有享受卫生保健的机会与资源。应对个人赋权，给群众提供正确的观念、知识和技能，促使他们能够正确地、有效地控制那些影响自己健康的有关决策和行动的能力，解决个人和集体的健康问题，在选择健康措施时能获得稳固的支持环境（包括知识、生活技能和机会）。

3. 协调 需要协调所有相关部门（政府、卫生和其他社会经济部门、非政府与志愿者组织、地区行政机构、企业和媒体）的行动，各专业与社会团体及卫生人员的主要责任是协调社会不同部门共同参与卫生工作，组成强有力的联盟和社会支持系统，共同协作实现健康目标。

4. 社会动员

（1）领导层的动员 利用各种机会大力宣传有关健康教育和健康促进的目的、意义措施和效果，主动地争取各级领导在经费、政策和措施上对健康需求和健康活动的支持，使各级政府不仅要在统筹规划、增加“健康投资”、保证必需的卫生资源上给予支持，而且要制定方针、政策，促使卫生保健同社会经济同步发展。

（2）对社区、家庭与个人的动员 动员社区、家庭与个人参与是健康教育和健康促进的最佳途径。通过改变自身不良的行为和生活方式，健康能力得到提高，有利于保证社会群体健康处于良好状态。

（3）非政府组织的动员 非政府组织（NGO）如共青团、妇联、工会和宗教团体等组织，能发挥其组织的强大动员作用。

（4）动员专业人员参与动员 专业人员是卫生服务的提供者，加强对专业人员的培训，提高其技术水平，明确其职责和权利，直接影响着健康教育与健康促进工作的成败。

具体手段就是利用社会市场学的技术，分析具有共同特征人群的需求特点，进行信息的传授、人员的培训、检查和验证信息的效度，建立激励机制并对相关项目的计划实施和评价，确保健康教育和健康促进项目的顺利进行，达到社会动员的效果。最终达到提高全人类健康水平和生活质量。

三、健康教育与健康促进的任务

1. 主动争取和促进领导及决策层转变观念 政府从政策上对健康需求和健康活动给予支持，并制定各项促进健康的政策。

2. 促进个人、家庭和社区 促进健康、提高生活质量、预防疾病的责任感通过各种教育活动为群众提供信息，帮助人们增加个人自控能力、改变不良生活和行为方式，使人们在面对健康威胁的时候，能迅速、明智、正确地作出抉择，避免受损。同时，提高社区和个人健康资源和潜力的开发能力。

3. 创造有益于健康的外部环境健康教育和健康促进　通过与相关部门协作，共同努力，逐步创造有利于健康的良好生活环境和工作环境。把社区、工厂、学校，建成世卫组织所倡导的“健康促进学校”。

4. 积极推动医疗卫生部门观念与职能的转变　通过观念和职能的转变，使医疗部门的职能不仅是治疗疾病而且更重要的是为增进健康，预防疾病提供服务。

5. 深入开展学校健康教育　在全民中，尤其应在幼儿园、小学、中学、大学中深入开展健康教育。教育和引导年轻人从小养成良好的卫生习惯，提倡文明、健康、科学的生活方式，培养健康的心理素质，从而提高全民族的健康素质。

扫码“学一学”

第二节　健康教育及健康促进的程序

健康教育及健康促进无论是在社区针对群体，还是在医院针对个体，都遵循同样的程序：评估、计划、实施和评价。

一、PRECEDE－PROCEED 模式

在群体中开展健康教育和健康促进，应用最广泛、最具生命力的就是劳伦斯格林提出的 PRECEDE－PROCEED 模式，分为两个阶段。

第一阶段——诊断阶段（或称需求评估），即 PRECEDE（predisposing，reinforcing and enabling constructs in educational/environmental diagnosis and evaluation）阶段，是在教育/环境诊断和评价中应用倾向、促成及强化因素。

第二阶段——执行阶段，即 PROCEED（policy，regulatory and organizational constructs in educational and environmental development）阶段，指执行教育/环境干预中应用政策、法规和组织手段，见图 13－1。

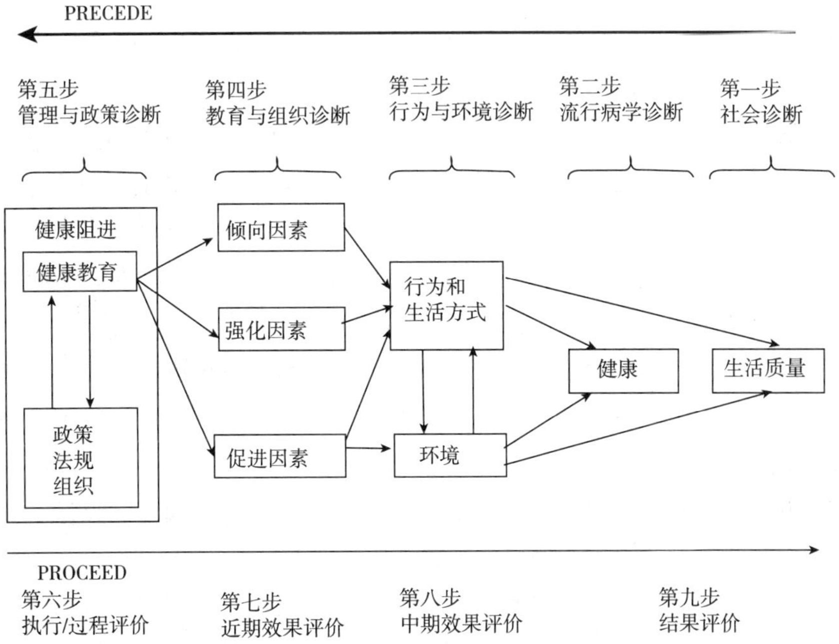

图 13－1　PRECEDE－PROCEED 模式图

PRECEDE－PROCEED 模式作为社区分析与计量的基本框架，有两个特点：一是从结果入手的程序，用演绎的方法进行推理思考，即从最终的结果追溯到最初的起因，先问“为什么”要进行该项目，然后再问“如何去进行”该项目，避免以主观猜测去代替一系列的需求诊断；二是考虑了影响健康的多重因素，如影响行为与环境的社会因素。

PRECEDE－PROCEED 模式为计划设计、执行及评价提供一个连续的步骤，PRECEDE 着重应用于诊断，即需求评估；PROCEED 侧重在执行过程与评价过程。根据 PRECEDE－PROCEED 模式的程序，分成社会诊断、流行病学诊断、行为与环境诊断、教育与组织诊断、管理与政策诊断以及实施、评价等 9 个基本步骤。除实施与评价阶段外，其余 7 个步骤实际为社区需求评估的内容，它是确定健康教育和健康促进策略的实际依据，确定社区需要解决的优先问题。

二、社区需求评估

社区需求评估是一个综合的、多视角的人群调查过程与调查系统。只有真正掌握影响人们行为生活方式的主要因素和次要因素，才能够制定对策，进而改变人们不利于健康的行为生活方式。在上述模式中的 PROCEED 是实施教育和环境干预中运用政策、法规和组织的手段，指的是要通过教育、环境改善和政策支持来改变影响行为的倾向因素、促成因素和强化因素，进而改变人们的行为，为制定健康教育干预策略和措施指明方向。因此，PRECEDE－PROCEED 模式是以逻辑关系开展健康教育诊断、计划、实施与评价模型中经典的代表，揭示了在健康教育项目中从需求评估，到计划设计、执行计划，直至评价健康教育效果的内在逻辑关系。

步骤 1：社会诊断评估目标社区或人群的生活质量，并确定影响生活质量的主要健康问题；了解目标社区或人群的社会、经济、文化环境，与健康问题相关的政策，以及社区资源，动员社区以及目标人群参与健康教育项目。

步骤 2：流行病学诊断运用流行病学方法，进一步明确健康问题的严重性与危害，从而明确社区的主要健康问题、主要危险因素，并最终确定应优先干预哪个健康问题的分析过程。

步骤 3：行为与环境诊断是对导致疾病和健康问题发生和发展的危险行为生活方式的诊断。环境既是影响健康的重要因素，也是影响人们行为生活方式的重要因素。进行行为与环境诊断的目的是确定影响健康状况的行为与环境因素，以及确定应该优先干预的行为生活方式以及环境因素。环境因素包括社会因素和物质条件因素，因此通过影响群体行为直接作用于环境。强大的社会力量对于规划执行至关重要。

步骤 4：教育与组织诊断是分析影响健康相关行为和环境的因素，从而为制定健康教育和健康促进干预策略提供依据。这些影响健康相关行为的因素可归纳为三大类：倾向因素、促成因素和强化因素。

倾向因素是产生某种行为的动机、愿望，或是诱发某行为的因素。包括个人或群体的知识、态度、信念和价值观、行为动机与意向等。

促成因素是指促使某种行为动机或愿望得以实现的因素，即实现某行为所必需的技术和资源，包括保健设施、医务人员、诊所、医疗费用、交通工具、个人保健技术；行政的重视与支持，法律政策等也可归结为促成因素。在教育过程中只强调目标人群主观的倾向因素而不为其创造客观的条件，行为和环境改变的目标是难以实现的。

强化因素是激励行为维持、发展或减弱的因素。强化因素包括正向的强化因素和负向的强化因素。表现为躯体强化因素、心理强化因素、经济强化因素和社会强化因素。

本步骤主要目的在于正确地制定健康教育策略，即根据各种因素的相对重要性及资源情况，有针对性地确定干预重点。确定优先项目一般遵循两项原则：重要性原则，即解决该健康问题对改善人群健康状况和生活质量，或对社会发展、社区稳定有重要贡献；有效性原则，即该健康问题的危险因素存在有效的干预方法，现有的资源、环境、政策能够支持干预活动的实施。

步骤5：管理与政策诊断是评估开展健康教育的资源与环境，包括组织资源、外部力量以及政策环境。

步骤6至9：为评价阶段，评价不是PRECEDE－PROCEED模式的最后步骤，而是贯穿于整个模式始终。主要可分为形成评价、过程评价、效果评价和总结评价。

开展各种健康教育和健康促进的场所、规划的内容各不相同，但在规划制定的程序上都是基本相同的，参照PRECEDE－PROCEED模式，一般分为以下几个程序：①需求的评估（相当于步骤1、2）；②规划部分：包括确定优先项目（相当于步骤3）；确定总体目标和具体（相当于步骤3、4）；教育策略和干预措施的制定（相当于步骤4、5）；③规划的执行（相当于步骤6）；④规划的评价（相当于步骤的6、7、8、9）。

第三节　健康教育及健康促进的评价方法

扫码“学一学”

评价贯穿于整个健康教育与健康促进项目管理的全过程，是健康教育与健康促进的重要组成部分。通过不断的比较，包括项目客观结果与预期目标的比较、实际实施情况与干预活动计划的比较等，才能找出差距、分析原因，修正计划、完善执行过程，使项目取得更好效果。评价作为管理的重要职能之一，对于健康教育和健康促进项目取得成功至关重要，是否执行规范的评价已经成为衡量健康教育和健康促进项目或日常工作科学性与严谨性的重要标志。

一、评价的目的与意义

开展健康教育和健康促进计划评价，可以了解健康教育与健康促进项目的效果如何，对项目全面检测、控制，最大限度地保障计划的先进性和实施质量。

1. 评价是健康教育和健康促进计划取得成功的必要保障；确定健康教育与健康促进计划的合理性和先进性。

2. 评价可以科学地说明健康教育和健康促进计划的价值；确定计划的执行情况，包括干预活动的数量与质量，以确定干预活动是否适合目标人群，各项活动是否按计划执行，以及资源利用情况。

3. 评价是一种改善计划，为项目管理者提供决策依据的管理工具；确定健康教育和健康促进计划是否达到预期目标，其可持续性如何。项目的产出是否有混杂因素的影响，影响程度如何。

4. 通过评价向公众和投资者说明项目结果，扩大项目影响，改善公共关系，以取得目标人群、社区、投资者的更广泛支持与合作。

5. 通过评价可以提高健康教育和健康促进专业人员的理论与实践水平。

6. 通过评价可以总结健康教育和健康促进项目的成功经验与不足之处，提出进一步的项目方向。

二、评价的种类和内容

根据内容、指标和研究方法的不同，评价主要可以分为以下几种类型。

（一）形成评价

是一个为健康教育和健康促进计划设计和发展提供信息的过程，包括在计划设计阶段进行的目标人群需求评估、政策、环境、资源评估等，其目的在于使计划符合目标人群的实际情况，使计划更科学、更完善。形成评价主要发生在项目计划设计阶段，其部分职能还将延续到计划的实施阶段。

形成评价的方法与指标，可采用多种技术为上述问题提供答案，以进行相应内容的评估。方法有文献、档案及资料的回顾、专家咨询、专题小组讨论、目标人群调查、现场观察、试点研究等。形成评价的指标一般包括计划的科学性、政策的支持性、技术上的适宜性、目标人群对策略和活动的接受程度等。

（二）过程评价

过程评价起始于健康教育和健康促进计划开始实施之时，贯穿于计划执行的全过程。过程评价就是针对项目执行过程中涉及的任何内容进行评价，其实质是项目执行过程中的监测纠偏、质量控制。过程评价的核心就是评估项目的运行和修正项目执行方案。评价的对象与内容可以是项目的参与双方，参与条件、政策与环境、内容与进度、时间、耗材、经费等与执行相关的东西，主要进行投入与产出分析，进而进行质量控制。

过程评价指标包括：项目活动执行率、干预活动覆盖率、干预活动暴露率、有效指数、目标人群满意度、活动费用使用率等。

（三）效应评价

健康教育和健康促进的最终目的是改善人群健康状况、提高生活质量。与其他策略不同的是，健康教育和健康促进是通过改变人们的健康相关行为来实现其增进健康的目的。效应评价正是要评估健康教育和健康促进项目导致的目标人群健康相关行为及其影响因素的变化。与健康结局相比，健康相关行为的影响因素及行为本身较早发生改变，故效应评价又称为近中期效果评价。

1. 效应评价的具体内容

（1）倾向因素　在项目执行前后目标人群的卫生保健知识、健康价值观、对健康相关行为的态度，对疾病易感性和严重性的信念，采纳促进健康行为的动机、行为意向以及自我效能等发生的变化。

（2）促成因素　目标人群实现促进健康行为所需要的政策、环境、条件、服务、技术等方面的变化。

（3）强化因素　与目标人群关系密切的人、公众等对目标人群采纳促进健康行为的支持程度、个人感受等方面在项目前后的变化，如同伴的评价、家人的理解、社会道德、公众舆论等。

（4）健康相关行为 项目实施前后目标人群健康相关行为发生了怎样的改变，各种变化在人群中的分布如何。

2. 效应评价的指标与方法 效应评价反映的是健康教育和健康促进干预后体现在目标人群方面的产出，常用的效应评价指标包括卫生知识均分、卫生知识合格率、卫生知识知晓率（正确率）、信念持有率、行为流行率、行为改变率，以及环境、服务、条件、公众舆论等方面的改变（如安全饮用水普及率）等。

（四）结局评价

通过改变行为来影响人们的健康，最终提高生活质量是健康教育和健康促进的目的，结局评价正是着眼于评价健康教育和健康促进项目实施后导致的目标人群健康状况乃至生活质量的变化。对于不同的健康问题，从行为改变到出现健康状况改善所需的时间长短不一，但均在行为改变之后出现，故结局评价也常被称为远期效果评价。

常用指标有健康状况指标、社会效益指标、经济效益指标、生活质量指标等。对于社区健康促进项目而言，除上述指标外，还可以评价社区行动与影响、健康政策、环境条件等。

三、影响评价结果的因素

（一）时间因素

又称历史因素，指在健康教育与健康促进计划执行或评价期间发生的重大的、可能对目标人群健康相关行为及其影响因素产生影响的因素，如新的卫生政策的颁布、食物供应的变化、自然灾害等。历史因素不在干预活动之内，但可能对目标人群有积极或消极的影响，以致加强或减弱健康教育与健康促进项目本身的效果。此外，随着社会的发展，经济、文化等因素的变化，人们的行为与健康状况也会有所改变。因此，当健康教育与健康促进项目周期较长时，这种自然的变化也作为一种时间因素影响评价结果的真实性。通常可以通过设立对照组，来克服历史因素的影响。

（二）测试或观察因素

1. 测量者的因素

（1）暗示效应 健康教育者先入为主的态度使目标人群的行为向其意向发展。如健康教育者认为家庭条件差的学生个人卫生习惯差，学生受到这种态度的暗示，就会真的不在意个人卫生。这并非健康教育项目的真实结果。

（2）项目工作人员的成熟性 随着项目的持续进展，项目工作人员能越来越熟练地运用有关的知识和技能，有可能使观察到的项目效果优于其实际结果。

（3）评定错误 在评价过程中有意无意地放松评价标准对待干预组，而以原标准评价对照组，最终使评价结果偏离真实情况。

2. 测量工具因素 测量工具包括问卷、仪器、药品、试剂等，其有效性和准确性也直接影响评价结果的真实性。因此，在进行评价测量前，首先要选择适宜的测量方法和工具，然后检验工具的可靠性，才能获得真实、可信的评价结果。

3. 测量对象因素 ①测量对象的成熟性：目标人群在项目初期并不十分了解项目目标，

随着其对项目的参与或被重复调查某些内容，可能引发其对有关内容的关注，增加了学习兴趣，使测量结果好于项目干预的真实结果。②霍桑效应：人们被选择作为干预或评价对象时，由于感受到正在被研究或评价而表现的行为异乎寻常。

（三）回归因素

回归因素指的是由于偶然因素，个别被测试对象的某些特征水平过高或过低，在以后又回复到实际水平的现象。回归因素的影响不像其他因素一样比较容易被识别，可采用重复测量、设立对照组等方法减少回归因素对项目效果的影响。

（四）选择因素

设立对照组的目的在于克服时间因素、测量因素、回归因素等对项目效果的影响。但如果对照组的主要特征指标与干预组的特征不一致，则不能有效发挥对照组的作用，这种选择对照组产生的偏差称为选择偏差。

（五）失访

失访指在健康教育与健康促进计划执行或评价过程中，目标人群由于各种原因不能被干预或评价。当目标人群失访比例高（超过10%）或是非随机失访，即只是其中有某些特征的人失访时，会影响评价效果。应努力减少失访，并鉴别是否为非随机失访，从而估计失访是否会引起偏倚及偏倚程度。

扫码“练一练”

总而言之，项目评价围绕着评估目的、评估者、评估对象（参与项目活动实施的人员、机构，目标人群）、评估内容、评估方法、评估时间表、经费预算这几个框架进行实践。

（巴智明）

第十四章　健康管理

要点导航

1. **掌握**　健康管理的本质，健康管理工作的三项基本内容，健康管理的基本步骤和主要流程，在不同场合针对不同健康需求的人群开展健康管理服务的基本策略。

2. **熟悉**　健康管理的科学基础，三级预防思想在不同阶段针对不同需求人群实施健康管理的应用原则，健康风险评价的基本内容与基本评价步骤。

3. **了解**　特定疾病健康风险评估与风险管理的关系。

扫码“学一学”

第一节　健康管理概述

健康管理兴起于美国，在英、法、德、日等发达国家得到普及，至21世纪初叶进入快速发展阶段。健康管理的发展与现代文明的进步密切相关，随着医学技术特别是健康信息技术的发展，人类寿命的延长，老年化社会的到来，“一切为了健康，健康是一切”观念的提出，健康管理正在成为我国提高国民健康水平，扩大内需，拉动消费，促进社会经济可持续发展的重大举措和有效途径。

一、健康管理的概念

健康管理是以现代医学健康概念和中医“治未病”思想为指导，运用医学、预防医学、管理学的理论、技术、方法和手段，对个体或群体健康状况及影响健康的因素进行全面的、系统的、连续的识别、评价和干预，其宗旨是调动个体和群体及整个社会的积极性，有效地利用有限的资源来达到最大的健康效果。

健康管理以人的健康为中心，通过对人的健康风险的管理以达到临床、财务以及生命质量的最佳结局。健康管理工作包含三个基本内容：①识别，即健康状况及其危险因素信息的收集，发现健康问题和影响因素；②评价，用定性或定量的方法评价健康状况与健康风险因素之间的联系和规律；③干预，改善和促进健康，以最优化的资源投入获取最大的健康收益。落实到健康管理的流程上，可简单表述为体检为前提，评估是手段，干预是关键，促进是目标。

管理是通过计划、组织、指挥、协调和控制达到资源使用的最大优化，其目标是能在最合适的时间里把最合适的东西用在最合适的地方发挥最合适的作用。因此，健康管理是把健康纳入管理的一个过程，赋予了一种新的手段，是人们为了实现健康管理目标而采取的有效手段和科学统筹过程。

健康管理就是针对健康需求对健康资源进行计划、组织、指挥、协调和控制的过程，即对个体和群体健康进行全面监测、分析、提供健康咨询和指导及对健康危险因素进行干预的过程。需要明确的是，健康管理一般不涉及疾病的诊断和治疗过程。疾病的诊断和治疗隶属治疗学，不是健康管理的工作范畴。

健康管理的内容包括对个体和群体的健康以及可以干预健康的社会相关资源进行全面监测、分析和评估，提供健康咨询和指导，对健康危险因素进行干预。管理的本质就是要调动个人和群体及整个社会的积极性，有效地利用有限的资源来达到最大的健康效果，管理措施包括但不限于提供有针对性的科学健康信息并创造条件采取行动来改善健康。

二、健康管理的科学基础

健康管理以医学、预防医学、管理学等多学科交叉构建的平台为科学基础，分析健康和疾病的动态平衡，明确疾病的发生、发展规律，引进预防医学和管理学的干预策略，达到健康管理的目的。个体从健康到疾病要经历一个完整的发生和发展过程。一般来说，是从处于低危险状态到高危险状态，再到发生早期改变，出现临床症状。在被诊断为疾病之前，进行有针对性的预防干预，就有机会成功地阻断、延缓、甚至逆转疾病的发生和发展进程。因此，健康和疾病的动态平衡关系及疾病的发生、发展过程及预防医学的干预策略是健康管理的科学基础。

例如，通过健康风险分析和评估的方法可以确定冠心病、脑卒中、癌症、糖尿病等慢性病的高危人群，通过有效的干预手段控制健康危险因素，减少发病风险，可以在这些疾病发展的早期，尚未发展成为不可逆转之前阻止或延缓疾病的进程。在上述健康管理过程中，可以看出医学、预防医学和管理学参与了健康管理的全过程，有效地利用先进的信息技术，通过分析大量的健康和疾病数据，包括基因数据、影像结果、生物学标记物指标以及传统的临床指标，从中得出与个人健康相关的、非常有意义的健康管理信息，从而指导了健康管理的过程，以达到最优效果。

三、健康管理的基本步骤与服务流程

（一）基本步骤

1. 健康信息采集　只有采集详细的个人健康信息，才能制定科学的健康管理计划，实施有效的个人健康维护。收集服务对象的个人健康信息，包括个人一般情况、目前健康状况、疾病家族史、职业特点、心理特征、生活环境、习惯嗜好、体格检查等。

2. 健康及疾病风险性评估　即根据所收集的个人健康信息，对个体健康现况、未来患病或死亡的危险性采用数学模型等现代评估技术进行量化评估，帮助个体综合认识健康风险，强化健康意识，鼓励和帮助人们纠正不健康的行为和习惯，为阻断疾病发生通路、制订个体化的健康干预措施奠定基础。通过采用流行病学、循证医学、生物统计学调查的方法，经随机抽样为群体的健康干预措施提供依据。

患病危险性评估的突出特点是其结果的规范化与量化，可重复性与可比较性。由此可根据评估的结果将服务对象分成高危、中危和低危人群，分别施以不同的健康改善方案，并对其效果进行评价。个性化的健康管理计划是鉴别及有效控制个体健康危险因素的关键。将以那些可以改变或可控制的指标为重点，提出健康改善的目标，提供行动指南以及相关的健康改善模块。个性化的健康管理计划不但为个体提供了预防性干预的行动原则，也为健康管理的提供者与服务对象之间的沟通提供了一个有效的桥梁。

3. 健康干预　在前两部分的基础上，以多种形式来帮助个人采取行动、纠正不良的生活方式和习惯，控制健康危险因素，实现个人健康管理计划的目标。需要注意的是，个体健康管理的干预应注意个性化差异，对群体健康干预应注意群体的共同特征，进行分类干预，如把人群分为普通人群、高危人群、现患人群，根据需求不同、人群特征不同分别制定干预策略。健康管理更重视个人健康管理，由于每个人的个体特征与社会环境特征的不同，如个体的年龄、性别、生理周期等生物遗传学差异和个体的生存环境的地域差异、社会政治、经济、政策等差异以及个人教育背景的差异等因素，导致健康管理过程中的健康干预具有个性化的特点，即根据个体的健康危险因素，由健康管理师进行个体指导，设定个体目标，并动态追踪效果。如健康体重管理、糖尿病管理等，通过个人健康管理日记、参加专项健康维护课程及跟踪随访措施来达到健康改善效果。一位糖尿病高危个体，其除血糖偏高外，还有因上述差异所引发的超重、吸烟、酗酒、焦虑等危险因素，因此除单纯从生物因素控制血糖外，健康管理对个体的指导还应包括减轻体重（膳食、体力活动）和戒烟等相关多种因素的控制。

健康管理的这三个步骤是一个总的原则，应根据不同的高危因素和差异制定综合化的个体健康管理方案，并积极采用现代信息管理技术等多种管理手段以达到全过程的无微不至的关怀管理，比如可以通过互联网的服务平台及相应的用户端计算机系统来帮助实施。应该强调的是，健康管理是一个长期的、连续不断的、周而复始的过程，即在实施健康干预措施一定时间后，需要评价效果、调整计划和干预措施。只有周而复始，长期坚持，细致入微，才能达到健康管理的预期效果。

综上，健康管理服务具有标准化（凡事有依据、凡事有标准）、量化（数据说话）、个性化和系统化等特点。

（二）健康管理的服务流程

一般来说，上述健康管理的三个基本步骤可以由以下 5 个部分组成。

1. 健康管理体检　健康管理体检是有一定疾病预测指向以人群的健康需求为基础，按照早发现、早干预的原则选定体格检查项目的健康管理手段，检查的结果对后期的健康干预活动具有明确的指导意义。健康管理体检项目可根据疾病预测指向的变化和个体差异、地域差异、社会形态差异、个人教育背景等因素进行调整。

2. 健康评估　以现代生物医学、社会学、心理学、管理学等学科的交叉为基础，通过采用统计学、数学模型、现代信息技术等手段，对个体健康史、家族史、生活方式、心理因素和人体各项理化指标进行综合的数据分析处理，为服务对象提供一系列的评估、预测和指导报告，其中包括用来反映各项检查指标状况的个人健康体检报告、个人总体健康评估报告、精神压力评估报告等。

3. 个人健康管理咨询　在完成上述步骤后，可以为个体提供不同层次的健康咨询服务。明确个体的当前健康状况、提高健康水平的具体措施、发生疾病的危险因素、预防疾病发生的具体方案。健康管理咨询的实施可以通过健康管理服务中心或健康管理师的干预来实现。内容包括解释个人健康信息、评估健康检查结果、提供健康指导意见、制定个人健康管理计划、制定随访跟踪计划等。

4. 个人健康管理后续服务 个人健康管理的后续服务是对个人健康管理计划实施监督、保证、完善的运行程序。以被服务个体或群体的个性和共性特征为依据，以可利用的医疗资源为基础，以个体或群体的健康需求为目标，通过对健康计划的监督、跟踪、保证、调整和完善，来实现健康的后续服务。具体形式是以现代信息技术为平台载体，采用个人健康信息查询、健康指导、定期或不定期的健康管理提示、健康信息反馈后个体化的健康行动计划修订、监督随访等多种手段。除此，健康教育课堂也是后续服务的重要措施，在营养改善、生活方式改变与疾病控制方面有很好的效果。

5. 专项的健康及疾病管理服务 专项的健康及疾病管理服务是对特殊个体和专属人群，按病人及健康人分类具有特定健康目标和疾病预测指向的非常规健康管理服务。对已患有慢性病的个体，可选择针对特定疾病或疾病危险因素的服务，如糖尿病管理、心血管疾病及相关危险因素管理、精神压力缓解、戒烟、运动、营养及膳食咨询等。对没有慢性病的个体，可选择的服务也很多，如个人健康教育、生活方式改善咨询、疾病高危人群的教育及维护项目等。

四、健康管理的基本策略

健康管理的基本策略是以健康风险评估为基础，按服务对象分类，以需求为导向，提供差异化的健康管理服务，以达到维护健康的目的。健康信息收集、健康风险评估和健康干预三部分中前两者旨在提供有针对性的个性化健康信息来调动个体降低本身健康风险的积极性，而健康干预体现了在专业人员指导下个体降低健康风险维护健康的过程。慢性病往往具有“一因多果、一果多因、多因多果、互为因果”的特点，慢性病的发生发展一般有从健康人→ 低危人群→高危人群→亚临床疾病并发症的自然规律，从任何时候干预都将产生明显的效果，干预越早、效果越好。根据服务对象的不同，健康管理的基本策略有以下 5 种，包括生活方式管理、需求管理、疾病管理、灾难性病伤管理、残疾管理和综合的群体健康管理。健康管理实践中基本上应该都考虑采取综合的群体健康管理模式。

（一）生活方式管理

1. 定义 生活方式管理（life－style management）指以改变个人危害健康的行为和生活方式为主要措施，减少健康风险因素对健康的损害，预防疾病，改善健康，是个人或自我为核心的卫生保健活动。

2. 生活方式管理的特点 ①以个体为中心，强调个体应对自己的健康负责，调动个体的积极性，帮助个体作出最佳的健康行为选择。②以预防为主，有效整合三级预防。预防是生活方式管理的核心，通过预防，针对个体和群体的特点，有效地整合三级预防，帮助改变不良行为，降低健康风险，促进健康，预防疾病和伤害。③通常与其他健康管理策略联合进行。

3. 健康行为改变的技术生活方式 管理是其他健康管理策略的基础成分，生活方式的干预技术在生活方式管理中举足轻重。在实践中，单独或联合应用下述 4 种常用技术，可以帮助人们朝着有利于健康的方向改变生活方式。

（1）教育 通过健康教育达到传递知识，确立态度，改变行为的作用。在知信行三个层次，循序渐进地展开。依次为传播健康知识，树立健康观念，建立健康的价值观，态度向有利于健康方向转变，最后帮助实现行为改变，最终实现健康。

（2）营销　通常发生在行为前，帮助个体产生改变不良行为的愿望，利用社会营销的技术推广健康行为，营造健康的大环境，提高个体改变不健康的行为的动机。

（3）训练　发生在行为改变过程中，通过一系列的参与式训练和体验，帮助愿意改变不良行为的个体，掌握和实施有关健康的行为，如示范、情景再现等。

（4）激励　通常发生在行为后，具有巩固和发展的作用。具体通过正面强化、反面强化、反馈促进、惩罚等措施进行行为矫正。

（二）需求管理

1. 定义　需求管理（requirement management）包括自我保健服务和人群就诊分流服务，帮助人们更好地使用医疗服务和管理自己的小病。实质是通过帮助健康消费者维护自身健康和寻求恰当的卫生服务，控制卫生成本，促进卫生服务的合理应用。在临床上，许多误以为是必需的，昂贵的医疗服务不一定有必要。需求管理的目标恰恰是减少这些并非必需的医疗服务，同时改善人群的健康状况。需求管理常用的手段有寻找手术的替代疗法，帮助病人减少特定的危险因素并采纳健康的生活方式，鼓励自我保健/干预等。

2. 影响需求的主要因素

（1）患病率　反映人群中疾病的发生水平。但并不表明患病率与服务利用率之间有良好的相关关系，很多疾病是可以预防的。

（2）感知到的需求　反映个人对疾病重要性的看法，是否需要寻求医疗卫生服务来处理该疾病，是影响卫生服务利用的最重要的因素。有许多因素影响着人们感知到的需求，主要包括个人关于疾病危险和卫生服务益处的知识、个人感知到的推荐疗法的疗效、个人评估疾病问题的能力、个人感知到的疾病的严重性、个人独立处理疾病问题的能力以及个人对自己处理好疾病问题的信心等。

（3）病人偏好　强调病人在决定医疗服务措施中的重要作用。病人对选择何种治疗方法负责，医生的职责是帮助病人了解治疗的益处和风险。

（4）健康因素以外的动机　如个人请病假的能力、残疾补贴、疾病补助、保险中的自付比例等一些健康因素以外的因素都能影响人们寻求医疗保健的决定。

3. 需求预测方法与技术

（1）以问卷为基础的健康评估　通过综合性的问卷和一定的评估技术，预测在未来的一定时间内个人的患病风险和卫生服务的主要消耗者。

（2）以医疗卫生花费为基础的评估　通过分析已发生的医疗卫生费用预测未来的医疗花费。

（三）疾病管理

1. 疾病管理的定义　疾病管理（disease management）是一个协调医疗保健干预和与病人沟通的系统，它强调病人自我保健的重要性。疾病管理支撑医患关系和保健计划，强调运用循证医学和增强个人能力的策略来预防疾病的恶化，它以持续性地改善个体或群体健康为基准来评估临床、人文和经济方面的效果。

2. 疾病管理的特点　①目标人群是患有特定疾病的个体；②不以单个病例和/或其单次

就诊事件为中心，而关注个体或群体连续性的健康状况与生命质量；③医疗卫生服务及干预措施的综合协调至关重要。

3. 疾病管理的目标 通过健康产业链的各组织和部门相互协作提供持续、优质的健康保健服务，以提高成本效益或得到最佳效果、降低成本，并在此基础上提高疾病好转率和目标人群对健康保健服务的满意度。

4. 疾病管理的方式 强调注重以临床和非临床相结合的干预方式。理想情况下，疾病管理可以预防疾病的恶化并控制昂贵的卫生资源的使用，以预防手段和积极的病例管理作为绝大多数疾病管理计划中的两个重要组成部分。

（四）灾难性病伤管理

灾难性病伤管理（catastrophic damage management）是疾病管理的一个特殊类型。“灾难性”指对健康的危害十分严重，或者其花费的医疗费用巨大，如肿瘤、肾衰、严重外伤等重大疾病。优秀的灾难性病伤管理的特征有以下几点：①转诊及时；②综合考虑各方面的因素，制定出适宜的医疗服务计划；③具备一支包含多种医学专科及综合业务能力的服务队伍，能够有效应对可能出现的多种医疗服务需要；④最大限度地帮助病人进行自我管理；⑤病人及家人满意。

（五）残疾管理

残疾管理（disabilitymanagement）的目的是减少工作地点发生残疾事故的频率和费用代价。从雇主的角度出发，根据伤残程度分别处理，尽量减少因残疾造成的劳动和生活能力下降。对于雇主来说，残疾的真正代价包括失去生产力的损失。生产力损失的计算是以全部替代职员的所有花费来估算的，必须用这些职工替代那些由于短期残疾而缺勤的员工。

1. 残疾时间长短不同的原因

（1）医学因素 ①疾病或损伤的严重程度；②个人选择的治疗方案；③康复过程；④疾病或损伤的发现或治疗时期；⑤接受有效治疗的容易程度；⑥药物治疗还是手术治疗；⑦年龄影响治愈和康复需要的时间，也影响返回去工作的可能性；⑧并发症的存在，依赖于疾病或损伤的性质；⑨药物效应，特别是副作用。

（2）非医学因素 ①社会心理问题；②职业因素；③工人与同事、主管之间的关系；④工作压力；⑤工作任务的不满意程度；⑥工作政策和程序；⑦即时报告和管理受伤、事故、旷工和残疾的情况；⑧诉讼；⑨心理因素包括压抑和焦虑；⑩过渡性工作的信息通道不流畅。

2. 残疾管理的主要目标 ①防止残疾恶化；②注重功能性能力而不是疼痛；③设定实际康复和返工的期望值；④详细说明限制事项和可行事项；⑤评估医学和社会心理学因素；⑥与病人和雇主进行有效沟通；⑦有需要时要考虑复职情况；⑧要实际循环管理。

（六）综合的群体健康管理

综合的群体健康管理是以人的健康需要为中心，通过协调生活方式管理、需求管理、疾病管理、残疾管理、灾难性病伤管理等不同的健康管理策略来对个体提供更为全面的健康和福利管理，健康管理实践提示综合的群体健康管理模式是实施健康管理的优秀模式。

根据健康风险评估的结果将人群进行分类管理，可以充分利用有限的资源使健康效益最大化，符合成本/效果或效益的原则，这也是健康管理的核心和宗旨所在。人群分类依据：①根据健康风险的高低分成低风险阶段（以健康教育、维护健康为主的管理）、中风险阶段（以生活方式管理为主）、高风险阶段（以疾病管理为主）；②根据卫生服务的利用水平分成基本无利用者（以需求管理为主）、利用较少者（以生活方式管理为主）、经常利用者（以疾病管理为主）；③根据疾病类别进入疾病的专案管理；④根据重点人群分类管理；⑤其他也可以根据人群的性别、年龄、职业、依从性、医疗费用等分类管理。根据不同人群实施有针对性的干预措施，可以提高干预的有效性。

第二节　健康风险评估与管理

扫码“学一学”

健康风险评估是根据被测对象的性质和特征，依据一定的规则，将健康概念及与健康有关的事物或现象进行量化的过程，是健康管理的核心和前提条件。

一、健康风险评估定义

健康风险评估（health risk appraisal，HRA）是通过收集与跟踪反映个人身体健康状况的各种信息，利用预测模型来确定参加者目前的健康状况及发展趋势，使参加者了解自身是否有发生某种慢性病的危险性及其程度。然后，根据疾病评估结果，针对健康危险因素为个人提供保持和改善健康的方法，是慢性病预防的第一步，也称为危险预测模型。其目的在于降低个人患慢性病的危险性，维持与个体年龄一致的良好状态，提高参加者的生命质量。

二、健康风险评估的基本步骤

健康风险评估包括个人健康信息的收集、危险度计算、评估报告 3 个基本模块。

（一）个人健康信息的收集

个人健康信息的收集包括问卷调查、体格检查、实验室检查，是进行健康风险评估的基础。问卷的组成主要包括：①一般情况调查，包括年龄、性别、职业、收入、婚姻等；②个人或家族健康史调查；③生活习惯调查，主要包括吸烟状况、饮酒状况、饮食习惯及营养状况等；④其他危险因素，如精神压力等。体格检查及实验室检查主要包括身高、体重、血压、血脂、血糖、血常规、尿常规等。

（二）危险度计算

危险度的计算主要有两种方法：①单因素加权法，将单一危险因素与发病率的关系以相对危险性来表示其强度，得到各相关因素的加权分数即为患病的危险性。此法简单实用，不需要大量的数据分析，是健康管理发展早期的主要危险性评价方法。典型代表是哈佛癌症风险指数。②多因素模型法，采用多元回归（logistic 回归和 Cox 回归）或基于模糊数学的神经网络方法等统计学概率理论得出患病危险性与危险因素之间的关系模型。这类方法的典型代表是在前瞻性队列研究基础上建立的 Framingham 冠心病模型。很多国家和地区以 Framingham 模型为基础构建并演化出适合本地特色的评价模型。

（三）评估报告

根据健康风险因素评价的对象和性质，健康风险评估报告可分为个体评价和群体评价两类。个体评估是根据健康风险大小计算评价年龄和增长年龄，了解评价年龄、增长年龄、实际年龄三者之间的差别，评价该个体健康型、自创性危险因素型、难以改变的危险因素型和一般性危险型。报告内容主要包括：①健康状况的基本信息，如血压值和血糖值的评定、体质指数的评定有无肥胖等；②健康风险因素信息，如少运动、饮食不合理、吸烟、心理压力大等；③患病的风险和降低或消除健康风险可能改善的健康状况，如高血压的危险因素有高血脂、肥胖等，如控制体重可能提高的健康状况，计算健康年龄等；④健康干预计划如控制高血压或糖尿病等措施、戒烟措施、合理膳食计划、健康生活方式的健康教育、定期随访等。群体评估是在个体评估的基础上评价不同人群的危险程度，报告内容主要包括该群体的人口学特征、疾病的患病率、风险因素的发生率、不良生活方式的发生率、人群干预措施和方法等。

三、健康风险评估的种类与方法

（一）一般健康风险评估

一般健康风险评估主要是对危险因素和可能发生疾病的评估。对危险因素的评估包括生活方式/行为危险因素评估、生理指标危险因素评估，以及个体存在危险因素的数量和严重程度的评估，发现的主要问题以及可能发生的主要疾病。

1. 生活方式/行为危险因素评估 生活方式是一种受社会关系和个体特征所制约的特定行为模式，是在一定的社会经济条件和环境等多种因素相互作用下形成的。吸烟、膳食不合理及身体活动不足等不良生活方式/行为是心血管疾病、糖尿病、肿瘤、呼吸道疾病等主要慢性病的共同危险因素。生活方式/行为危险因素评估主要是通过对吸烟、膳食、身体活动的评估，帮助个体识别自身的不健康行为，充分认识到这些生活方式/行为对他们生命和健康造成的不良影响，并针对性的提出改善建议，促使个体修正不健康的行为。

2. 生理指标危险因素评估 是通过检测个体血压、血脂、血糖、体重、身高、腰围等生理指标，明确个体或群体各项生理指标的严重程度，以及同时存在其他危险因素的数量，评估个体或群体的危险度，进行危险度分层管理、如高血压危险度分层管理、血脂异常危险度分层管理等。

3. 一般健康风险评估过程

（1）收集资料 ①收集当地年龄别、性别、疾病别患病率或死亡率资料选择当地危害健康最严重的疾病，即死因前 10～15 位的疾病作为研究对象。这些资料可通过适应登记、疾病检测等途径获得，也可经回顾性调查获得。②收集健康风险因素资料通过询问或自填式问卷调查，收集行为生活方式、环境危险因素和医疗卫生服务中的风险因素，通过病史询问、体格检查和实验室检查，也可以获得重要的家族遗传性风险因素资料。

（2）风险评估—借贷计分法

1）将危险因素转换成危险分数评价健康风险因素的关键是将危险因素转换成危险分数。将危险因素相当于平均水平时危险分数定为 1.0，即当危险分数为 1.0 时，个人发生某病死亡的概率相当于当地死亡率的平均水平。如果危险因素的风险系数超过 1.0，则将超出的部分相加；如果危险因素的风险系数小于 1.0，则将系数直接相乘，然后与上面的总和相加得到最后的综合风险系数。

2）评估存在死亡危险它是指在某种危险分数单独或联合作用下，某种疾病的死亡可能性，即在现有健康风险因素条件下的预期死亡概率：存在死亡危险 = 平均死亡概率 × 危险分数。

3）评估健康年龄

评估危险分值 = 人群平均危险分值，健康年龄 = 自然年龄

评估危险分值 > 人群平均危险分值，健康年龄 > 自然年龄

评估危险分值 < 人群平均危险分值，健康年龄 < 自然年龄

4）根据危险分数的大小，评估主要健康风险存在的范围以及在医生的建议下改变现有的危险因素的可能性，提出降低危险水平的建议。

（3）健康风险评估报告　用有利于病人和医生理解的工具来表示风险评估所给出的结果。

（三）疾病风险评估

疾病风险评估的目的区别于一般的 HRA，疾病风险评估指的是对特定疾病患病风险的评估（disease specific health assessment）。主要有以下 4 个步骤：①选择要预测的疾病（病种）；②不断发现并确定与该疾病发生有关的危险因素；③应用适当的预测方法建立疾病风险预测模型；④验证评估模型的正确性和准确性。

1. 哈佛癌症风险指数　哈佛癌症风险指数由哈佛癌症风险工作小组提出，基于生活方式及常规体检资料的癌症风险评估模型。公式如下：

$$RR = \frac{RR_{11} \times RR_{12} \times \cdots RR_{1n}}{[P \times RR_C + (1-P) \times 1.0] \times \cdots \times [P \times RR_C + (1-P) \times 1.0]}$$

其中，RR 为被预测个体患某病与其同性别年龄组一般人群比较的相对风险；RR_1 为个体中存在的危险因素的相对危险度；P 为同性别年龄组人群中暴露于某一危险因素者的比例；RR_C 为由专家小组对某一危险因素（包括不同分层）的相对危险度达成共识的赋值。具体步骤如下。

（1）通过查阅文献确立所评估癌症的主要危险因素及相对危险度　选取资料时，尽可能选用基于评估地区人群、大样本的重大项目研究。如评估地区资料缺失或不充分，则由专家小组成员参考其他地区相关研究资料讨论决定。

（2）预测个体发病的相对危险度　根据上述公式计算出个体患病的相对风险。用个体患病的相对风险与其同性别年龄组一般人群比较，确定个体的危险等级。

（3）计算个体患病的绝对风险　相对风险乘以同性别年龄组一般人群某病的发病率，即可计算出个体患病的绝对风险值。

我国学者依据近 20 年来我国肺癌流行病学资料，运用哈佛癌症风险指数建立了肺癌发病风险评估方法。

2. 心血管疾病的风险评估　心血管疾病的基础病理是动脉粥样硬化，该病的发展可历经多年，通常在出现症状时已进入晚期，常见于中年人。

根据各种危险因素水平综合评估心血管疾病发病危险对其防治十分重要。心血管疾病危险预测模型就是以是否发病或死亡作为因变量，以危险因素作为自变量，预测个体在未来某个时间（5 年或 10 年）心血管疾病发病或死亡的可能性（即绝对危险度），也被称为

综合心血管病危险（total risk）。心血管疾病危险预测模型的典型代表是 Framingham 研究建立的冠心病风险预测模型，在我国，由于心血管病的疾病谱及流行特征与西方发达国家有明显不同，为此，研究者于 2003 年开始开发适合我国人群的危险预测模型。

3. 疾病风险评估的特点 ①注重评估客观临床指标（如生化试验）对未来特定疾病发生危险性；②流行病研究成果是其评估的主要依据和科学基础；③评估模型运用严谨的统计学方法和手段；④适用于医院或体检中心、健康/人寿保险中的核保与精算。

疾病风险评估作为健康风险评估的一个主要类型，与健康管理措施有着密切的联系。某种程度上而言，疾病风险评估起着监管分流器的作用，通过疾病风险评估可以对人群进行分类，对处于不同类型和等级的个人或人群实施不同的健康管理策略，实现有效的全人群健康管理。

四、健康风险评估的应用

（一）识别健康问题及健康风险因素，提高干预的有效性

健康危险因素在个体身上的发生和表现是多元化的，且对健康的影响有一定过程，在作用的过程中，通过收集各类人群的健康风险因素资料，定性和定量地分析评估健康风险因素与健康或者患病/死亡之间的关系，通过个体目前所处的危险因素计算其预期患病/死亡率，与平均患病/死亡率进行比较，预测个体在这种危险因素情况下在未来若干年的患病/死亡率；针对这些健康风险因素，制定个性化的健康管理计划，并在医生的指导和个人或群体的参与下，采取积极的、行之有效的干预措施，努力改变或减少这些危险因素，则可以预防由这些危险因素所致的健康问题。

（二）实施个性化的健康教育

健康风险评估是健康教育的重要工具和手段，通过健康风险评估可以较为明确地了解该个体有哪些健康风险因素，尤其是存在哪些不良的生活行为方式等，并反馈给评估的对象，让其清楚地知道与自身健康行为有关的信息，这样才能针对这些风险因素制定个性化的健康教育和健康促进计划，帮助人们有的放矢地修正不健康行为，消除或减轻影响健康的危险因素，预防疾病、促进健康、提高生活质量。健康风险因素的评估同时也可用于健康教育的效果评价。

（三）降低慢性非传染性疾病的死亡率，降低医疗费用

流行病学资料显示，生活方式和血压、血脂、血糖等生物测量指标与负性健康状况存在明确的关系。久坐、吸烟、过度饮酒、药物滥用、营养不良、肥胖与高血脂、不良饮食习惯、体重过高或过低、高胆固醇、高应激状态、高血压、高血糖、抑郁等会影响健康，最终引起伤残和死亡；而降低这些危险因素，相应的发病率及死亡率会明显降低。同时，健康危险因素与医疗费用存在密切关系，不良的健康行为及可改变的危险因素会增加经济负担，有危险因素的个体即使在短时间内其医疗费用也高于无危险因素者。目前，一些健康保险公司正在利用 HRA 进行疾病管理，并将 HRA 及健康教育作为一、二级预防活动的重要内容以控制不断上涨的医疗费用。美国密歇根大学健康管理研究中心对 20 万人十多年健康危险因素资料的研究得出下列结论：医疗费用的 21%~31% 是由过量的危险因素所致，随着危险因素数目及年龄的增加，医疗费用增加；而危险因素减少，医疗费用下降，平均

每一个危险因素增加导致增加的医疗费用（350 美元）是减少一个危险因素降低的医疗费用（150 美元）的 2 倍，参加健康促进计划者减少的医疗费用是未参加者的数倍。

（四）维护职业人群健康，降低职业人群的伤残率

健康危险因素与生产率、缺勤有密切关系，健康危险因素增加，生产率下降，缺勤增加。工作效率指数与健康危险因素的种类和数量有关，随着健康危险因素数目的增加，员工的工作效率下降。研究表明，工作场所的健康促进活动主要通过以下方式改善个体的行为生活方式：①为员工提供健康促进项目活动，使其采取健康的行为方式降低危险因素；②通过建立健康的企业文化支持个体的健康行为。一些危险因素与伤残的发生存在明确的关系，认识这些危险因素并加以改变能降低伤残发生的概率。伤残不仅显著影响员工的生命质量及生产率，而且会带来大量的医疗费用。

（五）卫生服务需求与利用评价

卫生服务是指卫生系统借助一定的卫生资源，向居民提供的医疗、预防、保健、康复等各种活动，是针对个人和人群进行的有益于健康的医学行为的全方位的人性化管理和看护。由于我国人口众多，卫生资源配置和居民卫生服务需求具有一定差距，且卫生服务需求受服务价格、个人经济收入、健康知识多少和卫生普惠政策多因素制约。因此通过健康风险因素评估，可根据不同个体和群体的需求合理利用卫生资源，使居民在早期合理利用卫生服务，提高卫生服务的需求，而不是到了疾病晚期甚至不可治愈的阶段才利用卫生资源，研究证实愈早合理利用卫生资源，投入成本愈低，产出效益愈大。研究表明，有健康危险因素者其门诊次数、住院次数及访问医疗机构的频率均高于无危险因素者。

扫码“练一练”

（巴智明）

参考文献

[1] 饶朝龙，朱继民．预防医学．上海：上海科学技术出版社，2017.
[2] 傅华．预防医学 . 7 版．北京：人民卫生出版社，2018.
[3] 杨克敌．环境卫生学 . 8 版．北京：北京大学医学出版社，2017.
[4] 邬堂春．职业卫生与职业医学 . 8 版．北京：北京大学医学出版社，2017.
[5] 孙长颢．营养与食品卫生学 . 8 版．北京：北京大学医学出版社，2017.
[6] 李晓淳，曹永芬．中西医临床预防医学概论．北京：中国医药科技出版社，2012.